临床常见病护理操作与实践

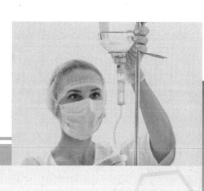

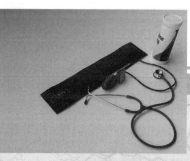

刘玉杰　主编

中国纺织出版社有限公司

图书在版编目（CIP）数据

临床常见病护理操作与实践 / 刘玉杰主编. -- 北京：
中国纺织出版社有限公司, 2022.9
ISBN 978-7-5180-9831-6

Ⅰ.①临… Ⅱ.①刘… Ⅲ.①常见病—护理学 Ⅳ.
①R47

中国版本图书馆CIP数据核字（2022）第163990号

责任编辑：樊雅莉 责任校对：高 涵 责任印制：王艳丽

中国纺织出版社有限公司出版发行
地址：北京市朝阳区百子湾东里A407号楼 邮政编码：100124
销售电话：010—67004422 传真：010—87155801
http://www.c-textilep.com
中国纺织出版社天猫旗舰店
官方微博 http://weibo.com/2119887771
三河市宏盛印务有限公司印刷 各地新华书店经销
2022年9月第1版第1次印刷
开本：787×1092 1/16 印张：14.5
字数：325千字 定价：88.00元

凡购本书，如有缺页、倒页、脱页，由本社图书营销中心调换

编　委　会

前　言

　　护理学是以维护和促进健康、减轻病痛、提高生命质量为目的，运用专业知识和技术为患者提供健康服务的一门学科。近年来，随着科技的进步，护理学的发展日新月异，许多护理新理论和新技术不断涌现并广泛应用于临床，有效地减轻了患者负担、缓解了患者病情。这就要求护理工作人员具备更高的人文素质、实践技能、整体护理知识和社会知识，本书正是在这样的背景下编写而成的。

　　本书由具有深厚护理学专业知识和丰富临床实践经验的一线资深护理骨干编写而成，着重阐述临床各科疾病常见的护理，具体包括急诊护理、感染性疾病护理、呼吸内科疾病护理、心血管内科疾病护理、消化内科疾病护理、风湿免疫科疾病护理、血液科疾病护理、神经内科疾病护理，最后还简单介绍手术室基础护理。本书涵盖面广，资料新颖，贴近临床，科学实用，重点突出整体护理，可供临床各科护理同仁及医学院校师生参阅使用。

　　在本书编写过程中，由于作者较多，写作方式和文笔风格不一，再加上时间及篇幅有限，难免存在疏漏和不足之处，望广大读者提出宝贵的意见和建议。

编　者

2022 年 6 月

目　录

第一章

急诊护理

第一节 现场急救中的护理

院前救援中护理工作主要的职责是配合其他救援人员对伤病员的病情进行迅速准确的评估，做出初步诊断，处理致命病因与症状，并将伤病员迅速安全地转运。

一、现场护理体检

当救援人员到达抢救现场后，护理人员首先应迅速配合处理直接威胁伤病员生命的伤情或症状。同时迅速对伤病员进行护理体检，判明损伤部位和伤情程度，检伤分类，从而为现场救援的初步处置及安全转运提供资料。

（一）生命体征

1. 呼吸

首先检查呼吸道是否通畅，注意观察呼吸频率、节律、深浅度，有无叹息样呼吸、呼吸暂停、被动呼吸体位及呼吸困难，有无三凹征及发绀。

2. 脉搏

测量脉率、脉律以及脉搏强弱。常规触摸桡动脉，桡动脉不能扪及者触摸颈动脉或股动脉。脉搏微弱或触摸困难常提示病员血容量不足和心功能不良。

3. 血压

血压是反映机体生命活动的重要指标。常测量肱动脉压，若双侧上肢损伤无法测肱动脉压时，应测量腘动脉压。其压力值比上肢动脉压高 2.6 ~ 4 kPa（20 ~ 30 mmHg）。血压过高时需立即控制，血压过低或脉压缩小提示有大量出血或休克存在。

4. 体温

首先用手触及伤病员肢体。感觉其有无皮肤湿冷、发凉，并观察有无皮肤花纹出现，若肢端冰凉、发绀，且有皮肤花纹出现提示休克存在。必要时或伤情许可，可用体温计直接测量腋下温度。

（二）意识

根据伤病员对刺激（语言或疼痛）所产生的觉醒反应的程度，觉醒水平及维持觉醒时间来判断意识状态。意识状态的改变是脑功能损害的基本表现，其程度一般与脑功能障碍的程度相应，故早期认识意识障碍并发现其原因，进行及时抢救，是挽救伤病员生命的关键。

（三）瞳孔

对伤病员的瞳孔观察应注意其瞳孔大小和对光反射。颅脑损伤患者常发生颅内压增高而导致脑疝，观察瞳孔变化可及时发现脑疝，为救援处理提供信息。

（四）头部

1. 头部皮肤及颅骨

观察头部皮肤及颅骨是否完整，有无血肿或凹陷。

2. 面部

观察面色是否苍白、发绀或潮红，有无大汗。

3. 口

观察口唇色泽是否正常，有无发绀现象（注意区别口部化妆着色存在的假象），口腔内有无呕吐物、血液，唇、舌、牙龈等有无损伤，有无脱落的牙齿，如发现牙齿松脱或戴有活动性义齿要及时清除，并注意有无舌后坠，若舌后坠影响呼吸应立即放置口咽通气管。

4. 鼻

检查鼻的完整性，鼻腔是否通畅，有无呼吸气流，有无血性液体或脑脊液自鼻孔流出。

5. 眼

观察眼球表面及晶状体有无出血、充血，视力如何，眼缘是否完整。

6. 耳

检查耳道中有无异物，听力如何，有无血性液或脑脊液自耳道流出，耳郭是否完整。

（五）颈部

仔细检查颈前部有无损伤、出血、血肿，气管位置是否居中，有无偏移。

（六）脊柱

对创伤人员在未确定是否存在脊髓损伤的情况下切不可盲目搬动。令伤员活动手指和足趾，如活动消失，保持伤员于平卧位，用指腹自颈后沿后正中线从上到下按压，询问是否有疼痛；触摸、检查有无肿胀或形状异常，四肢有无麻木和运动障碍。如疑有颈椎骨折，侧翻伤员时应保持脊柱轴线位，以免加重损伤。

（七）胸部

胸部叩诊可初步判断胸腔有无积液、积气。检查锁骨有无异常隆起或变形，在其上稍施压力，观察有无压痛，以确定有无骨折并定位；检查胸部在吸气时两侧胸廓是否扩张对称，胸部有无创伤、出血或可见畸形；双手平开轻轻在胸部两侧稍加压力，检查有无肋骨骨折。

（八）腹部

观察腹壁有无伤口、内脏脱出、出血或畸形；腹壁有无压痛或肌紧张；若腹部为开放性损伤，流出粪水样液体为外伤性肠穿孔；流出黄色或红色液体为十二指肠或胆道损伤；流出鲜红色血液为腹腔内实质器官损伤。

（九）骨盆

两手分别放在伤员髋部两侧，轻轻施加压力检查有无疼痛或骨折存在。观察外生殖器有无明显损伤，男性有无前尿道损伤的体征。

（十）四肢

1. 上肢

检查上臂、前臂及手部有无异常形态、肿胀或压痛，桡动脉搏动是否存在，伤员手指能否自主活动，有无感觉障碍，以判断有无骨折、关节脱位、血管神经损伤。若伤员神志清楚可以配合，可让其活动手指及前臂，检查推力、握力及皮肤感觉。

2. 下肢

用双手在伤员双下肢同时进行检查；两侧相互对照观察有无变形或肿胀；但切不可抬起伤员下肢检查足背动脉搏动及肢端、甲床血循环情况。

现场体检要求迅速、轻巧，不同的致伤因素对伤员检查的侧重点不同，在检查中要随时处理直接危及伤员生命的症状和体征。

二、检伤分类

通过现场护理体检，依据伤情应及时将伤员分为以下 3 种情况，以便现场救援处置及时、准确、有序进行。

1. 轻症伤员

伤员清醒，对检查能够配并发反应灵敏。

2. 中重度伤员

对检查有反应但不灵敏，有轻度意识障碍或进入浅昏迷状态。

3. 重度伤员

对检查完全无反应，意识丧失，中度或深度昏迷状态，随时有生命危险。

遇到重大灾害性事故或成批伤员时应依据伤情分类，最好边检查边配发伤情识别卡，并同时发给转运标志，转运标志可用别针别于伤员胸前。伤情识别卡有红、黄、绿、黑 4 种。红卡表示危重伤员；黄卡表示重伤员；绿卡表示轻症伤员；黑卡表示死亡或濒死伤员。同时把同类伤员集中到同一种标志的救护区。伤情识别卡的目的是：减少对伤员的不必要重复检查，节省时间，减少抢救的盲目性，减轻伤员痛苦，给后续治疗的医务人员提供伤员情况，以便在后续抢救中分清救援顺序。

三、现场救援护理措施

（一）脱离险境，解除致伤因素

救援人员赶到现场抢救伤员的第一步是尽快将伤员救出。当车辆发生燃烧时避免使伤员继续受到烧伤或吸入有害气体。对溺水者首先立即清除其口鼻内淤泥、杂草、呕吐物等，如有活动性义齿应取出以免坠入气管；若伤员呼吸、心跳停止，应紧急实施口对口人工呼吸并同时配合胸外心脏按压。在火灾现场救人的原则是先挽救生命，如火焰烧伤，应使其速离火源，避免烟熏和继续吸入有害气体；脱去或剪去已着火的衣服，特别应注意着火的棉服，有时明火已熄，暗火仍燃。若为电击伤，当务之急是采取当时最快的方式脱离电源，同时注意救援人员自身的安全，这是抢救成功的关键。若为地震灾害，救援护理人员应根据倒塌的建筑物中的呼救声，组织人力、物力搜寻伤员，进行挖掘救援，在接近伤员时应防止工具的误伤，尽量用手刨，保证伤员不再受到损伤。发现伤员后应尽快判断伤情轻重，如伤员口鼻内有泥沙或呕吐物、血凝块堵塞，应迅速清除，保持呼吸道通畅；若重物挤压时间过久，掀起重物后应密切注意挤压综合征的发生；发现和怀疑有脊柱骨折时，小心搬动，防止脊柱弯曲和扭转加重损伤。若肢体被绞进机器应立即停止机器转动，并倒转机器轮子缓慢退出伤肢，切忌强行向外拖拉伤肢。若为化学药品烧伤应立即用清水冲洗灼伤部位。

（二）保持呼吸道通畅，防止窒息

若发现伤员呼吸困难、唇趾发绀，应立即解开伤员衣领和腰带，将伤员平卧，以仰头举颌法打开气道使头向后仰；若怀疑有头颈部受伤则采用托颌法，托起下颌迅速清除呼吸道分泌物、呕吐物、血凝块或异物。舌后坠者，应用舌钳将舌牵于口外或放置口咽通气管，并同时吸氧。必要时行气管插管以保持呼吸道通畅。

（三）创伤出血的现场处理

创伤出血是导致休克、引起死亡的主要原因之一。故救援人员应采取紧急止血措施，防止休克的发生。动脉出血呈鲜红色喷射状或随心脏舒缩一股一股地冒出，流速快，量多；静脉出血呈黯红色涌流状或徐徐外流，速度稍缓慢，量中等；毛细血管出血，血液像水珠样流出或渗出，血液由鲜红色变为黯红色且量少，判断出血的性质对抢救止血具有指导意义。

现场止血的护理操作要点如下。

（1）尽可能佩戴个人防护用品，戴上医用手套，若无，可用敷料、塑料袋、干净毛巾等作为隔离层防护。如必须用裸露的手处理伤口，在处理完毕后，清洗双手。

（2）脱去或剪开衣服，暴露伤口，检查出血部位。

（3）根据出血的部位及出血量的多少，采用不同的止血方法。

（4）不要对嵌有异物或骨折断端外露的伤口直接压迫止血。

（5）不要去除血液浸透的敷料，而应在其上另加敷料并保持压力。

（6）肢体出血应尽可能将受伤区域抬高到超过心脏的高度。

（7）四肢的动、静脉出血，如使用其他的止血方法能止血，就不用止血带止血。

止血方法有包扎止血、加压包扎止血、指压止血、加垫屈肢止血、填塞止血、止血带止血。

1. 包扎止血法

用敷料包扎或就地取材，如干净毛巾、布料等包扎止血。用于表浅伤口出血损伤小血管和毛细血管，出血量小的伤口。

2. 加压包扎止血法

在出血伤口上置厚敷料或清洁的毛巾，用绷带加压包扎，压力以能止住出血而又不影响伤肢的血液循环为度。该方法多用于全身各部位小动脉、小静脉、毛细血管止血。

3. 指压止血法

在出血伤口近心端，根据动脉行走的部位，用手指、手掌或拳头将动脉压在骨骼上，达到止血或减少出血的目的。这种止血法只是临时紧急措施，多用于动脉出血且出血量较多的伤口。在压迫止血的同时，应立即实施其他有效的止血方法。

4. 加垫屈肢止血法

对于肢体外伤出血量较大，且无骨折者，用上肢加垫屈肢止血法或下肢加垫屈肢止血法。用此法需注意肢体远端的血液循环，每隔40～50分钟缓慢松开3～5分钟，防止肢体坏死。

5. 填塞止血法

对于四肢较深大的伤口或非贯通伤、穿通伤，出血多，组织损伤严重的应现场紧急救治。用消毒纱布、敷料（如无，用干净的布料代替）填塞在伤口内，再用加压包扎法包扎。

6. 止血带止血法

四肢大血管损伤，或伤口大、出血量多时，采用以上止血方法仍不能止血，方可选用止血带止血的方法。该方法简单易行且行之有效，但如果使用不当可造成组织缺血、坏死，甚至使伤员失去肢体。无论使用哪种止血带都要在上止血带部位垫好衬垫（绷带、毛巾、平整的衣物等），注意定时放松（每40~50分钟放松一次，每次3~5分钟），放松止血带要缓慢，防止血压波动或再出血。在转运时应明确标记，写明上止血带的时间，做好交接工作。

（四）合理放置伤员体位

对于轻症或中重度伤员，在不影响急救处理的情况下，救援护士应协助伤员取舒适安全的体位，平卧位头偏向一侧（疑有颈椎骨折者，应使其头、颈、躯干保持平直卧位），或取屈膝侧卧位。使伤员最大程度放松，保持气道通畅，防止误吸发生，保证其重要器官的血流灌注。对于胸背部直接受撞击引起胸腔压力突然增高，压迫心脏，以致心脏力量减弱，造成胸部血液回流困难而引起损伤性窒息的伤员，原则上宜取半卧位，以减少回心血量，减轻心脏负荷，增加心肌收缩力。

（五）建立良好的静脉通道

凡需建立静脉通道的伤员，均应选择使用静脉留置针。因静脉留置针穿刺方便、易于固定，可将软管留置在血管内。能保证快速而通畅的液体流速。对抢救创伤出血、休克等危重伤员，在短时间内扩充血容量极为有利。而且在伤员躁动、体位改变和转运中留置针不易脱出或穿破血管壁。若发生创伤性休克，应迅速建立双静脉通道，保证有效循环血量，使尿量维持在60~80 mL/h，避免肾功能的进一步损伤。

（六）松解伤员衣物

在救援现场为便于抢救、观察及治疗，需适当脱去或剪开伤员的某些衣物，尤其对创伤、烧伤者，衣服不仅掩盖了真实的创口或出血、粘连在创口，且有直接的污染作用。去除衣物需掌握一定的技巧，以免操作不当加重伤情。

1. 脱除头盔法

如伤员有头部创伤，且因头盔而妨碍呼吸时应立即脱除头盔。疑有颈椎创伤时应十分慎重，必须与医生合作处理。如伤员无颅外伤、呼吸良好，且去除头盔较为困难时，不主张强行脱除。脱除头盔法是用力将头盔的边向外侧扳开，解除夹在头部的压力，再将头盔向后上方托起即可脱除。整个过程应稳妥，忌粗暴，以免加重伤情。

2. 脱上衣法

脱衣顺序是先脱健侧，再脱患侧。卧位伤员脱衣应先解开衣扣，将衣服尽量向肩部方向推，背部衣服向上平拉，提起健侧手臂，使其屈曲，将肘关节和前臂及手从衣袖中拉出；将脱下的一侧衣袖打成圈状（衣扣包在里面），衣服从颈后平推至对侧，然后徐徐退下患侧衣袖。如伤员生命垂危、情况紧急，伤员衣服与创伤处的血凝块粘贴较紧或伤员穿有套头式衣服较难脱去时，可直接用剪刀剪开衣袖，为救援争取时间和减少意外创伤。

3. 脱长裤法

伤员呈平卧位，解开腰带及扣，从腰部将长裤退至髋下，保持双下肢平直，将长裤平拉脱出，不可随意抬高或屈曲双下肢。

4. 脱鞋袜法

托起并固定踝部，以减少震动，解开鞋带，向下再向前顺脚型方向脱下鞋袜。

上述救援护理准备为后续抢救和治疗提供了方便。现场救援护理的主要目的在于：维持伤员生命，减少出血及防止休克，保护伤口，避免加重骨折损伤，防止并发症及伤势恶化。一旦病情允许，迅速将伤员安全地转运到就近医院或专科医院继续治疗。

四、安全转运

经现场初步救援处置后，将伤员快速、安全地转至医院，使伤员尽早地接受专科治疗，对减少伤残至关重要。决定伤员转运的基本条件是在搬动及转运途中伤员不会因此而危及生命或使伤情急剧恶化。

（一）搬动伤员至安全区

救援现场停留的救护车，都配有功能良好的担架1～2副。一般而言，应尽可能在不改变伤员体位的情况下将伤员移上担架。在狭窄地带、山区、塌方或火灾现场，要依靠救援护理人员协助将伤员移出危险区，并搬送至安全地带或救护车上。尽管这个过程短暂，但也应十分谨慎小心，处理恰当，否则会前功尽弃。如将脊柱损伤者随便抱扶至担架，可加重其骨折或损伤脊髓。

（二）搬运方法

1. 常用担架

担架的种类很多，除特制质量较好的担架外，简易的担架如下。

（1）帆布担架：帆布担架构造简单，由一幅帆布、两根木棒、两根横铁或横木、两根负带和两根扣带组成。该方法适用于内科系列伤员，脊柱损伤者禁用。

（2）绳索担架：多为临时制成。用木棒或竹竿两根扎成长方形之担架状，然后缠以坚实的绳索即成。

（3）被服担架：取两件衣服或长衫、大衣翻袖向内成两管，插入两根木棒，再将纽扣扣好即成。

2. 上担架法

在尽可能不改变伤员体位的情况下，将伤员平抬上担架。如3人搬运，每人将双手平放在伤员的头、胸背、臀部、下肢下面，使伤员的头、躯干、四肢保持在同一水平，听统一号令，将伤员一同抬起，平移放在担架上。如搬运者是两人，可用一床单或毯子轻轻平塞入伤员身下拉平展开，搬运者站在伤员头、脚部，拉起床单的四角，共同用力平兜起伤员移置担架上。注意床单要结实完好，两人用力一致以免摔伤伤员。如果使用的是可以拆装的帆布担架，则可拆下担架上的帆布，将其平铺在伤员身下面，再将两根长杆插入帆布的侧筒中，即可将伤员移至担架上。

3. 徒手搬运法

当现场找不到担架，转运路程较近，而且伤情又允许时，可采用此法。但徒手搬运无论对搬运者或伤员都比较劳累；对病情较重的伤员，如骨折、胸部创伤者不宜使用此法。

（1）单人搬运法。

1）挽扶法：适用于神志清楚、行动困难但不能自行脱离危险区的伤员，救护人员站在伤者一侧，拉起近侧手臂，使伤员手臂搭在救护者的颈部，然后救护者用外侧的手牵着伤员手腕。另一只手环绕住伤员腰部，并抓牢伤员衣服，使其依靠救护者的身体协助行动。

2）拖运法：使伤员平躺，两臂弯曲并搭放在胸前，救护者蹲在伤者头前方，双手置于伤员腋下，抓紧腋下衣服使伤员头部依附在救护者的前臂上。然后，向后用力使伤员在地上平移，直至拖行出危险区。

3）背负法：救护者站在伤员前面呈同一方向，微弯背部将伤员背起。但对胸部、脊柱创伤者不宜采用此法。如伤员卧于地上不能站立，则救护人员可躺于伤员一侧，一手紧握伤员肩，另一只手抱其腿，用力翻身，使伤员负于救护者背上，而后慢慢起来。

（2）双人搬运法。

1）椅托式：又称座位搬运法。甲乙两救护者在伤员两侧对立，甲以右膝而乙以左膝跪地，各以一手置于伤员大腿之下而相互握紧，另一只手彼此交替而搭于肩上，支持伤员背部以免跌下。

2）拉车式：由两个救护者实施。一个站在伤员头部两手置于伤员腋下将其抱入怀内；另一个站在伤员足部跨在伤员的两腿中间用手托起其大腿，两人步调一致慢慢将伤员抬起卧式前行。

4. 上、下救护车法

救护车上多安置有轨道滑行装置，上车时要注意伤员头部在前，将担架放在轨道上滑入车内。如无此装置，救护人员应合力将担架抬起，保持头部稍高位抬入救护车内。将担架抬下救护车时，救护人员要注意保护伤员，如从轨道上滑行，要控制好滑行速度，尽可能保持担架平稳。

（刘玉杰）

第二节　伤员转运途中的护理

一、伤员转运途中护理的必要性

灾难发生时，绝大多数情况下在较短的时间内突然造成大批的伤员。由于现场环境恶劣、条件限制、场地狭小，人员拥挤，不允许就地抢救大量伤员，必须将伤员转运出去，方能实施有效救治。因此，做好转运途中的护理处置工作，对确保转运途中伤员的安全，减轻伤员的痛苦，预防和最大限度地减少并发症，降低伤残率和死亡率都有十分重要的意义。

二、伤员转运前的要求

（1）根据不同灾害和伤情，转运前必须将伤员进行大致分类，一般分轻、中、重、危四类，并对受伤部位做出鲜明的标志，以利途中观察与处置。

（2）注意发现危及生命的症状及体征，如出血、内脏穿孔、发热抽搐、呼吸道阻塞、骨折等，都应在转运前做紧急处理，以防转运途中伤情恶化导致死亡。

（3）对失血过多的伤员除止血包扎外，应给予静脉补液或输注血浆代用品，纠正和预防失血性休克，以保证安全转运到达目的地。

（4）对接触的每个伤员应做必要的检查，发现伤处注意保护。

三、不同转运工具转送的特点与途中护理要求

转运伤员所用的工具，归纳起来有担架（木板）、平板车、马车、汽车、火车、轮船、飞机等。下面根据不同转运工具的注意事项和护理要求进行阐述。

（一）担架（木板）转运伤员途中的护理

木板、担架是转运伤员最常用的工具，因其结构简单、轻便耐用，无论是短距离转运还是较长路段的转运，不管是农村山区，还是海岛丛林、码头车站，都是一种极为常用的转送工具。

1. 担架转运伤员的特点

担架转运伤员较为舒适平稳，转运途中对伤员的影响小，适用于各类伤员。它简单灵便，不受地形、道路等条件限制，担架不足时还可利用木板、树枝、竹竿等就地取材，临时制作以供使用。缺点是非机械化，速度慢，占用人力多（一般需4人抬1人），担架员搬运途中消耗体力大。当遇寒冷、强风、雨雪恶劣气候情况下影响使用，需加用保温、防雨等措施，否则会使伤员冻伤、感染、伤情变化。

2. 伤员在担架上的体位

一般伤员在担架上取平卧位。有恶心、呕吐的伤员，应取侧卧位防止呕吐物吸入气管或造成窒息。对有颅脑损伤、昏迷等伤员，应将头转向一侧，以防舌根后缩或分泌物阻塞咽喉与气道。必要时将舌牵出用别针别在衣服上。胸、肺部损伤伤员常有呼吸困难，可用一支架或被褥将伤员背部垫起或置于半卧位，这样可使症状减轻。担架在行进中，伤员头部在后，下肢在前，以便随时观察病情变化。如伤员面色、表情，呼吸是否平稳，有无缺氧等。

3. 担架转运护理要点

（1）使用止血带的伤员：应每隔40~50分钟松解一次，每次3~5分钟，松解止血带时要用力按压住出血的伤口，以防发生大出血而造成休克。

（2）对颅脑损伤者应注意观察双侧瞳孔是否等大等圆，对光反射是否灵敏，如出现头痛、呕吐、颈部抵抗、心率变慢等，说明有出血或脑水肿、颅压压增高征象，应及时采取止血、脱水、降颅压等措施。

（3）担架在行进途中，担架员的步调力求协调一致、平稳，防止前后左右摆动，上下颠簸而增加伤员痛苦。另外，最好在担架上捆2条约束带将伤员胸部和下肢与担架固定在一起以防其摔下。

（4）为防止压伤和压疮发生，每隔3~4小时应翻身或调整体位一次，在骨隆突处适当地加以拍打按摩以促进血液循环，并在该处加垫海绵、纱布等软物加以保护。

（5）为防止伤员和担架员疲劳，途中应定时休息，并利用休息时间查看伤员的体温、脉搏、呼吸、血压及进行必要的护理。如更换绷带、纱布，服药，并协助伤员排大小便、进食、饮水、调整体位等。

（6）转运途中带有输液管、气管插管及其他引流管道的伤员，必须注意保持管道通畅，防止滑脱、移位、扭曲、受压和阻塞等，必要时可指定专人观察和保护。

（7）注意防雨、防暑、防寒，担架上应有备用雨布、棉被、斗篷、热水袋等，以便在冬季保暖防冻，夏季防晒、防雨。

（8）妊娠晚期孕妇转运：在担架上要倾斜30°，以减轻对膈肌的压迫。

（二）汽车转运伤员途中的护理

1. 汽车转运伤员的特点

汽车转运伤员，因具有快速、机动、受气候条件影响小等特点，成为转运伤员重要工具之一。常用的有救护车、客车、卡车等，其中以装有各种急救器材的救护车最为理想。但是，汽车在不平的山路、土路上行驶时颠簸较严重，难以在行驶中施行抢救。另外，部分伤员易发生晕车、恶心呕吐，消耗体力，加重伤情，给生活护理增加难度。

2. 汽车转运伤员的护理要求

（1）合理安排车辆。伤员乘坐的车辆，应由医护人员统一安排。原则上危重伤员及路途上需要输液、吸氧、抢救的伤员应使用救护车或带有急救设备的客车运送，轻伤员或途中一般不需要实施治疗的伤员可用大客车或卡车运送。

（2）对于转送途中有生命危险的伤员，如大出血，骨折固定不确定，休克，体温、脉搏、血压等生命体征尚不稳定者，应暂缓用汽车长途转送。

（3）体位的放置要合理。一般重伤员均可取仰卧位。胸部伤呼吸困难者，取半卧位并给予吸氧。颅脑损伤和呕吐伤员头应偏向一侧以防止发生窒息。长骨骨折伤员应将伤肢放在合适位置，背部及两侧用棉垫或被褥垫好并固定牢靠，防止行进中的颠簸摩擦撞击产生疼痛及再次损伤血管神经。

（4）严密观察伤情：转运途中护理人员应加强责任心，勤问勤查，监护伤员。注意伤员面色、表情、呼吸深浅及均匀程度。观察呕吐物、分泌物及引流液颜色，伤员伤口敷料浸染程度等情况。发现异常情况及时处理。

（三）列车转运伤员途中的护理

当大批伤员转送时，每节车厢伤员的病情轻重应加以调配，转运人员对重伤员必须重点加以护理。应做到如下几点。

（1）对特殊或重伤员做明显标志：由于伤员多，又分上中下三层，给转运途中的观察治疗护理带来困难。因此，对出血、瘫痪、昏迷、截瘫等危重伤员，必须在其身旁挂有醒目标记，以便对其重点实施观察护理。

（2）要做到四勤：即勤巡回、勤查体、勤询问、勤处理，只有这样才能及时发现病情变化，及时给予处置。如本车厢处理抢救困难，应立即报告请求他组援助，以保证伤员安全顺利到达目的地。

（3）全面观察、重点监护：列车在行进中伤员的伤情会随时发生变化，危重者可因及时救治转危为安，轻伤也可因护理不周而使伤情恶化。因此，对列车上的所有伤员无论伤情轻重，医护人员都有责任认真检查，细心照顾。注意生命体征的观测，采取一看、二摸、三听的办法，以便及时发现伤情变化。

1）看：就是看伤员的脸色、表情、姿势、呼吸的深浅及均匀程度，有无烦躁不安等。如伤员面色苍白，表情淡漠，出冷汗，可能是出血性休克。表情痛苦可能由于伤口恶化、创伤骨折疼痛等所致。如口唇四肢末梢发绀，为缺血、缺氧所致。若面色潮红、惊厥，可能有高热及伤口感染的存在。内腔引流物或呕吐物出现咖啡色时说明该处有可能存在内出血，若变成鲜红色说明有活动性出血，均应立即采取措施。另外要注意观察伤员瞳孔大小，对光反射灵敏度等。如双侧瞳孔不等大或眼球转动失灵，可能为脑出血、脑水肿或已形成脑疝。应考虑静脉给予止血、脱水、利尿、降颅压等药物。

2）摸：用手触摸伤员的皮肤、温度、湿度、脉搏的频率和强弱。如失血过多进入休克前期，伤员可出现皮肤湿冷、脉搏细弱；另外包扎伤口的绷带纱布松紧程度，腹部肌肉有无紧张及压痛、反跳痛，有无腹腔积液及尿潴留等均靠医护人员细心用手触摸。

3）听：听伤员有无呻吟、声音嘶哑、哮喘、咳嗽、气短，肺部有无干湿啰音、喘鸣音、心律不齐、肠蠕动异常等不正常的声音。这些声音的存在和强弱变化可提示病变部位病情变化。如伤员由原来的呻吟不止逐渐变成安静时，要高度警惕，可能有病情恶化。

（4）注意各种导管保持良好功能：伤员由于病情需要可能带有输液管、气管插管、胃肠减压管、导尿管、胸腔及腹腔引流管等。各种导管必须按要求加以保护，尤其当伤员躁动或列车晃动时管道极易脱出、坠入、移位、扭曲、阻塞等。为确保管道通畅应做到：①加强固定，在搬运前用胶布、缝线、绷带纱布等牢牢加以固定；②各种引流管要留一定的长度以方便伤员站立和左右翻身；③定时抽吸防止引流物形成凝块阻塞；④注意保持管道清洁，加强无菌操作，导管外口要覆盖无菌纱布或罩单。脱出的导管不经消毒处理或更换，禁止随意再次连接，防止带入细菌而导致感染。

（5）保持伤员合适体位：合适的体位不但能减少伤员痛苦，而且也是一种有效的治疗措施。如下肢损伤或手术的伤员转运途中应适当抬高 $15° \sim 20°$，以减少伤口出血、水肿造成的胀痛不适。颅脑伤员则应垫高头部，并用沙袋固定头部以减少震动和损伤。对气胸和腹部损伤的伤员可用被褥或大衣垫成半卧位。伤员足部可朝向车厢通道，身子靠在车厢壁上，这样既利于伤员呼吸又利于观察伤员面部表情。对于高位截瘫的伤员，除取平卧位还应注意保持头颈部的稳定。

（6）做好危重伤员的生活护理：对车厢中昏迷、瘫痪和其他重伤员除积极治疗外还应做好生活护理。定时给予翻身拍背、刷牙漱口以防压疮和感染的发生。对烦躁不安、神志不清伤员的衣食住行，根据气候温度随时增减被褥和衣服，注意饮食卫生。不能自行进食的伤员，工作人员应喂水喂饭，并协助其大小便。对剩饭剩菜、果皮垃圾以及大小便随时清理，以保持车厢内清洁卫生，减少传染病的发生。

（四）飞机转运伤员途中的护理

1. 飞机转运伤员的特点

利用飞机运送伤员已日益普及，飞机运送伤员具有速度快、效率高、平稳舒适等优点，且不受道路、地形的影响。但是，飞机运送伤员也有不足之处，例如随着飞行高度的上升，空气中氧含量减少，氧分压下降。一般每升高 1 000 m，氧分压则下降 2.4 ~ 2.7 kPa（18 ~ 20 mmHg），含氧量低对心肺功能不全伤员会加重病情。另外，飞机上升及下降时，气压的升降变化会使开放性气胸的伤员纵隔摆动而加重呼吸困难。腹部手术的伤员则可引起或加重腹部胀气、疼痛、伤口裂开。飞机的噪声、震动、颠簸也可引起伤员晕机、烦躁、恶心、呕吐等。

2. 飞机转运伤员的护理要求

（1）伤员在机中摆放的位置：大型运输机，伤员可横放二排，中间为过道，便于医护人员巡视治疗。休克伤员因血容量少、血压低，头部应朝向机尾以免飞行中引起脑缺血。若为直升机，伤员应从上到下逐层安置担架。危重伤员最好放在下层以利抢救。

（2）高空中温度、湿度较低：气管切开插管患者应配用雾化器、加湿器等，使之保持空气湿润，防止气管内分泌物黏稠结痂而阻塞气道，或定时在气管内滴 1 ~ 2 mL 生理盐水和抗生素，反复滴入吸出以保持清洁湿润。对闭式气管插管的气囊在空运中要避免气压降低引起的膨胀，压迫气管黏膜造成缺血性坏死，气囊内空气注入量应适当减少，待飞机着陆后再适当补充。

（3）外伤导致的脑脊液漏，因空中气压低会增加漏出量。要用多层无菌纱布加以保护，严谨堵漏，预防逆行性感染。

（4）头面部外伤波及中耳及鼻旁窦时，空气可能由此进入颅腔，引起颅内压增高。可在鼻道内滴入麻黄素、肾上腺素等血管收缩药，以保持中耳鼓室、鼻旁窦与外界畅通。

（5）昏迷伤员因眼球易外露致角膜干燥，要定时滴氯霉素眼液、眼膏及眼球上覆盖无菌湿纱布加以保护。

（6）注意伤员身上各种导管的保护。

（7）做好机舱内检疫消毒工作：发现有传染病伤员应立即登记标明。在到达转运终点后进行隔离治疗。伤员搬运完毕应彻底清理仓内污物、垃圾，并进行机舱消毒。

（五）轮船转运伤员途中的护理

轮船是水路运送伤员的理想工具。但由于风浪大时颠簸厉害，极易引起晕船，转运中应注意如下事项。

（1）上船前应详细了解是否晕船，无论工作人员还是伤员，对晕船者一律服用茶苯海明予以预防。

（2）有昏迷、晕船呕吐者，将其头转向一侧，防止呕吐物吸入气管引起窒息。

（3）随时清除呕吐物、果皮、垃圾，保持船舱清洁，防止传染病的发生。

（4）病情观察与途中急救护理措施同陆路转运。

（刘玉杰）

第三节　昏迷患者的护理

昏迷是最严重的意识障碍，即意识完全丧失，患者仅存脑干和脊髓反射，主要特征为意识障碍、随意运动丧失、对外界刺激失去正常反应，但生命体征如呼吸、脉搏、血压和体温尚存。其涉及疾病原因很多。只有及时明确病因、积极治疗，才能挽救昏迷患者的生命，而精心细致的护理是成功救治的重要保证。

一、病情观察

（一）意识状况

昏迷患者在护理过程中应随时观察其意识变化，可用疼痛刺激，如压迫眶上神经、压迫胸大肌或针刺等来判断昏迷的程度。也可根据睁眼、语言及运动等反应按 Glasgow 计分法对意识进行分级。具体方法如下。

1. 睁眼反应

自发性睁眼 4 分，语言刺激可引起睁眼 3 分，疼痛刺激可引起睁眼 2 分，不能睁眼 1 分。

2. 语言反应

问题回答正确 5 分，语言错乱 4 分，词句不确切 3 分，语音难理解 2 分，不能语言 1 分。

3. 运动反应

能按吩咐动作 6 分，有定位性动作 5 分，有回缩反应 4 分，异常屈曲反应 3 分，伸直反应 2 分，不动 1 分。

以上三项合计最高 15 分，低于 9 分属于浅昏迷，7 分以下则为深昏迷。患者昏迷加深常表示病情加重，此时应立即报告医生并协助进行急救处理。

（二）瞳孔变化

观察瞳孔变化对判断病情和及时发现险情非常重要，正常瞳孔两侧对等直径为 2 ~ 5 mm。脑部病变者如遇一侧瞳孔散大、对光反射消失、意识障碍加深，常提示有小脑幕切迹疝形成；双侧瞳孔散大，对光反射消失，伴病理性呼吸暂停或去大脑强直常为枕骨大孔疝所致。以上情况说明病情极其危重，应立即通知医生进行脱水等处理，必要时应实施手术减压。

（三）生命体征

包括血压、脉搏、呼吸和体温，它们是反映患者病情变化的指征。如患者表现为"两慢一高"即呼吸脉搏减慢、血压升高，常为颅内压增高所致。呼吸节律紊乱常是脑干衰竭的早期表现，如脉快、血压下降，呼吸急促而不规则，应考虑有血容量不足或酸中毒等，体温升高可能为伤口或肺部、泌尿道等感染所致，均应及时报告医生，采取有效治疗措施。

二、呼吸道护理

昏迷患者各种反射包括咳嗽与吞咽反射均受限或消失，极易窒息或导致呼吸道感染，故加强呼吸道护理十分重要。

（一）保持呼吸道通畅

昏迷患者痰量多而黏稠，加之患者咳嗽反射减弱痰不能咳出，易致肺部感染。此时即使大量使用抗生素，也难以控制。故应勤吸痰，并于每次翻身前后叩背和吸痰以利于两侧支气管内痰液排出。吸痰管插入长度以相当于口腔鼻腔至咽后壁的深度为宜，每次吸痰，吸痰管均应插入适当深度后再开启吸引器，边吸边退出吸痰管，直至吸痰管全部退出。

（二）吸氧

昏迷患者无论病因如何，脑组织均处于缺氧状态而出现脑水肿。因此对患者进行间断或持续低流量吸氧，以改善供氧，减轻脑水肿。应经常检查吸氧管的通畅情况，以免被痰痂阻塞影响有效吸氧。

（三）人工辅助呼吸

应用人工辅助呼吸的指征如下。

（1）$PaO_2 < 6.67$ kPa（50 mmHg），$PaCO_2 > 6.67$ kPa（50 mmHg）。

（2）无自动呼吸或呼吸过速（>40 次/分钟）、过缓（<10 次/分钟），节律不规则。

（3）弥漫性脑挫伤颅内压 >5.33 kPa（544 mmH_2O）呈去大脑强直或去皮层强直的严重脑干伤患者。

（四）呼吸机管理

使用呼吸机应注意通气压力的变化。压力增高常提示气道阻塞或肺部顺应性减低，压力减低则可能由于进气量不足或气囊破裂，管内有液体所致，均需及时处理。定压定时型呼吸机对潮气量不能定量显示，临床上可根据胸廓的起伏，进气时限长短及呼吸音强弱，并结合血气分析加以判断和调整。

（五）气管切开

对昏迷较深、呼吸功能一般 72 小时不能改善者，应考虑作气管切开。术后注意事项如下。

（1）保持环境清洁、安静。保持环境空气清新，室温控制在 22 ℃，相对湿度控制在60% 左右。

（2）勤吸痰。注意清除套管内及口腔和鼻腔内的分泌物，防止咳出的痰液返入气管。对管道内痰痂应给予清除。

（3）如分泌物过稠可按时向套管内滴入定量化痰液体（以生理盐水 100 mL，庆大霉素8 万单位和糜蛋白酶 5 mg 配成液体），也可对呼吸道行雾化吸入每天多次。

（4）气管套管每 4 小时要清洗消毒一次，气管气囊每 4 小时放气一次，时间为 30 分钟。套管口应盖双层温盐水纱布，防止灰尘及异物吸入，并改善吸入空气的湿度。

（5）患者体位不宜变动过多。头颈及上身保持在同一水平，翻身或改变体位时应同时移动头部和躯体以避免套管移动而刺激气管脱出。

三、消化道护理

颅脑损伤或烧伤、休克、败血症、尿毒症、大手术后均可因丘脑受损或神经体液调节紊乱而导致应激性胃溃疡并发上消化道出血，应予警惕。如患者呕吐咖啡样液体或排出黑便提示消化道出血。此时应立即报告医生及时使用受体阻断剂如雷尼替丁、西咪替丁或奥美拉唑等药物予以控制。酌情进行胃肠减压，做好各项抢救准备工作。

四、营养护理

昏迷患者都有不同程度的缺氧，水电解质、酸碱失衡，营养不良等，机体抵抗力差，容易并发各种疾病。因此，加强营养非常重要。

1. 静脉输液

应保持静脉通道畅通，持续输液，给予维生素及各种能量合剂和脑细胞活化剂，促使脑细胞功能恢复。

2. 鼻饲

昏迷持续 2 天以上、肠鸣音存在者可进行鼻饲进食，以增强营养摄入。内容以含有多种营养成分的混合牛奶为主，也可喂以菜汤等。注意计算摄入热量以每天 1 500 cal（6 240J）为宜，饮食温度以 37 ℃左右为宜。每天 6 次，每次 300 mL。每次灌注鼻饲营养液后，立即注入 50~100 mL 温开水，增加体内水分，防止胃管内堵塞，预防感染。

五、中枢性高热护理

昏迷患者因脑部受损或并发感染等均可出现高热，而高热本身又可加重脑缺氧，对昏迷十分不利。故凡遇高热患者，除积极寻求病因加以治疗外，应采取适当措施予以降温。具体方法如下。

（1）冰袋、冰帽降温。

（2）30%~35%酒精擦浴。

（3）药物降温，可应用适量退热剂，如复方氨基比林、柴胡注射液等。

（4）对体温持续不退者酌情选用冬眠合剂（氯丙嗪 25 mg + 异丙嗪 25 mg）每 6 小时肌内注射 1 次，同时辅以物理降温。

六、泌尿系统护理

昏迷患者常有尿潴留或尿失禁，应予以处理。对尿失禁者可实施假性导尿或直接用塑料袋接尿；对尿潴留者先用针刺、按摩等促使排尿，无效者予以留置导尿。留置导尿应注意以下几点。

（1）严格执行无菌操作技术。

（2）妥善固定气囊导尿管，按要求更换无菌引流袋及导尿管。

（3）保持导尿管通畅，必要时行膀胱冲洗。

（4）每日做会阴及尿道口护理 1~2 次。

（5）观察尿液性状、颜色、量，并记录；定期检验尿常规和尿培养，如有尿路感染，应及时选用有效抗生素治疗。

七、观察及记录出入量

昏迷患者由于缺氧、抽搐、高热、呕吐等原因或由于治疗中使用激素、脱水、利尿、限制水盐摄入量等因素，常伴有水、电解质紊乱和酸碱失衡。严格观察、记录出入量并根据病情调整治疗方案。对不能进食超过 3 天的患者，应计算每天液体出入量，定期检测血、尿、电解质浓度。发现异常及时通知医生加以处理。输液次序随病情不同而异，如对有失血性休克倾向的患者宜先输血，而对有严重脑水肿者宜先行脱水疗法而后酌情输液。一般状况下，切忌输液速度过快，以免加重脑水肿或肺水肿而导致病情恶化。出入量记录必须及时准确。

八、加强肢体功能锻炼

昏迷患者肢体多无自主运动，久之则可出现关节僵直及肌肉挛缩，故应尽早对患者进行肢体被动功能锻炼。按摩患者肢体，并做被动伸屈运动，每天 2 次，同时辅以理疗和针灸治疗。

九、口腔和眼部的护理

（一）口腔

昏迷患者由于吞咽反射减弱或消失，口腔及呼吸道分泌物残留，容易使细菌繁殖而发生口腔炎、黏膜溃疡及化脓性腮腺炎等并发症。故应及时清除口腔内分泌物，用生理盐水或3%过氧化氢清洗口腔，每天2次。口唇涂以液状石蜡油以防干燥裂口，口唇有裂口者可涂抗生素软膏。

（二）眼部

昏迷患者由于眼睑闭合不全，角膜外露引起角膜干燥坏死或继发感染等导致视力障碍。一般应用眼罩、使用涂凡士林纱布覆盖保护或用胶布牵拉上下眼睑使之闭合。并定时滴以抗生素溶液或涂以抗生素油膏。一旦发现角膜光泽消失或浅层浑浊，更应加强角膜的护理，必要时缝合眼睑。

十、皮肤护理

做好皮肤护理是预防压疮的关键。

（1）勤翻身并保持皮肤的清洁和干燥，避免长期受压，定时翻身（不可在床褥上拖拉以免擦伤皮肤）。

（2）对于易发生压疮的部位，如骶尾、踝部、足跟部、肩胛部、髂后上嵴、头皮等处，应避免长时间受压。可用减压敷料贴、海绵垫、轮流充气气垫床等缓解压力，并且保持床单平整干燥，湿污后随时更换。

（3）局部皮肤发红是压疮发生的前驱征象，须及时去除原因、解除压力与刺激，一般短期内即可消退。

（4）皮肤擦伤或有水疱形成时，应按外科常规处理创面，并在无菌条件下抽出液体，局部敷以无菌纱布或水胶敷料贴，不久即可愈合。

（5）对压疮已形成者，可根据皮肤损伤程度，选择不同的专用于压疮的系列护理敷料或采用外科换药等方法治疗。

（姜 凤）

第四节 呼吸困难患者的护理

呼吸困难是指患者主观上感觉"空气不足"或"呼吸费力"，客观上表现为呼吸运动费力，严重时可出现张口呼吸、鼻翼扇动、端坐呼吸甚至发绀、辅助呼吸肌参与呼吸运动，并且可伴有呼吸频率、深度、节律的改变。呼吸困难是急诊科的常见急症之一，常见于呼吸系统和循环系统疾病，如肺栓塞、哮喘、气胸、急性呼吸窘迫综合征、慢性阻塞性肺疾病急性发作、心力衰竭等，其他系统疾病也可累及呼吸功能而引起呼吸困难。

一、病因与发病机制

不同原因引起呼吸困难的发病机制各异，但均可导致肺的通气和（或）换气功能障碍，引起呼吸困难。

1. 急性肺栓塞（APE）

是各种栓子阻塞肺动脉系统引起的以肺循环和呼吸功能障碍为主要表现的一组疾病或临床综合征的总称，包括肺血栓栓塞（PTE）、脂肪栓塞、羊水栓塞、空气栓塞。临床上以PTE 最为常见，通常有时所指的 APE 即指 PTE。其发病机制为肺血管栓塞后，由于血栓机械性堵塞肺动脉，引发神经、体液因素参与的肺血管痉挛和气道阻力增加，从而引起通气/血流比例失调、肺不张和肺梗死，导致呼吸功能改变。

2. 支气管哮喘

简称哮喘，是由多种细胞和细胞组分参与的气道慢性炎症性疾病。哮喘的发病机制非常复杂，气道炎症、气道反应性增高和神经调节等因素及其相互作用被认为与哮喘的发病密切相关。其中，气道炎症是哮喘发病的本质，而气道高反应是哮喘的重要特征。常因接触变应原、刺激物或呼吸道感染诱发。

3. 急性呼吸窘迫综合征（ARDS）

是由各种肺内、肺外因素导致的急性弥漫性肺损伤和进而发展的急性呼吸衰竭。发病机制主要为肺毛细血管内皮细胞和肺泡上皮细胞损伤，造成肺毛细血管通透性增高、肺水肿及透明膜形成，引起肺容积减少、肺顺应性降低、严重的通气/血流比例失调，导致呼吸功能障碍。

4. 慢性阻塞性肺疾病（COPD）

是一组以气流受限为特征的肺部疾病，气流受限呈进行性发展，与气道和肺组织对有害气体或有害颗粒的异常慢性炎症反应有关，与慢性支气管炎和肺气肿密切相关。发病机制主要为各级支气管壁均有炎性细胞浸润，基底部肉芽组织和机化纤维组织增生导致管腔狭窄。

5. 气胸

胸膜腔是不含有空气的密闭潜在性腔隙，一旦胸膜腔内有气体聚集，即称为气胸。气胸可分为自发性气胸和创伤性气胸。自发性气胸常指无创伤及医源性损伤而自行发生的气胸。根据脏胸膜破裂口的情况可将气胸分为闭合性气胸、开放性气胸、张力性气胸。气胸发生后，胸膜腔内压力增高，肺失去膨胀能力，通气功能严重受损，引起严重呼吸困难。

二、病情评估与判断

（一）健康史

1. 询问健康史

询问既往咳、痰、喘等类似发作史与既往疾病，如咳、痰、喘症状与季节有关，可能为肺源性呼吸困难。既往有心脏病史，呼吸困难发作与活动有关，可能是心源性呼吸困难。

2. 了解起病缓急和时间

（1）突然发作的呼吸困难多见于自发性气胸、肺水肿、支气管哮喘、急性心肌梗死和肺栓塞等。

（2）夜间阵发性呼吸困难以急性左心衰所致心源性肺水肿为最常见，COPD 患者夜间可因痰液聚积而引起咳喘,被迫端坐体位。

（3）原发病起病后 7 日内,约半数 ARDS 患者在 24 小时内出现呼吸加快,随后呼吸困难呈进行性加重或出现呼吸窘迫。

3. 询问诱发因素

（1）有过敏原（如鱼、虾、花粉、乳胶、霉菌、动物皮屑等）、运动、冷刺激（吸入冷空气和食用冰激凌）、吸烟、上呼吸道感染等诱因而出现的呼吸困难常提示哮喘或 COPD 急性发作。

（2）有深静脉血栓的高危因素,如骨折、创伤、长期卧床、外科手术、恶性肿瘤等,排除其他原因引起的呼吸困难可考虑肺栓塞。

（3）在严重感染、创伤、休克和误吸等直接或间接肺损伤后 12~48 小时内出现呼吸困难可考虑 ARDS。

（4）有过度用力或屏气用力史而突然出现的呼吸困难可考虑自发性气胸。

（二）临床表现

1. 呼吸型态的改变

（1）呼吸频率:呼吸频率增快常见于呼吸系统疾病、心血管疾病、贫血、发热等;呼吸频率减慢多见于急性镇静催眠药中毒、CO 中毒等。

（2）呼吸深度:呼吸加深见于糖尿病及尿毒症酸中毒,呼吸中枢受刺激,出现深而慢的呼吸,称为酸中毒深大呼吸或库斯莫尔呼吸。呼吸变浅见于肺气肿、呼吸肌麻痹及镇静剂过量等。呼吸浅快,常见于癔症发作。

（3）呼吸节律:常见的呼吸节律异常可表现为 Cheyne-Stokes 呼吸（潮式呼吸）或 Biot 呼吸（间停呼吸）,是呼吸中枢兴奋性降低的表现,反映病情严重。Cheyne-Stokes 呼吸见于中枢神经系统疾病和脑部血液循环障碍,如脑动脉硬化、心力衰竭、颅内压增高以及糖尿病昏迷和尿毒症等。Biot 呼吸偶见于脑膜炎、中暑、颅脑外伤等。

2. 主要症状与伴随症状

引起呼吸困难的原发病不同,其主要症状与伴随症状也各异。当患者有不能解释的呼吸困难、胸痛、咳嗽,同时存在深静脉血栓的高危因素,应高度怀疑急性肺栓塞的可能。既往曾诊断哮喘或有类似症状反复发作,突然出现喘息、胸闷、伴有哮鸣的呼气性呼吸困难可考虑支气管哮喘急性发作。急性起病,呼吸困难和（或）呼吸窘迫,顽固性低氧血症,常规给氧方法不能缓解,出现非心源性肺水肿可考虑为 ARDS。呼吸困难伴有突发一侧胸痛（每次呼吸都会伴随疼痛）,呈针刺样或刀割样疼痛,有时向患侧肩部放射常提示气胸。

3. 体征

可通过观察患者的胸廓外形及呼吸肌活动情况、有无"三凹征"和颈静脉充盈,叩诊胸廓和听诊呼吸音等评估呼吸困难患者的体征。肺栓塞患者可有颈静脉充盈,肺部可闻及局部湿性啰音及哮鸣音,肺动脉瓣区第二心音亢进或分裂,严重时血压下降甚至休克。支气管哮喘急性发作时胸部呈过度充气状态,吸气性三凹征,双肺可闻及广泛的呼气相哮鸣音,但非常严重的哮喘发作可无哮鸣音（静寂胸）。呼吸浅快、桶状胸、叩诊呈过清音,辅助呼吸肌参与呼吸运动甚至出现胸腹矛盾运动常见于 COPD。患侧胸廓饱满、叩诊呈鼓音、听诊呼吸音减弱或消失应考虑气胸。

（三）辅助检查

1. 血氧饱和度监测

了解患者缺氧情况。

2. 动脉血气分析

为呼吸困难最常用的检查，了解氧分压、二氧化碳分压的高低以及 pH 等，从而判断是否存在呼吸衰竭、呼吸衰竭的类型以及是否有酸中毒、酸中毒的类型等情况。

3. 胸部 X 线或 CT 检查

了解肺部病变程度和范围，明确是否存在感染、占位性病变、气胸等情况。

4. 心电图检查

初步了解心脏情况，除心肌梗死和心律失常外，对诊断肺栓塞有参考意义。

5. 血常规检查

了解是否存在感染、贫血以及严重程度。

6. 特殊检查

如病情允许可做下列检查：①肺动脉造影，确诊或排除肺血栓栓塞症；②肺功能检查，可进一步明确呼吸困难类型。

（四）病情严重程度评估与判断

可以通过评估患者的心率、血压、血氧饱和度、意识以及患者的呼吸型态、异常呼吸音、体位、讲话方式、皮肤颜色等，初步判断患者呼吸困难的严重程度。

1. 讲话方式

患者一口气不间断地说出话语的长度是反映呼吸困难严重程度的一个指标。能说完整的语句表示轻度或无呼吸困难，说短语为中度呼吸困难，仅能说单词常为重度呼吸困难。

2. 体位

体位也可以提示呼吸困难的程度。可平卧为没有或轻度呼吸困难，可平卧但愿取端坐位常为中度呼吸困难，无法平卧可能为严重呼吸困难。

3. 气胸威胁生命的征象

气胸的患者如出现下列中任何一项，即为威胁生命的征象：张力性气胸、急剧的呼吸困难、低血压、心动过速、气管移位。

4. 急性肺血栓栓塞症病情危险程度评估

（1）低危 PTE（非大面积）：血流动力学稳定，无右心室功能不全和心肌损伤，临床病死率 <1%。

（2）中危 PTE（次大面积）：血流动力学稳定，但出现右心室功能不全及（或）心肌损伤，临床病死率 3%~5%。

（3）高危 PTE（大面积）：以休克和低血压为主要表现，即体循环动脉收缩压 <90 mmHg，或较基础值下降幅度 ≥40 mmHg，持续 15 分钟以上，临床病死率 >15%。

5. 哮喘急性发作时病情严重程度分级

见表 1-1。

表 1-1 哮喘急性发作时病情严重程度的分级

临床特点	轻度	中度	重度	危重
气短	步行、上楼时	稍事活动	休息时	
体位	可平卧	喜坐位	端坐呼吸	
讲话方式	连续成句	常有中断	单字	不能讲话
精神状态	可有焦虑/尚安静	时有焦虑或烦躁	常有焦虑、烦躁	嗜睡、意识模糊
出汗	无	有	大汗淋漓	
呼吸频率	轻度增加	增加	常 >30 次/分	
辅助呼吸肌活动及三凹征	常无	可有	常有	胸腹矛盾运动
哮鸣音	散在，呼吸末期	响亮、弥漫	响亮、弥漫	减低乃至无
脉率	<100 次/分	100~120 次/分	>120 次/分	脉率变慢或不规则
奇脉（深吸气时收缩压下降）	无，<10 mmHg	可有，10~25 mmHg	常有，>25 mmHg	无
使用 β_2 激动剂后 PEF 占预计值或个人最佳值	>80%	60%~80%	<60% 或绝对值 <100 L/min 或作用持续时间 <2 小时	
PaO_2（吸空气）	正常	≥60 mmHg	<60 mmHg	<60 mmHg
$PaCO_2$（吸空气）	<45 mmHg	≤45 mmHg	>45 mmHg	>45 mmHg
SaO_2	>95%	91%~95%	≤90%	≤90%
pH 值			可降低	降低

6. ARDS 的诊断标准

根据 ARDS 柏林定义，满足以下 4 项条件方可诊断 ARDS。

（1）明确诱因下 1 周内出现的急性或进展性呼吸困难。

（2）胸部 X 线/CT 显示双肺浸润影，不能完全用胸腔积液、肺叶不张和、肺不张、肺结节解释。

（3）呼吸衰竭不能完全用心衰或液体超负荷来解释；如无危险因素，需用超声心动图等客观检查来评价心源性肺水肿。

（4）低氧血症：根据 PaO_2/FiO_2 确立 ARDS 诊断，并将其分为轻度、中度、重度。①轻度：$200 < PaO_2/FiO_2 \leq 300$，且 PEEP 或 $CPAP \geq 0.49$ kPa；②中度：$100 < PaO_2/FiO_2 \leq 200$，且 PEEP 或 $CPAP \geq 0.49$ kPa；③重度：$PaO_2/FiO_2 \leq 100$，且 $PEEP \geq 0.49$ kPa。需要注意的是如果所在地海拔 >1 000 m，PaO_2/FiO_2 值需用公式校正，校正后 $PaO_2/FiO_2 = PaO_2/FiO_2 \times$（当地大气压值/760）。

7. 心源性肺水肿与 ARDS 的鉴别要点

见表 1-2。

表 1-2 心源性肺水肿与 ARDS 的鉴别要点

项目	急性心源性肺水肿	ARDS
健康史	年龄一般 >60 岁 心血管疾病史	年龄一般 <60 岁 感染、创伤等病史

续表

项目	急性心源性肺水肿	ARDS
体征	颈静脉充盈、怒张	颈静脉塌陷
	左心增大，心尖抬举	脉搏洪大
	可闻及第三、第四心音	心率增快
	下肢水肿	无水肿
	双下肺湿啰音多，实变体征不明显，不能平卧	湿啰音，不固定，后期实变体征较明显，能平卧
心电图	动态 ST-T 变化，心律失常，左室肥厚	窦性心动过速，非特异性 ST-T 改变
胸部 X 线	心脏增大	心脏大小正常
	向心性分布阴影，肺门增大	外周分布浸润阴影
	支气管周围血管充血间隔线，胸腔积液	支气管充气征常见
治疗反应	对强心、利尿和扩血管等治疗反应明显	对强心、利尿和扩血管等治疗反应差
肺毛细血管楔压	>18 mmHg	≤18 mmHg

三、救治原则

呼吸困难的救治原则是保持呼吸道通畅，纠正缺氧和（或）二氧化碳潴留，纠正酸碱平衡失调，为基础疾病及诱发因素的治疗争取时间，最终改善呼吸困难取决于病因治疗。

四、护理措施

（一）即刻护理

任何原因引起的呼吸困难均应以抢救生命为首要原则。

（1）保持呼吸道通畅。

（2）氧疗：鼻导管、面罩或鼻罩给氧。COPD 伴有 CO_2 潴留和肺栓塞并发通气功能障碍时应先低流量给氧。哮喘急性发作时，可先经鼻导管给氧，如果缺氧严重，应经面罩或鼻罩给氧。ARDS 患者一般应高浓度给氧，尽快提高氧分压。

（3）建立静脉通路，保证及时给药。

（4）心电监护：监测心率、心律、血压、呼吸和血氧饱和度。

（5）准确留取血标本：采血查动脉血气、D-二聚体、血常规等。

（6）取舒适体位：嘱患者安静，取半坐卧位或端坐卧位，昏迷或休克患者取平卧位，头偏向一侧。

（7）备好急救物品：如患者呼吸困难严重，随时做好气管插管或气管切开、机械通气的准备与配合工作，备好吸引器等抢救物品和抢救药品。

（8）做好隔离措施：对可疑呼吸道传染性疾病，应注意做好隔离与防护，防止交叉感染。

（二）用药护理

遵医嘱及时准确地给予各种药物。

1. 控制感染

呼吸困难伴有呼吸道和肺部感染时，遵医嘱应用抗生素，注意观察有无药物过敏反应。

2. 解痉、平喘

（1）β_2 受体激动药（如沙丁胺醇、特布他林和非诺特罗）：β_2 受体激动药可舒张支气管平滑肌，是控制哮喘急性发作的首选药物。哮喘急性发作时因气道阻塞影响口服吸入法治疗的效果，可经皮下或静脉途径紧急给药。应用时注意观察患者有无头痛、头晕、心悸、手指颤抖等不良反应。

（2）茶碱类：具有舒张支气管平滑肌作用，以及强心、利尿、扩张冠状动脉、兴奋呼吸中枢和呼吸肌作用。静脉滴注时浓度不宜过高，注射速度不宜超过 0.25 mg/（kg·min），以免引起心动过速、心律失常、血压下降，甚至突然死亡等中毒反应。

（3）糖皮质激素：糖皮质激素是控制哮喘发作最有效的药物，可分为吸入、口服和静脉用药，重度或严重哮喘发作时应及早遵医嘱应用激素。

（4）肾上腺素：支气管哮喘发作紧急状态下，可遵医嘱给予 0.1% 肾上腺素 0.3 ~ 0.5 mL 皮下注射，以迅速解除支气管痉挛。

3. 维持呼吸

呼吸兴奋剂可应用于 CO_2 潴留并有呼吸中枢抑制的患者，如不能改善缺氧状态，应做好人工机械通气的准备。应用呼吸兴奋剂时，应保持呼吸道通畅，适当提高吸氧浓度，静脉滴注时速度不宜过快，注意观察呼吸频率、节律以及神志变化，监测动脉血气。

4. 维持血压

肺栓塞、气胸的患者，往往会有血流动力学的改变，出现心率加快、血压下降甚至休克，应遵医嘱及时给予多巴胺或多巴酚丁胺等血管活性药物治疗心力衰竭、休克，维持体循环和肺循环稳定。

5. 止痛

剧烈胸痛影响呼吸功能时，遵医嘱应用止痛药物。

6. 纠正酸中毒

严重缺氧可引起代谢性酸中毒，遵医嘱静脉滴注 5% 碳酸氢钠。

（三）病情观察

1. 监测生命体征和呼吸功能

注意监测心率、心律、血压的变化，注意有无血流动力学障碍。观察呼吸频率、深度和节律改变，注意监测血氧饱和度和动脉血气情况。

2. 观察氧疗效果

氧疗过程中，应注意观察氧疗效果。如吸氧后呼吸困难缓解、发绀减轻、心率减慢，表示氧疗有效；如意识障碍加深或呼吸过度表浅、缓慢，可能为 CO_2 潴留加重。应定期按医嘱复查动脉血气，根据动脉血气分析结果和患者的临床表现，及时遵医嘱调整氧流量或呼吸机参数设置，保证氧疗效果。

（四）肺栓塞的护理

如果呼吸困难是由于肺栓塞引起，除上述护理外，还应给予如下护理。

1. 镇静

绝对卧床休息，保持安静，防止活动致使其他静脉血栓脱落。

2. 胸痛护理

观察胸痛的部位、诱发因素、疼痛严重程度，必要时遵医嘱给予止痛药物。

3. 溶栓治疗的护理

（1）保证静脉通路畅通。

（2）用药护理，溶栓和抗凝治疗的主要药物不良反应为出血。应密切观察患者有无出血倾向，如牙龈、皮肤黏膜、穿刺部位等。观察患者有无头痛、呕吐、神志改变等脑出血症状。动、静脉穿刺时，要尽量选用小号针头，穿刺后要充分压迫止血，放松压迫后要观察是否继续出现皮下渗血。

（3）溶栓后护理，按医嘱抽血查凝血时间、动脉血气，描记心电图，以判断溶栓效果及病情变化。

4. 其他护理

做好外科手术和介入治疗的准备。

（五）支气管哮喘急性发作的护理

如果呼吸困难是由于哮喘急性发作所引起，应尽快配合采取措施缓解气道阻塞，纠正低氧血症，恢复肺功能，预防哮喘进一步恶化或再次发作，防治并发症。遵医嘱给予 β_2 受体激动药、氨茶碱、抗胆碱药、糖皮质激素等，解除支气管痉挛。维持水、电解质与酸碱平衡，注意补充液体，纠正因哮喘持续发作时张口呼吸、出汗、进食少等原因引起的脱水，避免痰液黏稠导致气道堵塞。部分患者可因反复应用 β_2 受体激动药和大量出汗而出现低血钾、低血钠等电解质紊乱，应及时按医嘱予以纠正。并发呼吸衰竭者，遵医嘱给予鼻（面）罩等无创伤性辅助通气。若无效，做好有创机械通气治疗的准备与配合，对黏液痰栓阻塞气道的患者必要时可行支气管肺泡灌洗术。

（六）ARDS 的护理

1. 氧疗护理

确定给氧浓度的原则是在保证 PaO_2 迅速提高到 60 mmHg 或 SpO_2 达到 90% 以上的前提下，尽量降低给氧浓度。ARDS 患者轻者可用面罩给氧，多数患者需使用机械通气。

保护性机械通气是治疗 ARDS 的主要方法，其中最重要的是应用 PEEP 和小潮气量治疗。采用小潮气量，旨在控制吸气平台压，防止肺泡过度扩张。应用 PEEP 时应注意：①对血容量不足的患者，应补充足够的血容量以代偿回心血量的不足，但又不能过量，以免加重肺水肿；②PEEP 一般从低水平开始应用，逐渐增加至合适水平，使 PaO_2 维持在 >60 mmHg 而 FiO_2 <0.6；③使用 PEEP 时，应注意观察避免气压伤的发生；④有条件者采用密闭式吸痰方法，尽量避免中断 PEEP。

2. 控制液体量

注意控制 ARDS 患者液体摄入量，出入量宜维持负平衡（ -500 mL 左右）。

3. 积极配合治疗原发病

如按医嘱控制感染、固定骨折、纠正休克等。

4. 营养支持

由于 ARDS 时机体常处于高代谢状态，应按医嘱补充足够的营养，提倡全胃肠营养。

5. 防治并发症

注意观察感染等并发症，如发热、咳嗽、咳黄绿色痰液等，应根据医嘱留取各种痰液标本。

（七）慢性阻塞性肺疾病急性发作的护理

在采用控制性氧疗、抗感染、祛痰、止咳、松弛支气管平滑肌等治疗措施的基础之上，协助患者咳嗽、咳痰，必要时给予吸痰，保持呼吸道通畅。

（八）气胸的护理

积极配合给予排除胸腔气体，闭合漏口，促进患肺复张，减轻呼吸困难，改善缺氧症状等急救措施。

1. 胸腔穿刺抽气

张力性气胸患者如病情危重，应做好配合紧急穿刺排气的准备。在患侧锁骨中线第 2 或第 3 肋间用 16 ~ 18 号粗针头刺入排气，每次抽气不宜超过 1 000 mL。

2. 胸腔闭式引流

目的是排出气体，促使肺膨胀。患者在胸腔闭式引流时，护理上应注意以下事项。

（1）连接好胸腔闭式引流装置。

（2）搬动患者时，应夹闭引流管，并妥善固定。

（3）更换引流装置时需夹闭引流管，注意无菌操作。

（4）引流过程中注意观察引流是否通畅，穿刺口有无渗血。渗血多时，及时报告医生，随时给予更换敷料等处理。

（5）鼓励患者咳嗽、深呼吸，促进胸腔内气体的排出。

3. 手术准备

若胸腔引流管内持续不断逸出大量气体，呼吸困难未改善，提示可能有肺和支气管的严重损伤，应做好手术探查修补裂口的准备。

4. 并发症的护理

（1）复张后肺水肿处理：复张后肺水肿多发生于抽气过多或过快时，表现为胸闷、咳嗽、呼吸困难无缓解，严重者可有大量白色泡沫痰或泡沫血痰。处理包括停止抽气，患者取半卧位，吸氧，应用利尿药等。

（2）皮下气肿和纵隔气肿：皮下气肿一般不需要特殊处理，往往能自行吸收，但需注意预防感染。吸入高浓度氧可促进皮下气肿的吸收消散。纵隔气肿张力过高，必要时需做锁骨上窝切开或穿刺排气处理。

（九）心理护理

呼吸困难患者因为突然发病，几乎都存在恐惧心理，应关注患者的情绪变化，给予恰当的病情告知、安慰与心理支持，使其尽可能消除恐惧，保持情绪平稳，有良好的遵医行为。

（十）转运护理

急诊处理后需手术或住院的患者，应做好转运的准备工作。根据病情，准备氧气、监护仪、简易呼吸器、除颤仪等必要的转运抢救设施，安排相应的工作人员护送至手术室或病房，保证转运途中安全。

（姜　凤）

第五节　窒息患者的护理

窒息是指气流进入肺脏受阻或吸入气体缺氧导致的衰竭或呼吸停止状态。一旦发生窒息，可迅速危及生命，应立即采取相应措施，查明原因，积极进行抢救。本节主要讨论气道阻塞引起的窒息。

一、病因与发病机制

引起窒息的原因各异，但其发病机制都是由于机体的通气受限或吸入气体缺氧导致肺的通气与换气功能障碍，引起全身组织与器官缺氧、二氧化碳潴留，进而导致组织细胞代谢障碍、酸碱失衡、功能紊乱甚至全身衰竭而死亡。

1. 气道阻塞性窒息

分泌物或异物部分或完全堵塞气道致通气障碍所引起的窒息。

2. 中毒性窒息

如 CO 中毒，大量的 CO 经呼吸道进入血液，与血红蛋白结合形成碳氧血红蛋白，阻碍氧与血红蛋白的结合及解离，引起组织缺氧造成窒息。

3. 病理性窒息

包括肺炎与淹溺等所致的呼吸面积丧失，以及脑循环障碍引起的中枢性呼吸停止，主要表现为 CO_2 和其他酸性代谢产物蓄积引起的刺激症状与缺氧导致的中枢神经麻痹症状交织在一起。

二、病情评估与判断

1. 气道阻塞的原因

通过健康史、血气分析、胸部 X 线平片、纤维支气管镜检查，可分别判断不同原因引起的窒息。

2. 临床表现

气道阻塞的患者常呈吸气性呼吸困难，出现"四凹征"（胸骨上窝、锁骨上窝、肋间隙及剑突下软组织）。根据气道是否被完全阻塞可分为以下两种。

（1）气道不完全阻塞：患者张口瞪目，有咳嗽、喘气或咳嗽微弱无力，呼吸困难，烦躁不安。皮肤、甲床和口腔黏膜、面色青紫。

（2）气道完全阻塞：患者面色灰黯青紫，不能说话及呼吸，很快意识丧失，呼吸停止。如不紧急解除窒息，将迅速导致死亡。

3. 气道阻塞引起窒息的严重程度分级

（1）Ⅰ度：安静时无呼吸困难，当活动时出现轻度的呼吸困难，可有轻度的吸气性喉喘鸣及胸廓周围软组织凹陷。

（2）Ⅱ度：安静时有轻度呼吸困难、吸气性喉喘鸣及胸廓周围软组织凹陷，活动时加重，但不影响睡眠和进食，无烦躁不安等缺氧症状，脉搏尚正常。

（3）Ⅲ度：呼吸困难明显，喉喘鸣声较响亮，吸气性胸廓周围软组织凹陷显著，并出现缺氧症状，如烦躁不安、不易入睡、不愿进食、脉搏加快等。

（4）Ⅳ度：呼吸极度困难。患者坐立不安，手足乱动，出冷汗，面色苍白或发绀，心律不齐，脉搏细速，昏迷，大小便失禁等。若不及时抢救，则可因窒息导致呼吸及心跳停止而死亡。

三、救治原则

当窒息发生时，保持呼吸道通畅是关键，其次是采取病因治疗。对于气道不完全阻塞的患者，应查明原因，采取病因治疗和对症治疗，尽早解除气道阻塞。对于气道完全阻塞的患者，应立即解除窒息，或做好气管插管、气管切开或紧急情况下环甲膜穿刺的准备。

四、护理措施

（一）即刻护理

（1）迅速解除窒息因素，保持呼吸道通畅。

（2）给予高流量吸氧，使血氧饱和度恢复94%以上，必要时建立或重新建立人工气道，给予人工呼吸支持或机械通气。

（3）建立静脉通路，遵医嘱给予药物治疗。

（4）监测生命体征，给予心电、血压、呼吸、血氧饱和度监护，遵医嘱采动脉血做血气分析。

（5）备好急救物品，如吸引器、呼吸机、气管插管、喉镜等开放气道用物。

（二）根据窒息的严重程度，配合给予相应的救治与护理

1. Ⅰ度

查明病因并进行针对性治疗，如由炎症引起，按医嘱应用抗生素及糖皮质激素控制炎症。若由分泌物或异物所致，尽快清除分泌物或取出异物。

2. Ⅱ度

针对病因治疗，多可解除喉阻塞。

3. Ⅲ度

严密观察呼吸变化，按医嘱同时进行对症治疗及病因治疗。经保守治疗未见好转、窒息时间较长、全身情况较差者，应及早做好配合气管插管或气管切开的准备。

4. Ⅳ度

需立即行气管插管、气管切开或环甲膜穿刺术，应及时做好吸痰、吸氧及其相关准备与配合工作。

应注意的是：气管阻塞或气道异物引起的窒息，如条件允许，即使Ⅲ度、Ⅳ度呼吸困难，也可把握好时机，有效清理呼吸道或将异物取出后即可缓解呼吸困难，而不必首先行气管插管或气管切开术。

（三）气道异物的护理

气道异物有危及生命的可能，应尽早取出异物，以保持呼吸道通畅，防止窒息及其他并发症的发生。可使用 Heimlich 手法排除异物，或经内镜（直接喉镜、支气管镜、纤维支气管镜）取出异物。如确实难以取出的异物，应做好开胸手术、气管切开的准备。对有明显气道阻塞的患者，紧急情况下可用粗针或剪刀行环甲膜穿刺或切开术，以开放气道。

（四）喉阻塞的护理

喉阻塞患者的护理重点是保持呼吸道通畅。对舌后坠及喉阻塞者，可使用口咽通气管开放气道。如为气管狭窄、下呼吸道梗阻所致的窒息，应立即做好施行气管插管或气管切开术的准备，必要时准备配合给予机械辅助通气。

（五）大咯血窒息时的紧急处理

如为肺部疾病所致大咯血，有窒息前兆症状时，应立即将患者取头低足高 45°的俯卧位，头偏向一侧，轻拍背部以利引流；及时吸出口腔内的血块，畅通呼吸道；在解除气道阻塞后按医嘱给予吸氧等措施，改善缺氧。

（六）严密观察病情变化

随时注意患者呼吸、咳嗽及全身情况，如患者窒息后呼吸急促、口唇发绀、烦躁不安等症状不能改善或逐渐加重，应准备继续进行抢救。

（七）术前护理

必要时，做好经纤维支气管镜或喉镜取异物的术前准备工作。

（八）心理护理

嘱患者安静休息，避免剧烈活动，对精神紧张的患者，做好解释和安慰工作。

（张珊珊）

第二章

感染性疾病护理

第一节　麻疹

一、概述

麻疹是由麻疹病毒引起的急性呼吸道传染病，其临床特征为发热、流涕、咳嗽、眼结膜充血、口腔麻疹黏膜斑及全身斑丘疹。本病传染性强，易并发肺炎。麻疹患儿是唯一的传染源，发病前2天至出疹后5天均有传染性。主要通过呼吸道飞沫传播，人群普遍易感，但由于母体抗体能经胎盘传给胎儿，因此麻疹多见于6个月至5岁的小儿，易感者接触后90%以上发病，冬春季发病率较高，病后可获得持久免疫。

我国自1965年麻疹疫苗广泛使用后，麻疹的发病率和病死率显著下降。但近年来，在全国范围内出现了麻疹流行，并且不典型病例增多。

二、病原学

麻疹病毒属副黏液病毒科，只有一个血清型。不耐热，对日光和一般的消毒剂敏感。但耐低温，低温环境中能长期存活。

三、发病机制

麻疹病毒侵入上呼吸道和附近的淋巴结，迅速繁殖，同时有少量病毒侵入血液。此后病毒在全身的单核-巨噬细胞系统复制，大量病毒再次入血，导致全身广泛性损害，此时传染性最强。由于机体免疫反应受抑制，麻疹患儿常继发鼻窦炎、中耳炎、支气管肺炎等，并可使结核病恶化。

麻疹是全身性疾病，其病理改变可出现于全身各个系统，其中以网状内皮系统和呼吸系统最为明显。全身淋巴系统出现增生，在淋巴结、扁桃体、肝、脾和胸腺等处可见多核巨细胞。在皮肤、眼结合膜、鼻咽部、支气管、肠道黏膜特别是阑尾等处可见有单核细胞增生及围绕在毛细血管周围的多核巨细胞，淋巴样组织肥大。颊黏膜下层的微小分泌腺发炎，其病变内有浆液性渗出及内皮细胞增殖形成麻疹黏膜斑。

四、临床表现

1. 潜伏期

一般为 6 ~ 18 天，平均 10 天。潜伏期可有低热及全身不适。

2. 前驱期

又称发疹前期。从发热开始至出疹，一般为 3 ~ 4 天，主要表现为发热、全身不适，发热同时出现打喷嚏、流涕、咳嗽、声音嘶哑、畏光、流泪、结膜充血等上呼吸道炎症及全身中毒症状。起病后 2 ~ 3 天约 90% 的患儿有口腔颊黏膜充血、粗糙，在第一磨牙对应的口腔颊黏膜可出现直径约 1 mm 的灰白色小点，外有红色晕圈，常在 1 ~ 2 天迅速增多，可累及整个颊黏膜甚至蔓延到唇部，出疹后 1 ~ 2 天迅速消失，称为麻疹黏膜斑，是早期诊断麻疹的有力依据。

3. 出疹期

发热后 3 ~ 4 天开始出疹，此时呼吸道症状和全身毒血症状逐渐加重并达高峰。皮疹初见于耳后、发际、颈部，渐至颜面、躯干、四肢及手心、足底。皮疹为红色斑丘疹，压之退色，疹间皮肤正常。严重者皮疹融合，黯红色，皮肤水肿，面部水肿变形。肝、脾、淋巴结肿大，咳嗽加剧，肺部可闻及湿性啰音，容易产生并发症。

4. 恢复期

出疹 3 天后，皮疹按出疹顺序消退，有糠麸状脱屑和色素沉着，其他症状随之好转。

常见的并发症有肺炎、心肌炎、喉炎、中耳炎、麻疹脑炎、营养不良和维生素 A 缺乏等，并能使结核病恶化。

五、辅助检查

1. 血常规检查

白细胞总数减少，淋巴细胞占比增多。淋巴细胞严重减少提示预后不好；中性粒细胞增多提示继发细菌感染。

2. 血清学检查

出疹 1 周时，血清特异性抗体 IgM 检查阳性可确诊，敏感性和特异性较好。

3. 病毒分离

麻疹病毒分离要在感染早期进行。

六、治疗

主要为对症治疗、防治并发症和加强护理。

1. 对症治疗

发热时以物理降温为主，体温 >40 ℃者可酌情给予小剂量（正常用量的 1/3 ~ 1/2）退热剂，以免体温骤退而致皮疹隐退出现险象。烦躁者可适当给予镇静剂，咳嗽剧烈时给予祛痰剂或超声雾化。

2. 中医中药治疗

可将透疹散（生麻黄、西湖柳、芫荽子、紫浮萍各 15 g）煮沸喝汤或在旁熏 20 ~ 30 分钟，待药汁稍凉后用纱布外擦体表以助透疹，须注意保暖。

3. 防治并发症

麻疹最常见的并发症有肺炎、喉炎、中耳炎，出现这些并发症者给予相应的治疗。

七、护理措施

（一）维持正常体温

1. 卧床休息

应绝对卧床休息至皮疹消退、体温正常。保持室内空气新鲜，每天通风 2 次。室温以 18～22 ℃为宜，湿度保持在 50%～60%，忌捂汗，出汗后及时更换衣被。

2. 监测体温变化

高热时可减少盖被，给予温水擦浴，忌用乙醇擦浴和冷敷，慎用退热药，以免影响透疹而加重病情。

（二）皮肤护理

保持床单清洁干燥，每日用温水擦浴 1 次（避免用肥皂）。勤剪指甲，防止抓伤或挠伤皮肤而导致继发性感染。及时评估患儿的出疹情况，如透疹不畅，可用中药煎服或擦身，使皮疹出齐出透。

（三）口、眼、耳、鼻部的护理

室内光线宜柔和，常用生理盐水清洗双眼，并可应用抗生素眼药水或眼膏，加服维生素 A 可预防眼干燥症。及时清理眼部分泌物，防止流入耳道而引起中耳炎。加强口腔护理，较大患儿协助患儿刷牙、漱口。

（四）保证营养供给

发热期间给予清淡易消化的流食或软食，少量多餐，食物品种多样化，色、香、味俱全，促进患儿的食欲；鼓励患儿多饮水，利于排毒、退热和透疹。恢复期给患儿高蛋白、高维生素的饮食，无须忌口。

（五）密切观察病情变化

如患儿出现咳嗽加剧、持续高热、喘憋、发绀、肺部湿性啰音增多，为并发肺炎的表现；当患儿出现声音嘶哑、频咳、犬吠样咳嗽、吸气性呼吸困难，提示并发喉炎；如患儿嗜睡、惊厥、昏迷应警惕脑炎的发生；麻疹还能使结核病复发和恶化。一旦出现上述表现，要及时给予相应的护理，同时通知医生，协助救治。

（六）预防感染传播

1. 严格管理传染源

麻疹患儿要进行呼吸道隔离至出疹后 5 天，有并发症者隔离至出疹后 10 天。接触麻疹的易感儿应隔离观察 21 天。

2. 切断传播途径

病室每日通风换气、空气消毒。患儿衣被、书本、玩具等在阳光下暴晒 2 小时，减少不必要的探视。麻疹流行期间不带易感儿到公共场所，托幼机构暂不接纳新生。

3. 保护易感儿

（1）主动免疫：麻疹减毒活疫苗预防接种，初种在 8 个月，7 岁时复种一次。

（2）被动免疫：易感儿接触麻疹后 5 天立即注射免疫血清球蛋白，但被动免疫只能维持 8 周。

（七）健康指导

无并发症者无须住院，可以在家中进行治疗和护理。指导患儿家长有关麻疹的隔离、发热的护理、皮肤黏膜护理、病情观察等知识。讲解协助透疹的方法及空气清新、流通的重要性。

（张珊珊）

第二节　水痘

一、概述

水痘是由水痘-带状疱疹病毒初次感染引起的急性传染病，以皮肤、黏膜分批出现斑疹、丘疹、疱疹和结痂并存，全身症状轻微为特征。水痘或带状疱疹患者为疾病的传染源。患者出疹前 1 天至疱疹全部结痂时均有传染性。通过呼吸道飞沫和接触传播，传染性极强，易感儿为 1～6 岁儿童，冬春季发病率较高，病后可获得持久免疫。

二、病原学

水痘-带状疱疹病毒属疱疹病毒科，为 DNA 病毒，仅有一个血清型。存在于呼吸道、血液及疱疹液中。在外界生活能力弱，且在痂皮中不能存活。

三、发病机制

水痘-带状疱疹病毒经上呼吸道侵入人体，首先在呼吸道黏膜细胞内增殖，3 天后病毒入血，到达单核-巨噬细胞系统，再次增殖后第二次释放入血，并扩散至全身，引起皮肤、黏膜的广泛损害，偶尔损害内脏。皮疹分批出现，与病毒间歇性播散有关。儿童初次感染引起水痘后，病毒可长期潜伏在脊髓后根神经节或颅神经的感觉神经节内，少数人成年后，机体抵抗力低下时，病毒被再次激活，引起带状疱疹。疱疹只局限于表皮的棘状细胞层，细胞裂解、组织液渗出，形成水泡。

四、临床表现

1. 典型水痘

（1）潜伏期：水痘的潜伏期为 2 周左右。

（2）前驱期：水痘的前驱期为 1～2 天，症状轻微，表现为低热、全身不适、头痛、食欲不振等，婴幼儿可无前驱症状。

（3）出疹期：皮疹向心性分布，先躯干、头面部出现，最后达四肢，呈向心性分布。皮疹分批出现，初始时为红色斑丘疹或斑疹，迅速发展为清亮、卵圆形、泪滴状小水疱，周围有红晕，无脐眼，易破溃，痒感重。24 小时后，水疱内容物变浑浊，经 3～4 天水疱开始从中心干缩，迅速结痂。疾病高峰期斑疹、丘疹、疱疹和结痂同时存在。如无感染，痊愈后不留瘢痕。黏膜皮疹常出现在口腔、结膜、生殖器等处，易形成溃疡。

水痘常见的并发症是皮肤继发细菌感染，如脓疱疮、丹毒、蜂窝织炎，甚至败血症，也可并发水痘肺炎、脑炎、心肌炎等。

2. 出血性、进行性（病程达 2 周以上）和播散性水痘

主要见于免疫功能受抑制的患儿，体温可大于 40 ℃，皮疹融合，成大疱型或出血性皮疹，密布全身，皮肤黏膜出现瘀斑、瘀点，病死率可达 9%。

3. 先天性水痘

母亲在妊娠头 4 个月感染水痘可累及胎儿而发生先天性水痘，表现为出生体重低、肢体萎缩、智力低下、皮肤瘢痕性病变等。如果母亲在接近产期感染水痘，新生儿生后易发生播散型水痘，病情危重，病死率高。

五、辅助检查

外周血白细胞总数正常或稍低；血清特异性抗体 IgM 检查可诊断急性感染；取疱液直接在镜下观察病毒；特异性病毒 DNA 检测具有高度敏感性和特异性。

六、治疗

抗病毒药物阿昔洛韦最常用，一般在出疹后 48 小时内开始静脉滴注，泛昔洛韦口服吸收更有效。继发细菌感染时酌情应用抗生素。皮质激素对水痘病程有不利影响，并可导致水痘播散，不宜使用。并发脑炎者给予对症处理，包括给氧、降低颅内压、保护脑细胞、止痉等措施。

七、护理措施

（一）维持皮肤完整性

保持床单清洁干燥，每日用温水擦浴 1 次（不用肥皂）。勤剪指甲，小婴儿可用手套，防止抓伤或挠伤皮肤而导致继发感染。皮疹瘙痒难忍时，可涂炉甘石洗剂或碳酸氢钠溶液，继发感染时涂莫匹罗星药膏。做好口腔护理，有黏膜疱疹者可用生理盐水漱口。

（二）预防感染传播

水痘患儿要隔离至疱疹全部结痂为止或出疹后 7 天。易感者避免接触水痘患儿，若已接触，要密切观察 3 周，72 小时内肌内注射水痘-带状疱疹免疫球蛋白能预防或减轻症状。

（三）密切观察病情变化

水痘预后良好，偶有播散性水痘、并发肺炎和脑炎。观察患儿神志、体温、呼吸、皮疹情况，有异常情况及时报告医生并采取相应措施。

（四）用药护理

阿昔洛韦静脉滴注时宜慢速，每次滴注时间要少于 1 小时。发热者忌用阿司匹林；避免使用肾上腺皮质激素类药物。

（五）健康指导

水痘是自限性疾病，预后良好，一般 10 天左右自愈。无并发症者即可在家中进行隔离护理，消除家长和患儿的思想顾虑。指导患儿家长有关水痘的隔离、护理知识，叮嘱家长如果患儿神志、体温、呼吸、皮疹情况出现异常改变时，立即就诊。

（张珊珊）

第三节　猩红热

一、概述

猩红热是由 A 组 β 型溶血性链球菌引起的急性呼吸道传染病。其临床特点为发热、咽峡炎、全身弥漫性鲜红色皮疹和疹后脱屑。少数患儿病后可以出现变态反应性心、肾、关节的并发症。

二、病原学

猩红热是由 A 组 β 型溶血性链球菌引起的疾病。本菌为革兰染色阳性，呈球形或卵圆形，常排列成链状，无动力及芽孢，对热及一般化学试剂均敏感，60 ℃时 30 分钟即死亡。病原体寄居于口腔，在痰液及渗出物中可存活数周。

三、发病机制与病理

A 组 β 型溶血性链球菌进入人体后可发生 3 种病变。

1. 化脓性病变

A 组 β 型溶血性链球菌能借助脂磷壁酸黏附于黏膜上皮细胞，进入组织引进炎症及组织坏死。

2. 中毒性病变

病原菌所产生的红疹毒素及产物经咽部丰富的血管进入血流，引起发热、头痛等全身中毒症状。

3. 变态反应性病变

仅发生于个别病例。可能是 A 组链球菌某些型与被感染者的心肌、心瓣膜、肾小球基底膜的抗原相似，当产生特异性免疫反应后引起的交叉免疫反应，也可能因抗原-抗体复合物沉积在上述组织后所致。

四、流行病学

1. 传染源

主要是患者和带菌者。A 组 β 型溶血性链球菌引起的咽峡炎，排菌量大且不易被隔离，是重要的传染源。

2. 传播途径

主要是经空气飞沫传播。也可经皮肤伤口感染，称为"外科猩红热"。

3. 人群易感性

人群普遍易感。感染后人体可产生抗菌免疫和抗毒免疫。患猩红热后，产生对红疹毒素的免疫力，且较持久。但红疹毒素有 5 种血清型，其间无交叉免疫。

4. 流行特点

全年均可发病，以冬春季较多。5～15岁为高发年龄。

五、临床表现

1. 典型表现

潜伏期通常为2～3天。典型病例起病急骤并有发热、咽峡炎，第2天出现典型的皮疹等，以上症状构成猩红热三大特征性表现。

（1）发热：多为持续性，体温可达到39℃左右，伴有头痛、全身不适、食欲不振等一般中毒症状。自然病程约1周时间。

（2）咽峡炎：表现为咽痛、吞咽痛，局部充血并覆有脓性渗出物。腭部可见出血性黏膜疹，可先于皮疹出现。

（3）皮疹：发热后第2天出现皮疹，始于耳后、颈部及上胸部，24小时内迅速蔓延到全身。典型皮疹是在弥漫性充血的皮肤上出现分布均匀、针尖大小的丘疹，称为"粟粒疹"。严重者可表现为出血性皮疹，在皮肤皱褶处，皮疹密集或因摩擦出血而呈现紫红色线状，称为"线状疹"（又称为Pastia线）。口鼻周围充血不明显，与面部充血相比之下显得发白，称为"口周苍白圈"。皮疹多于48小时达高峰，继之依出疹顺序开始消退，3天内退尽，重者可持续4周。疹退后开始皮肤脱屑，粟粒疹会出现片状脱皮。

2. "杨梅舌"

与出疹同时出现舌头肿胀。初期舌苔白色，舌乳头红肿凸起，称为"杨梅舌"。

六、辅助检查

1. 血常规检查

白细胞总数升高，多为（10～20）×10^9/L，中性粒细胞比例在80%以上。

2. 尿液检查

若发生肾脏变态反应并发症，则尿蛋白增加并出现红细胞、白细胞和管型。

3. 细菌学检查

咽拭子培养可有A组β型溶血性链球菌生长。

七、治疗

治疗目的为控制感染、消除症状，预防并发症及减少带菌。早期、足疗程的治疗A组链球菌的感染，可有效地预防风湿病及急性肾小球肾炎的发生。

1. 病原治疗

迄今为止A组链球菌对青霉素仍敏感，故青霉素为首选药物，青霉素G剂量为每天（2×10^4）～（4×10^4）U/kg，分2次肌内注射，疗程5～7天。青霉素过敏者，可选用红霉素或第一代头孢菌素治疗。

2. 并发症治疗

针对风湿病、肾小球肾炎和关节炎可进行相应的治疗。

八、护理措施

（一）隔离

按呼吸道传染病进行隔离至治疗日起不少于 7 天，或至咽拭子培养阴性。

（二）一般护理

急性期卧床休息，给予营养丰富、高维生素的流质、半流质饮食，保证足够能量。

（三）症状护理

高热者给予物理或药物降温；咽痛明显者可给予氯己定液漱口，口含溶菌酶含片；保持皮肤清洁，痒感明显时，可用炉甘石洗剂外涂，有脱皮时，教育患儿不能强行撕脱，以免引进皮肤破损感染。

（四）病情观察

主要包括体温变化、咽痛的症状、皮疹的变化，并检查尿常规，及时发现肾脏并发症。

（五）健康指导

猩红热轻症较多，多为家庭治疗，指导患儿家长足够的疗程是防止并发症的关键，尤其是病程的第 2～3 周易出现并发症，以肾小球肾炎多见，应每周检查尿常规，以便及时发现，早期治疗。

（刘　萍）

第四节　流行性乙型脑炎

一、概述

流行性乙型脑炎（Epidemic Encephalitis B，以下简称乙脑）是由乙型脑炎病毒引起，以脑实质炎症为主要病变的中枢神经系统急性传染病。临床上急起发病，有高热、意识障碍、惊厥、强直性痉挛和脑膜刺激征等，重型患儿伴有中枢性呼吸衰竭，病死率高，并往往留有神经系统后遗症。

乙脑是人畜共患的自然疫源性疾病，人感染后病毒血症期短暂，血中病毒含量低，不是主要传染源，而猪易感率高且血中病毒含量低，因此猪是本病的主要传染源。蚊虫是传播媒介。流行区的小儿为易感人群，以 2～6 岁年龄组发病率最高。我国流行季节为 7～9 月，与气温、雨量和蚊虫滋生密度高峰有关。

二、病原学

乙型脑炎病毒属虫媒病毒，被膜病毒科黄病毒属，呈球形，直径为 20～40nm，为单股 RNA 病毒，外有类脂囊膜，表面有血凝素，病毒在胞质内增殖，对温度、乙醚、酸等都很敏感，但耐低温和干燥。

三、发病机制与病理

感染乙脑病毒的蚊虫叮咬人体后，病毒先在局部组织细胞和淋巴结及血管内皮细胞内增殖，不断侵入血流，形成病毒血症。绝大多数感染者不发病，呈隐性感染。当侵入病毒量多、毒力强、机体免疫功能又不足，则病毒继续繁殖，经血行散布全身。由于病毒有嗜神经性，故能突破血脑屏障侵入中枢神经系统。

本病病变范围较广，可引起脑实质广泛病变，以大脑、中脑及丘脑的病变最重，脊髓病变最轻。其基本病变为：①血管内皮细胞损害，可见脑膜与脑实质小血管扩张、充血、出血及血栓形成，血管周围套式细胞浸润；②神经细胞变性坏死，液化溶解后形成大小不等的筛状软化灶；③局部胶质细胞增生，形成胶质小结。部分患儿脑水肿严重，颅内压升高或进一步导致脑疝。

四、临床表现

乙脑潜伏期为 10~15 天。大多数患儿呈隐性感染，仅少数出现中枢神经系统症状，表现为高热、意识障碍、惊厥等。典型病例的病程可分 4 个阶段。

1. 初期

起病急，体温急剧上升至 39~40 ℃，伴头痛、恶心和呕吐，部分患儿有嗜睡或精神倦怠，并有颈项轻度强直，病程为 1~3 天。

2. 极期

此期一般持续 7 天左右。

（1）高热：体温持续上升，多为稽留热，可达 40 ℃以上。

（2）意识障碍：为本病主要表现，从嗜睡、昏睡乃至昏迷，昏迷越深，持续时间越长，病情越严重。神志不清最早可发生在病程第 1~2 天，但多见于 3~8 天。

（3）惊厥或抽搐：是较严重的症状之一，可由于高热、脑实质炎症及脑消肿所致。惊厥可轻可重，可为局限性，也可有全身抽搐、强直性痉挛或强直性瘫痪，少数也可软瘫。频繁抽搐可导致发绀，甚至呼吸暂停。

（4）呼吸衰竭：是本病的主要死亡原因。多发生在频繁抽搐或深昏迷者。以中枢性呼吸衰竭为主，表现为呼吸节律不规则、双吸气、叹息样呼吸、呼吸暂停、潮式呼吸和下颌呼吸等，最后呼吸停止。

（5）神经系统症状和体征：常有浅反射消失或减弱，深反射如膝腱、跟腱反射等先亢进后消失，可有肢体痉挛性瘫痪。

3. 恢复期

极期过后体温逐渐下降，精神、神经系统症状逐渐好转。

4. 后遗症期

5%~20% 患儿留有后遗症，以失语、瘫痪和精神失常为最常见。

五、辅助检查

1. 血常规检查

白细胞总数一般为（10~20）×10^9/L，有时可达 40×10^9/L，中性粒细胞高达 0.8 以上。

2. 脑脊液检查

外观无色透明，压力增高，白细胞计数增加，多数为（50~500）×10^6/L，白细胞计数高低与预后无关。脑脊液中乙型脑炎病毒 IgM 抗体检测可用于早期诊断。

3. 免疫血清学检查

主要检测乙型脑炎抗体，应采集发病早期和恢复期双份血清，测得抗体效价呈 4 倍以上增高才有诊断意义。

六、治疗

目前无特效抗病毒治疗，主要是全面支持和对症治疗，良好的护理对预后有重要作用。其中，处理好"三关"，即高热、惊厥、呼吸衰竭是抢救乙脑患儿的关键。

1. 一般支持治疗

昏迷者要注意水、电解质平衡，但补液不宜过多，小儿每天 50～80 mL/kg。

2. 对症治疗

（1）高热：采用物理降温为主，药物降温为辅，同时降低室温，使体温控制在 38 ℃左右。高热伴抽搐者可使用冬眠疗法，用药过程要注意保持呼吸道通畅。

（2）惊厥或抽搐：治疗要点如下。①如脑水肿所致者以脱水为主，可用 20% 甘露醇静脉注射，同时可合用肾上腺皮质激素、呋塞米等。②如因呼吸道分泌物堵塞致脑细胞缺氧者，以吸痰、给氧为主，保持呼吸道通畅，必要时加压呼吸。③如因高热所致则以降温为主。④若因脑实质病变引起的抽搐，可使用镇静剂。首选地西泮，小儿每次 0.1～0.3 mg/kg（每次用量≤10 mg），或者水合氯醛鼻饲或灌肠。

（3）呼吸衰竭：首先必须保持呼吸道通畅，可吸引分泌物，采取体位引流，翻身拍背，雾化吸入。如经上述处理后缺氧仍不能改善，无咳嗽及吞咽反射，则应作气管插管。中枢性呼吸衰竭可使用呼吸兴奋剂，如自主呼吸停止，则立即使用机械辅助通气。

3. 其他治疗

有继发性感染时，可按病情使用抗菌药物。早期应用干扰素、利巴韦林治疗乙脑有一定的疗效。肾上腺皮质激素可以减轻炎症反应，保护血脑屏障，减轻脑水肿，使用时注意不良反应。

4. 恢复期及后遗症期的治疗

恢复期患儿应加强护理，注意营养，防止压疮及继发感染，并给予中西医结合治疗。

七、护理措施

精心、细致、有效的护理对提高治愈率、降低病死率、防止后遗症的发生具有重要的作用。

（一）一般护理

应严格卧床休息；注意口腔清洁，定时翻身、拍背、吸痰以防止继发肺部感染，保持皮肤清洁，防止压疮发生。

（二）饮食护理

初期和极期应给予清淡流质饮食，昏迷及有吞咽困难者给予鼻饲或静脉营养，并注意水、电解质平衡。恢复期应逐步增加有营养、高能量饮食。

（三）病情观察

观察重点如下。

（1）生命体征中尤应注意观察体温变化，每 1～2 小时测体温 1 次，观察呼吸速率、节律，以判断有无呼吸衰竭。

（2）观察意识状态：注意意识障碍是否有加重。

（3）观察有无脑疝先兆，重点观察瞳孔大小、形状、两侧是否对称、对光反射等。

（4）准确记录出入量。

（5）观察有无并发症表现，如有无肺部感染及压疮。

（四）对症护理

1. 高热

常采用综合措施控制体温，如物理降温、药物降温、降低室温等同时进行，特别注意降低头部的温度，可用冰帽、冰袋等，使用时注意防止局部发生冻疮或坏死，有条件可使用控温毯进行降温处理。

2. 惊厥或抽搐

争取早期发现先兆、及时处理。惊厥先兆为烦躁、眼球上翻、口角抽动、肢体紧张等。分析原因，针对引起惊厥的不同原因分别进行处理。①脱水治疗时，脱水剂应在 30 分钟内注入，观察脱水效果，记录出入液量。使用甘露醇时防止静脉外渗。②抗惊厥药物应用时注意给药途径、作用时间及不良反应，特别注意药物对呼吸的抑制。③呼吸道阻塞者给以吸痰、吸氧，改善脑组织缺氧。④惊厥或抽搐发作时应加强安全防范，防止窒息或外伤。

3. 呼吸衰竭

保持呼吸道通畅，及时、有效吸痰是解除呼吸道梗阻的有效措施，并加强翻身、拍背，必要时辅以雾化吸入以利于痰液排出。同时保证氧气供给，经以上处理仍不能解决缺氧症状，应准备气管切开或气管插管及机械通气。

4. 意识障碍

（1）病情观察：密切观察生命体征；昏迷程度的变化；瞳孔大小、形状、对光反射；神经系统体征；准确记录出入量。

（2）体位：取头高脚低位，呈 15°~30°，头偏向一侧。

（3）保持呼吸道通畅，防止舌后坠。

（4）持续吸氧。

（5）维持水、电解质平衡及营养需要：昏迷早期给予禁食，按医嘱静脉输液，昏迷时间较长者给予鼻饲。

（6）预防并发症的发生，防止压疮及肺部炎症，做好皮肤、口腔、眼部及泌尿系统的护理。

（7）有肢体瘫痪者，应将肢体置于功能位，并进行肢体按摩和被动运动，防止肌肉挛缩及功能障碍。

（五）恢复期及后遗症期的护理

注意加强营养、防止继发感染；观察患儿各种生理功能、运动功能的恢复情况；有精神、神经后遗症者可进行中西医结合治疗。护士给予积极、耐心的护理，从生活上给予关心、照顾，并鼓励指导患儿及其家长如何进行功能锻炼，帮助其尽快恢复。

（六）心理护理

根据不同年龄特点对患儿进行不同方式的交流，对其听觉、视觉及皮肤触觉给予良性刺激，及时向患儿家长介绍患儿病情及主要处理措施，取得家长配合，指导家长积极参与患儿的康复护理。

（郭艳华）

第五节　流行性脑脊髓膜炎

一、概述

流行性脑脊髓膜炎简称流脑。是由脑膜炎双球菌引起的化脓性脑膜炎。临床表现为突发高热、剧烈头痛、频繁呕吐、皮肤和黏膜瘀点瘀斑及脑膜刺激征。

二、病因

脑膜炎双球菌属奈瑟菌属，革兰染色阴性，肾形，多成对排列，或 4 个相连。该菌对营养要求较高，用血液琼脂或巧克力培养基，在 37 ℃、含 5% ~ 10% CO_2、pH7.4 环境中易生长。传代 16 ~ 18 小时细菌生长旺盛，抗原性最强。本菌含自溶酶，如不及时接种易溶解死亡。对寒冷、干燥较敏感，低于 35 ℃、加温至 50 ℃，或一般的消毒剂处理极易使其死亡。

脑膜炎双球菌主要经咳嗽、打喷嚏借飞沫经呼吸道直接传播。

三、发病机制

脑膜炎双球菌自鼻咽部侵入人体后，其发展过程取决于人体与病原菌之间的相互作用。如果人体健康且免疫力正常，则可迅速将病菌消灭或成为带菌者。如果机体缺乏特异性杀菌抗体，或者细菌的毒力强，病菌则从鼻咽部侵入血流形成菌血症或败血症，表现为皮肤、黏膜出血点。仅少数人发展为败血症，病菌可通过血脑屏障侵入脑脊髓膜，形成化脓性脑脊髓膜炎。败血症期间，细菌侵入皮肤血管内皮细胞，迅速繁殖并释放内毒素，作用于小血管和毛细血管，引起局部出血、坏死、细胞浸润及栓塞，临床上可见皮肤、黏膜瘀点。

暴发型休克型流脑的发病机制，目前认为主要是由于脑膜炎双球菌内毒素所致的急性微循环障碍。暴发型脑膜炎主要是由于脑实质微循环障碍所致。

四、临床表现

潜伏期 1 ~ 10 天，一般 2 ~ 3 天。其病情复杂多变，轻重不一，一般可表现为 3 个临床类型即普通型、暴发型和慢性败血症型。

1. 普通型

约占 90%。病程可分为上呼吸道感染期、败血症期和脑膜炎期，但由于起病急、进展快，临床常难以划分。

（1）上呼吸道感染期：大多数患儿并不产生任何症状。部分患儿有咽喉疼痛，鼻咽黏膜充血及分泌物增多。鼻咽拭子培养常可发现病原菌，但很难确诊。

（2）败血症期：患儿常无前驱症状，突起畏寒、高热、头痛、呕吐、全身乏力，肌肉酸痛，食欲不振及神志淡漠等毒血症症状。幼儿则有哭啼吵闹、烦躁不安、皮肤感觉过敏及惊厥等。少数患儿有关节痛或关节炎，脾肿大常见。70% 左右的患儿皮肤黏膜可见瘀点或瘀斑。病情严重者瘀点、瘀斑可迅速扩大，且因血栓形成发生大片坏死。约 10% 的患儿常在病初几日在唇周及其他部位出现单纯疱疹。

（3）脑膜炎期：大多数败血症患儿于24小时左右出现脑膜刺激征，此期持续高热，头痛剧烈，呕吐频繁，皮肤感觉过敏，怕光，狂躁及惊厥、昏迷。血压可增高而脉搏减慢。脑膜的炎症刺激，表现为颈后疼痛、颈项强直、角弓反张，克氏征及布氏征阳性。

婴儿发作多不典型，除高热、拒乳、烦躁及哭啼不安外，惊厥、腹泻及咳嗽较成人多见，脑膜刺激征可缺如。前囟突出，有助于诊断。但有时因呕吐频繁、失水仅见前囟下陷，造成诊断困难。

2. 暴发型

少数患儿起病急骤，病情凶险，如不及时抢救，常于24小时内甚至6小时内危及生命，此型病死率达50%，婴幼儿可达80%。

（1）暴发型败血症（休克型）：本型多见于儿童。突起高热、头痛、呕吐，精神极度萎靡。常在短期内全身出现广泛瘀点、瘀斑，且迅速融合成大片，皮下出血，或继以大片坏死。面色苍灰，唇周及指端发绀，四肢厥冷，皮肤有花纹，脉搏细速，血压下降，甚至不可测出。脑膜刺激征缺如。脑脊液大多清亮，细胞数正常或轻度增加，血培养常为阳性。

（2）暴发型脑膜脑炎：也多见于儿童。除具有严重的中毒症状外，患儿频繁惊厥，迅速陷入昏迷。枕骨大孔疝时，小脑扁桃体疝入枕骨大孔内，压迫延髓，此时患儿昏迷加深，瞳孔明显缩小或散大，或忽大忽小，瞳孔边缘也不整齐，对光反射迟钝。双侧肌张力增高或强直，上肢多内旋，下肢呈伸展性强直。呼吸不规则，或快慢深浅不匀，或暂停，或为抽泣样，或点头样呼吸，或为潮式呼吸，此类呼吸常提示呼吸有突然停止的可能。天幕裂孔疝压迫间脑及动眼神经，除有上述颅内压增高症状外，常有同侧瞳孔因动眼神经受压而扩大，对光反射消失，眼球固定或外展，对侧肢体轻瘫，进而出现呼吸衰竭。

（3）混合型：是本病最严重的一型，病死率常高达80%，兼有两种暴发型的临床表现，常同时或先后出现。

3. 慢性败血症型

本型不多见。多发生于成人，病程迁延数周或数月。反复出现寒战、高热、皮肤瘀点瘀斑。关节疼痛也多见，发热时关节疼痛加重呈游走性。也可发生脑膜炎、全心炎或肾炎。

五、辅助检查

1. 血常规检查

白细胞总数明显增加，一般在（10~30）×10^9/L以上。中性粒细胞 >80%~90%。

2. 脑脊液检查

脑脊液在病程初期仅为压力升高，外观仍清亮，稍后则浑浊似米汤样。白细胞数多 >1 000×10^6/L，以中性粒细胞增高为主。蛋白显著增高，糖含量常<400 mg/L，有时甚或为零。暴发型败血症者脑脊液往往清亮，细胞数、蛋白、糖量也无改变。

对颅内压增高的患儿，腰穿要慎重，以免引起脑疝。必要时先脱水，穿刺时不宜将针芯全部拨出，而应缓慢放出少量脑脊液做检查。做完腰穿后患儿应平卧6~8小时，不要抬头起身，以免引起头痛。

3. 细菌学检查

（1）涂片检查：包括皮肤瘀点和脑脊液沉淀涂片检查。皮肤瘀点检查时，用针尖刺破瘀点上的皮肤，挤出少量血液和组织液涂于载玻片上染色后镜检，阳性率可达50%以上。

（2）细菌培养：血培养脑膜炎双球菌的阳性率较低，应在使用抗菌药物前取血液、皮肤瘀点或脑脊液检查，标本要保温并及时送检。

4. 血清学检查

是近年来开展的流脑快速诊断方法。

（1）测定夹膜多糖抗原的免疫学试验：主要有对流免疫电泳、乳胶凝集试验、金黄色葡萄球菌A蛋白协同凝集试验、反向被动血凝试验、酶联免疫吸附试验等用以检测血液、脑脊液或尿液中的夹膜多糖抗原。一般在病程3天内可出现阳性。较细菌培养阳性率高，方法简便、快速、敏感、特异性强。

（2）测定抗体的免疫学试验：有间接血凝试验、杀菌抗体测定等，如恢复期血清效价大于急性期4倍以上，则有诊断价值。

六、治疗

1. 普通型流脑的治疗

（1）对症治疗：高热时可以药物降温与物理降温同时使用；头痛剧烈者可予镇痛或脱水剂降低颅内压；惊厥时可用10%水合氯醛灌肠，儿童60~80毫克/（千克·次），或用氯丙嗪、地西泮（安定）等镇静剂。

（2）病原治疗：原则是尽早、足量应用敏感并能透过血脑屏障的抗菌药物。

1）青霉素G：青霉素在脑脊液中的浓度为血液浓度的10%~30%，大剂量注射使脑脊液达有效杀菌浓度。青霉素G剂量儿童为每天（20×10^4）~（40×10^4）U/kg，分次静脉滴注，疗程5~7天。

2）氯霉素：对脑膜炎双球菌有很好的抗菌活性，且易透过血脑屏障，儿童每天50 mg/kg，分次静脉滴注，症状好转后可改口服或肌内注射，疗程5~7天。使用氯霉素应密切注意其不良反应，尤其对骨髓的抑制及灰婴综合征，用药过程中需定期检查白细胞。

3）头孢菌素：第三代头孢菌素活性强，易透过血脑屏障，不良反应小。适用于青霉素耐药菌株感染患儿或不能用青霉素G、氯霉素者。

4）磺胺：脑脊液中浓度高，但对败血症期患儿疗效欠佳，不良反应较大，一般用于对青霉素过敏者、轻症患儿或流行期间大范围治疗。每天50 mg/kg，分两次口服，首剂75 mg/kg，同时需口服碳酸氢钠。

2. 暴发型流脑的治疗

（1）休克型的治疗。

1）抗菌治疗：尽早使用有效抗菌药物，可用青霉素钠盐静脉滴注，用法同前。也可应用第三代头孢菌素，但不宜应用磺胺。

2）迅速纠正休克：可用解痉药物，同时补充血容量。可选用山莨菪碱每次0.3~0.5 mg/kg，重者1 mg/kg，每10~15分钟一次，直至血压上升，面色红润，四肢转暖，眼底动脉痉挛缓解后可延长至30~60分钟一次，直至停用。经上述处理后，如果休克仍未纠正，可应用血管活性药物。一般首选多巴胺等升压药物。

3）休克时常伴有酸中毒，并发高热更为严重。酸中毒可进一步加重血管内皮细胞损害，使心肌收缩力减弱及毛细胞血管扩张，使休克不易纠正。首先补充5%碳酸氢钠

5 mL/kg,然后根据血气分析结果再酌情补充。

4)强心药物:心功能不全也是休克的原因之一,加上大量快速静脉补液,更加重了心脏的负荷,可给予快速洋地黄类强心剂,如毛花苷 C 或毒毛旋花苷 K 等。

5)肾上腺皮质激素:激素可减轻毒血症,稳定细胞内溶酶体膜。氢化可的松每天 8 ~ 10 mg/kg,休克纠正后迅速减量停药。用药不得超过 3 天,早期应用效果更好。

6)抗凝治疗:当患儿皮肤瘀点、瘀斑不断增加,迅速融合成片,并有血小板明显减少时,应及早应用肝素,每次 0.5 ~ 1 mg/kg,加入 10% 葡萄糖注射液 100 mL 内静脉滴注,4 ~ 6 小时可重复一次,多数患儿应用 1 ~ 2 次即可见效停用。同时输入新鲜血液、血浆、纤维蛋白原或凝血酶原复合物,以补充被消耗的凝血因子。

(2)暴发型的治疗:抗生素的应用同暴发型休克的治疗。此外,应以减轻脑水肿、防止脑疝和呼吸衰竭为重点。

1)脱水剂的应用:20% 甘露醇每次 1 ~ 2 g/kg,可交替使用 50% 葡萄糖注射液每次 40 ~ 60 mL。以上药物按具体情况每隔 4 ~ 6 小时静脉快速滴注或静推一次,肾上腺皮质激素也可同时应用,以减轻毒血症,降低颅内压。

2)亚冬眠疗法:主要用于高热,频繁惊厥及有明显脑水肿者,以降低脑含水量和耗氧量,保护中枢神经系统。

3)呼吸衰竭的处理:注意患儿体位及时吸痰,保持呼吸道通畅。呼吸困难者尽早给予吸氧。出现脑水肿时应用脱水治疗,同时可应用呼吸兴奋剂。经治疗呼吸衰竭症状不见好转或加重者,应尽早行气管插管及应用人工呼吸。

七、护理措施

(一)一般护理

执行呼吸道隔离。患儿卧床休息,病室内保持空气流通、舒适、安静。应给予高能量、高蛋白、高维生素、易消化的流质或半流质饮食,维持水、电解质平衡。

(二)病情观察

流脑起病急骤,在住院 24 小时内有从普通型转为暴发型、病情恶化的可能,故需密切观察病情变化。主要观察以下项目。

(1)生命体征,以早期发现循环衰竭及呼吸衰竭。

(2)意识障碍是否加重。

(3)皮疹及瘀斑是否有增加或融合。

(4)面色变化。

(5)瞳孔大小、形态变化。

(6)抽搐先兆及表现。

(7)记录出入量。

(三)对症护理

1. 高热

参照"流行性乙型脑炎"高热的护理。

2. 头痛

轻症者不用处理，严重者按医嘱给予止痛或脱水治疗。

3. 呕吐

呕吐时防止误吸，取侧卧位，及时清除口鼻腔呕吐物，并更换脏污的衣物、床单，创造清洁的环境。呕吐频繁者，给予镇静剂或脱水剂，并应观察有无水、电解质平衡紊乱表现。

4. 皮疹

流脑患儿全身皮肤可出现大片瘀斑，甚至坏死，因此应加强皮肤护理。①翻身时避免拖拉，防止皮肤擦伤，并应防止尿液、粪便浸渍。高热时避免乙醇擦浴，防止皮肤破损。②皮疹发生破溃后及时处理。小面积者涂以抗生素软膏，大面积者用消毒纱布外敷，防止继发感染。③保持床单干燥、清洁、平整、松软，内衣应宽松、柔软，并勤换洗。④病室内保持整洁，定时开窗通风及空气消毒。

5. 惊厥、意识障碍

参照"流行性乙型脑炎"的护理。

（四）药物应用的护理

（1）青霉素为治疗本病的常用药物，应注意给药剂量、间隔时间、疗程及不良反应。如应用磺胺药，应注意其对肾脏的损害，需观察尿量、性状及每天检查尿常规，鼓励多饮水，以保证足够的入量，或给予碱性药物。应用氯霉素应观察皮疹、胃肠道反应及定期查血常规。

（2）脱水剂应按规定时间输入，每次甘露醇需在 30 分钟内注射完毕。准确记录出入量，并观察患儿头痛缓解的情况。

（3）暴发型流脑患儿并发凝血功能异常时常用肝素进行抗凝治疗。应注意用法、剂量、间隔时间，并注意观察有无过敏反应及有无自发性出血，如发现皮肤、黏膜出血，注射部位渗血，血尿，便血等情况时，应立即报告医生。

（五）心理护理

流脑患儿病情危重，病死率高，要做好患儿家长的心理安慰，多巡视，密切观察病情变化，工作细心，处理紧急情况时迅速、镇静，给陪护家长抗病的信心。同时要告之病情，取得家长的理解与配合。

（六）健康教育

流脑流行期间进行预防知识教育，介绍流脑流行过程、传播途径、预防措施。在冬春季节，如出现高热、抽搐、意识障碍及皮肤瘀点者，应及早至医院诊治。

（郭艳华）

第六节　手足口病

一、概述

手足口病是由多种肠道病毒引起的传染病，多发生于 5 岁以下儿童，以发热和手、足、臀、口腔等部位的疱疹为主要特征，少数患儿可引起心肌炎、肺水肿、无菌性脑膜脑炎等并发症。个别重症患儿如果病情发展快，可导致死亡。

二、病原学

引发手足口病的肠道病毒有 20 多种（型），柯萨奇病毒 A 组的 16、4、5、9、10 型，B 组的 2、5 型，以及肠道病毒 71 型均为手足口病较常见的病原体，其中以柯萨奇病毒 A16 型和肠道病毒 71 型（EV71）最为常见。

肠道病毒 71 型是最晚发现的新型肠道病毒，是一种耐热、耐酸的小 RNA 病毒，适合在温热的环境下生存和传播，对乙醚、去氯胆酸盐不敏感，75% 乙醇和来苏儿不能将其灭活，但对紫外线和干燥敏感。各种氧化剂、甲醛、碘酒都能灭活病毒。

三、发病机制与病理

手足口病的发病机制还不完全清楚。口腔溃疡性损伤和皮肤斑丘疹为手足口病的特征性病变。光镜下斑丘疹可见表皮内水疱，水疱内有中性粒细胞和嗜酸性粒细胞碎片，水疱周围上皮有细胞间和细胞内水肿，水疱下真皮有多种白细胞的混合型浸润。电镜下可见上皮细胞内有嗜酸性包涵体。

脑膜脑炎表现为淋巴细胞性软脑膜炎，脑灰质和白质血管周围淋巴细胞、浆细胞浸润，局灶性出血和局灶性神经细胞坏死及胶质反应性增生；心肌炎表现为局灶性心肌细胞坏死，偶见间质淋巴细胞和浆细胞浸润；肺炎表现为弥漫性间质淋巴细胞浸润、肺泡损伤、肺泡内出血和透明膜形成，可见肺细胞脱落和增生，有片状肺不张。

四、临床表现

手足口病潜伏期为 2 ~ 5 天。

1. 一般表现

急性起病，表现为发热、流涕、食欲减退、口腔疼痛等，口腔黏膜出现小疱疹，疼痛明显，疱疹破溃后形成溃疡；在口腔病变的同时，手掌或脚掌部出现斑丘疹、疱疹，疱疹周围有炎性红晕，疱内液体较少，臀部或膝盖偶可受累，疹子"四不像"，即不像蚊虫咬、不像药物疹、不像口唇牙龈疱疹、不像水痘；以及无疼痛、无痒感，不结痂、不留痕迹。本病大多数为良性过程，多自愈，但可复发，有时伴有无菌性脑膜炎、心肌炎等。

2. 重症表现

少数患儿（尤其 3 岁内）可出现脑膜炎、脑脊髓炎、脑炎、肺水肿、循环衰竭等。

（1）神经系统：临床表现变化多样，病情轻重不一，一般表现为肌阵挛、呕吐、共济失调、意向性震颤、眼球震颤及情感淡漠等；体格检查可见脑膜刺激征、腱反射减弱或消失；危重病例可表现频繁抽搐、昏迷、脑水肿、脑疝；头颅 MRI 及脑电图检查有助于明确疾病的严重性。

（2）呼吸系统：呼吸浅促、困难，呼吸节律改变，口唇发绀，口吐白色、粉红色或血性泡沫液（痰），肺部可闻及痰鸣音或湿啰音。

（3）循环系统：面色苍白，心率加快或缓慢，脉搏浅促、减弱，甚至消失，血压早期升高或下降，四肢末梢湿冷、发绀。

五、辅助检查

1. 血常规检查

白细胞正常或有升高，重症病例白细胞计数可明显升高。

2. 病原学检查

咽拭子、粪便、脑脊液或疱疹液，特异性 EV71 核酸阳性或分离到 EV71 病毒。

3. 血清抗体检查

患儿血清中特异性 IgM 抗体阳性，或急性期与恢复期血清 IgG 抗体有 4 倍以上的增高具有诊断意义。

4. 其他

X 线胸片、磁共振、脑电图、心电图检查，有助于发现并发症。

六、治疗

本病如无并发症，预后一般良好，多在 1 周内痊愈。治疗多为对症治疗。

1. 手足口病/疱疹性咽峡炎阶段

（1）一般治疗：注意隔离，避免交叉感染，适当休息，清淡饮食。做好口腔护理和皮肤护理。

（2）对症治疗：发热、呕吐、腹泻等给予相应的处理。

2. 神经系统受累阶段

该阶段患儿出现神经系统症状和体征，如头痛、呕吐、精神差、易激惹、嗜睡、肢体无力、肌阵挛、抽搐或急性弛缓性麻痹等。

（1）控制颅内压升高：限制液体入量，给予甘露醇 0.5~1 g/kg，30 分钟内静脉注射，根据病情调整用药间隔时间和剂量。必要时加用呋塞米。

（2）静脉注射丙种球蛋白：总量为 2 g/kg，分 2~5 天给予。

（3）酌情应用糖皮质激素：甲泼尼龙 1~2 mg/(kg·d)，地塞米松 0.2~0.5 mg/(kg·d)，分 1~2 次给予。

（4）其他对症治疗：如降温、镇静、止惊（如地西泮、苯巴比妥、水合氯醛等），密切观察病情变化，防止严重并发症。

3. 心肺衰竭阶段

在原发病基础上突然出现呼吸急促，面色苍白，发绀，出冷汗，心率加快，吐白色或粉红色血性泡沫痰，肺部啰音增多，血压明显异常，频繁肌痉挛、惊厥和意识障碍加重等，以及高血糖，低氧血症，X 线胸片明显异常或出现肺水肿表现。

（1）保持呼吸道通畅，吸氧。

（2）确保两条静脉通道，监测呼吸、心率、血压和血氧饱和度。

（3）呼吸功能障碍时，及时气管插管，使用正压机械通气。

（4）在维持血压稳定的情况下，限制液体的入量。

（5）各种药物应用：如降颅内压药物、糖皮质激素、注射用免疫球蛋白、血管活性药物、强心利尿药物、保护胃黏膜药物、镇静药物、有效的抗生素等。

七、护理措施

（一）病情监测

监测内容包括：生命体征和神志变化，尤其呼吸、心率、血压的变化；严格记录出入量及性质，包括呕吐物及排泄物的颜色、性质、次数等。

（二）液体治疗的护理

遵医嘱进行补液治疗，迅速建立静脉通道，患儿每天所需液体匀速输入，控制输液总量及速度，可使用微量输液泵，同时观察输液效果及并发症。补液过程中应仔细观察患儿症状和体征，如血压、皮肤弹性、尿量等。

（三）生活护理

严格卧床休息，减少体力消耗；做好口腔及皮肤护理，口腔溃疡导致进食困难者，饭前可涂盐酸丁卡因缓解疼痛，手、足皮疹保持清洁，防止患儿抓破；环境清洁舒适、注意病室通风；及时采集各种标本，严格消毒隔离，尤其强调患儿家长手的清洁卫生。

（四）抗休克和肺水肿的急救配合

（1）病情监测：给予持续心电、血压及血氧饱和度监测，发现异常及时告之医生，并配合抢救。

（2）患儿绝对卧床休息，去枕平卧，头偏向一侧，防止呕吐物吸入。末梢循环差的患儿在降温的同时注意四肢的保暖。应配备专人监护。

（3）及时、正确使用各种抢救药物，观察药物疗效及不良反应。

（4）肺水肿的护理。①改善通气，维护呼吸功能。使用呼吸机时为保证呼气末正压，尽量减少吸痰次数，避免断开呼吸机接口吸痰，以免加重肺水肿和肺出血，必要时使用密闭式吸痰方法，吸痰前后给予高浓度氧吸入。②做好基础护理。患儿抬高床头 $15° \sim 30°$，以利于静脉回流，减轻肺水肿；保持病室内安静，保证患儿充足的睡眠；保证患儿营养的供给，补充水分和电解质，昏迷者予以鼻饲；加强翻身拍背，防止各种因卧床引起的并发症。③高热者及时给予物理降温，尤其是头部降温，如使用患儿冰帽、冰毯，有效控制高热，降低脑细胞代谢和耗氧量，有助于防止和减轻脑水肿。④注意消毒隔离，防止交叉感染；呼吸机使用过程中严格无菌操作，并根据痰培养及药敏试验结果，选择有效的抗生素控制肺部感染。

（五）健康指导

手足口病大多预后良好，但也有少数患儿病情发展快，重者可引起死亡。在手足口病流行期间，如有发热，手、足、臀部皮疹，口腔疱疹溃疡应及时到医院就诊。同时指导患儿及其家长养成勤洗手、正确洗手习惯，防止病从口入。幼托机构做好每天晨检，教育婴幼儿少去公共场所。

（张春荣）

第三章

呼吸内科疾病护理

第一节 肺血栓栓塞症

肺栓塞（PE）是以各种栓子阻塞肺动脉系统为发病原因的一组疾病或临床综合征的总称，常见的栓子为血栓，少数为脂肪、羊水、空气等。肺血栓栓塞症（PTE）为来自静脉系统或右心的血栓阻塞肺动脉或其分支所致的疾病，主要临床特征为肺循环和呼吸功能障碍。PTE 为 PE 最常见的类型，通常所称的 PE 即指 PTE。

引起 PTE 的血栓主要来源于深静脉血栓形成（DVT）。DVT 与 PTE 实质上为一种疾病过程在不同部位、不同阶段的表现，两者合称为静脉血栓栓塞症（VTE）。

国外 PTE 发病率较高，病死率也高，未经治疗的 PTE 的病死率为 25% ~ 30%，大面积 PTE 1 小时内死亡率高达 95%，是仅次于肿瘤和心血管病，威胁人类生命的第三大杀手。PTE-DVT 发病和临床表现隐匿、复杂，对 PTE-DVT 的漏诊率和误诊率普遍较高。虽然我国目前尚无准确的流行病学资料，但随着诊断意识和检查技术的提高，诊断例数已有显著增加。

一、病因与发病机制

1. 深静脉血栓形成引起肺栓塞

引起 PTE 的血栓可以来源于下腔静脉径路、上腔静脉径路或右心腔，其中大部分来源于下肢近端的深静脉，即腘静脉、股静脉、髂静脉。腓静脉血栓一般较细小，即使脱落也较少引起 PTE。只有当血栓发展到近端血管并脱落后，才易引起肺栓塞。任何可以导致静脉血液淤滞、静脉系统内皮损伤和血液高凝状态的因素均可引起深静脉血栓形成。深静脉血栓形成的高危因素如下。

（1）获得性高危因素：高龄，肥胖，大于 4 天的长期卧床、制动，心脏疾病，如房颤并发心衰、动脉硬化等，手术，特别是膝关节、髋关节、恶性肿瘤手术，妊娠和分娩。

（2）遗传性高危因素：凝血因子 V 因子突变引起的蛋白 C 缺乏、蛋白 S 缺乏和抗凝血酶缺乏等造成血液的高凝状态。患者年龄一般在 40 岁以下，常以无明显诱因反复发生 DVT 和 PTE 为主要临床表现。

2. 非深静脉血栓形成引起肺栓塞

全身静脉血回流至肺，故肺血管床极易暴露于各种阻塞和有害因素中，除上述深静脉血栓形成外，其他栓子也可引起肺栓塞，包括：脂肪栓塞，如下肢长骨骨折、羊水栓塞、空气栓塞、寄生虫栓塞、感染病灶、肿瘤的癌栓、毒品引起血管炎或继发血栓形成。

二、病理生理

肺动脉的血栓栓塞既可以是单一部位的，也可以是多部位的。病理检查发现多部位或双侧性的血栓栓塞更为常见。一般认为栓塞更易发生于右侧肺和下叶肺。发生栓塞后有可能在栓塞局部继发血栓形成，参与发病过程。PTE所致病情的严重程度取决于栓子的性质及受累血管的大小和肺血管床阻塞的范围；栓子阻塞肺血管后释放的5-羟色胺、组胺等介质引起的反应及患者原来的心肺功能状态。栓塞部位的肺血流减少，肺泡无效腔量增大，故PTE对呼吸的即刻影响是通气/血流比值增大。右心房压升高可引起功能性闭合的卵圆孔开放，产生心内右向左分流；神经体液因素可引起支气管痉挛；毛细血管通透性增高，间质和肺泡内液体增多或出血；栓塞部位肺泡表面活性物质分泌减少，肺泡萎陷，呼吸面积减小；肺顺应性下降，肺体积缩小并可出现肺不张；如累及胸膜，则可出现胸腔积液。以上因素导致通气/血流比例失调，出现低氧血症。

急性PTE造成肺动脉较广泛阻塞时，可引起肺动脉高压，出现急性肺源性心脏病，致右心功能不全，回心血量减少，静脉系统瘀血；右心扩大致室间隔左移，使左心室功能受损，导致心排出量下降，进而可引起体循环低血压或休克；主动脉内低血压和右心房压升高，使冠状动脉灌注压下降，心肌血流减少，特别是心室内膜下心肌处于低灌注状态，加之PTE时心肌耗氧增加，可致心肌缺血，诱发心绞痛。

肺动脉发生栓塞后，若其支配区的肺组织因血流受阻或中断而发生坏死，称为肺梗死（PI）。由于肺组织接受肺动脉、支气管动脉和肺泡内气体弥散等多重氧供，PTE中仅约不足15%发生PI。

若急性PTE后肺动脉内血栓未完全溶解，或反复发生PTE，则可能形成慢性血栓栓塞性肺动脉高压，继而出现慢性肺源性心脏病，右心代偿性肥厚和右心衰竭。

三、临床表现

（一）PTE表现

1. 症状

（1）不明原因的呼吸困难及气促，尤以活动后明显，为PTE最多见的症状。

（2）胸痛：包括胸膜炎性胸痛或心绞痛样疼痛。

（3）晕厥：可为PTE的唯一或首发症状。

（4）烦躁不安、惊恐甚至濒死感。

（5）咯血：常为小量咯血，大咯血少见。

（6）咳嗽、心悸等。

各病例可出现以上症状的不同组合，具有多样性和非特异性。临床上若同时出现呼吸困难、胸痛及咯血，称为PTE"三联征"，但仅见于约20%的患者。大面积肺栓塞时可发生休克甚至猝死。

2. 体征

（1）呼吸系统：呼吸急促最常见，发绀，肺部有时可闻及哮鸣音和（或）细湿啰音，肺野偶可闻及血管杂音；并发肺不张和胸腔积液时出现相应的体征。

（2）循环系统：心率快，肺动脉瓣区第二心音亢进及收缩期杂音；三尖瓣反流性杂音；心包摩擦音或胸膜心包摩擦音；可有右心衰体征如颈静脉充盈、搏动，肝肿大伴压痛，肝颈反流征（＋）等。血压变化，严重时可出现血压下降甚至休克。

（3）其他：可伴发热，多为低热，少数患者有 38 ℃以上的发热。

（二）DVT 表现

主要表现为患肢肿胀、周径增粗、疼痛或压痛、皮肤色素沉着，行走后患肢易疲劳或肿胀加重。但需注意，半数以上的下肢 DVT 患者无自觉症状和明显体征。应测量双侧下肢的周径来评价其差别。进行大、小腿周径的测量点分别为髌骨上缘以上 15 cm 处，髌骨下缘以下 10 cm 处，双侧相差 >1 cm 即考虑有临床意义。

最有意义的体征是反映右心负荷增加的颈静脉充盈、搏动及 DVT 所致的肿胀、压痛、僵硬、色素沉着及浅静脉曲张等，一侧大腿或小腿周径较对侧大 1 cm 即有诊断价值。

四、治疗

（一）急救措施

1. 一般处理

对高度疑诊或确诊 PTE 的患者，应进行重症监护，绝对卧床 1～2 周。剧烈胸痛者给予适当镇静、止痛对症治疗。

2. 呼吸循环支持，防治休克

（1）氧疗：采用经鼻导管或面罩吸氧，必要时气管插管机械通气，以纠正低氧血症。避免做气管切开，以免溶栓或抗凝治疗引发局部大出血。

（2）循环支持：对于出现右心功能不全但血压正常者，可使用多巴酚丁胺和多巴胺；若出现血压下降，可增大剂量或使用其他血管加压药物，如去甲肾上腺素等。扩容治疗会加重右室扩大，减低心排出量，不建议使用。液体负荷量控制在 500 mL 以内。

（二）溶栓治疗

溶栓指征：大面积 PTE 有明显呼吸困难、胸痛、低氧血症等。对于次大面积 PTE，若无禁忌证可考虑溶栓，但存在争议。对于血压和右心室运动功能均正常的病例，不宜溶栓。溶栓的时间窗一般定为急性肺栓塞发病或复发 14 天以内。症状出现 48 小时内溶栓获益最大，溶栓治疗开始越早，治疗效果越好。

常用的溶栓药物：尿激酶（UK）、链激酶（SK）和重组组织型纤溶酶原激活剂（rt-PA）。三者溶栓效果相仿，临床可根据条件选用。

（三）抗凝治疗

抗凝为 PTE 和 DVT 的基本治疗方法，可以有效防止血栓再形成和复发，为机体发挥自身的纤溶机制溶解血栓创造条件。抗凝药物主要有非口服抗凝剂普通肝素（UFH）、低分子肝素（LMWH）、口服抗凝剂华法林。抗血小板药物阿司匹林或氯吡格雷的抗凝作用不能满足 PTE 或 DVT 的抗凝要求，不推荐使用。

（四）其他治疗

如肺动脉血栓摘除术、肺动脉导管碎解和抽吸血栓，仅适用于经积极内科治疗无效的紧急情况或存在溶栓和抗凝治疗绝对禁忌证。为防止下肢深静脉大块血栓再次脱落阻塞肺动脉，可考虑放置下腔静脉滤器。若阻塞部位处于手术可及的肺动脉近端，可考虑行肺动脉血栓内膜剥脱术。

五、护理措施

（一）一般护理

安置患者于监护室，监测呼吸、心率、血压、静脉压、心电图及动脉血气的变化。患者应绝对卧床休息。避免大幅度的动作及用手按揉下肢深静脉血栓形成处，翻身时动作要轻柔，以防止血栓脱落，栓塞其他部位。做好各项基础护理，预防并发症。进食清淡、易消化的高维生素类食物。保持大便通畅，避免用力，以免促进深静脉血栓脱落。大便干燥时可酌情给予通便药或做结肠灌洗。

（二）镇静、止痛、给氧

患者胸痛剧烈时遵医嘱给予镇静、止痛药，以减轻患者的痛苦症状，缓解患者的紧张程度。保持呼吸道通畅，根据血气分析和临床情况合理给氧，改善缺氧症状。床旁备用气管插管用物及呼吸机，便于患者出现呼吸衰竭时立即进行机械通气治疗。

（三）病情观察

密切观察患者的神志、血压、呼吸、脉搏、体温、尿量和皮肤色泽等，注意有无胸痛、晕厥、咯血及休克等现象。正确留取各项标本，观察动脉血气分析和各项实验室检查结果如血小板计数、凝血酶原时间（PT）或活化部分凝血活酶时间（APTT）、血浆纤维蛋白含量、3P试验等。

（四）心理护理

PTE患者多有紧张、焦虑、悲观的情绪，应减少不必要的刺激，给予相应的护理措施，如护理人员守护在患者床旁，允许家属陪伴，解释病情，满足患者所需等。鼓励患者配合治疗，树立战胜疾病的信心和勇气。

（五）溶栓及抗凝护理

1. 用药前护理

（1）溶栓前宜留置外周静脉套管针，以方便溶栓中取血监测，避免反复穿刺血管。

（2）测定基础APTT、PT及血常规（含血小板计数、血红蛋白）等。

（3）评估是否存在禁忌证，如活动性出血、凝血功能障碍、未予控制的严重高血压等。必要时应配血，做好输血准备。

2. 用药期间护理

（1）注意观察出血倾向。①溶栓治疗的主要并发症为出血，包括皮肤、黏膜及脏器的出血，最严重的是颅内出血，发生率为1%～2%。在用药过程中，观察患者有无头痛、呕吐、意识障碍等情况；观察皮肤黏膜有无紫癜及穿刺点有无渗血；观察大小便的颜色，及时留取标本进行潜血检查。②肝素在使用的第1周每1～2天、第2周起每3～4天必须复查血小板计数一次，以发现肝素诱导的血小板减少症。若出现血小板迅速或持续降低达30%以上，或血小板计数<100×10⁹/L，应停用UFH。③华法林在治疗的前几周，有可能引起血

管性紫癜，导致皮肤坏死。华法林所致出血可以用维生素 K 拮抗。

（2）评估疗效：溶栓及抗凝后，根据医嘱定时采集血标本，对临床及相关辅助检查情况进行动态观察。

（六）健康教育

PTE 的预防和早期识别极为重要，应做好本病的有关预防和发病表现的宣教。老年、体弱、久病卧床的患者，应注意加强腿部的活动，经常更换体位，抬高下肢，以减轻下肢血液的淤滞，预防下肢深静脉血栓形成。长途空中旅行、久坐或久站，或孕妇妊娠期内引起的下肢和脚部浮肿、下肢静脉曲张，可采取非药物预防方法，如穿充气加压袜、使用间歇充气加压泵，以促进下肢静脉回流。已经开始抗凝药物治疗的患者应坚持长期应用抗凝药物并告诉患者注意观察出血倾向。当出现不明原因的气急、胸痛、咯血等表现时，应及时到医院诊治。

（黄小贤）

第二节 慢性阻塞性肺疾病

慢性阻塞性肺疾病（COPD）是一组以气流受限为特征的肺部疾病，气流受限不完全可逆，呈进行性发展。COPD 是一种慢性气道阻塞性疾病的统称，主要指具有不可逆性气道阻塞的慢性支气管炎和肺气肿两种疾病。患者在急性发作期过后，临床症状虽有所缓解，但其肺功能仍在继续恶化，并且由于自身防御和免疫功能的降低以及外界各种有害因素的影响，经常反复发作，而逐渐产生各种心肺并发症。

COPD 是呼吸系统疾病中的常见病和多发病，患病率和病死率均居高不下。因肺功能进行性减退，严重影响患者的劳动力和生活质量，给家庭和社会造成巨大的负担，根据世界银行/世界卫生组织的研究，至 2020 年 COPD 将位居世界疾病经济负担的第 5 位。

一、病因与发病机制

COPD 确切的病因不清楚，但认为与肺部对香烟烟雾等有害气体或有害颗粒的异常炎症反应有关。这些反应存在个体易感因素和环境因素的互相作用。

1. 吸烟

吸烟为重要的发病因素，吸烟者慢性支气管炎的患病率比不吸烟者高 2～8 倍，烟龄越长，吸烟量越大，COPD 患病率越高。烟草中含焦油、尼古丁和氢氰酸等化学物质，可损伤气道上皮细胞和纤毛运动，促使支气管黏液腺和杯状细胞增生肥大，黏液分泌增多，气道净化能力下降。还可使氧自由基产生增多，诱导中性粒细胞释放蛋白酶，破坏肺弹力纤维，诱发肺气肿形成。

2. 职业粉尘和化学物质

接触职业粉尘及化学物质，如烟雾、变应原、工业废气及室内空气污染等，浓度过高或时间过长时，均可能产生与吸烟类似的 COPD。

3. 空气污染

大气中的有害气体如二氧化硫、二氧化氮、氯气等可损伤气道黏膜上皮，使纤毛清除功能下降，黏液分泌增加，为细菌感染增加条件。

4. 感染因素

感染也是 COPD 发生发展的重要因素之一。病毒感染以流感病毒、鼻病毒、腺病毒和呼吸道合胞病毒为常见。细菌感染常继发于病毒感染，常见病原体为肺炎链球菌、流感嗜血杆菌、卡他莫拉菌和葡萄球菌等。这些感染因素造成气管、支气管黏膜的损伤和慢性炎症。

5. 蛋白酶-抗蛋白酶失衡

蛋白水解酶对组织有损伤、破坏作用；抗蛋白酶对弹性蛋白酶等多种蛋白酶具有抑制功能，其中 α 抗胰蛋白酶是活性最强的一种。蛋白酶增多或抗蛋白酶不足均可导致组织结构破坏并产生肺气肿。吸入有害气体、有害物质可以导致蛋白酶产生增多或活性增强，而抗蛋白酶产生减少或灭活加快；同时氧化应激、吸烟等危险因素也可以降低抗蛋白酶的活性。先天性 α 抗胰蛋白酶缺乏，多见于北欧血统的个体，我国尚未见正式报道。

6. 氧化应激

有许多研究表明 COPD 患者的氧化应激增加。氧化物主要有超氧阴离子（具有很强的氧化性和还原性，过量生成可致组织损伤，在体内主要通过超氧歧化酶清除）、羟根（OH^-）、次氯酸（HCL^-）和一氧化氮（NO）等。氧化物可直接作用并破坏许多生化大分子如蛋白质、脂质和核酸等，导致细胞功能障碍或细胞死亡，还可以破坏细胞外基质；引起蛋白酶 – 抗蛋白酶失衡；促进炎症反应，如激活转录因子，参与多种炎症因子的转录，如 IL-8、TNF-α、NO 诱导合成酶和环氧化物诱导酶等。

7. 炎症

气道、肺实质及肺血管的慢性炎症是 COPD 的特征性改变，中性粒细胞、巨噬细胞、T 淋巴细胞等炎症细胞均参与 COPD 发病过程。中性粒细胞的活化和聚集是 COPD 炎症过程的一个重要环节，通过释放中性粒细胞弹性蛋白酶、中性粒细胞组织蛋白酶 G、中性粒细胞蛋白酶 3 和基质金属蛋白酶引起慢性黏液高分泌状态并破坏肺实质。

8. 其他

如自主神经功能失调、营养不良、气温变化等都有可能参与 COPD 的发生、发展。

二、临床表现

（一）症状

起病缓慢、病程较长。主要症状如下。

1. 慢性咳嗽

咳嗽时间持续在 3 周以上，随病程发展可终身不愈。晨间咳嗽明显，夜间有阵咳或排痰。

2. 咳痰

一般为白色黏液性或浆液性泡沫性痰，偶可带血丝，清晨排痰较多。急性发作期痰量增多，可有脓性痰。

3. 气短或呼吸困难

早期在劳动时出现，后逐渐加重，以致在日常活动甚至休息时也感到气短，是 COPD 的标志性症状。

4. 喘息和胸闷

部分患者特别是重度患者或急性加重时支气管痉挛而出现喘息。

5. 其他

晚期患者有体重下降，食欲减退等。

（二）体征

早期体征可无异常，随疾病进展出现以下体征。

1. 视诊

胸廓前后径增大，肋间隙增宽，剑突下胸骨下角增宽，称为桶状胸。部分患者呼吸变浅、频率增快，严重者可有缩唇呼吸等。

2. 触诊

双侧语颤减弱。

3. 叩诊

肺部过清音，心浊音界缩小，肺下界和肝浊音界下降。

4. 听诊

两肺呼吸音减弱，呼气延长，部分患者可闻及湿性啰音和（或）干性啰音。

（三）并发症

1. 慢性呼吸衰竭

常在 COPD 急性加重时发生，其症状明显加重，发生低氧血症和（或）高碳酸血症，可有缺氧和二氧化碳潴留的临床表现。

2. 自发性气胸

如有突然加重的呼吸困难，并伴有明显的发绀，患侧肺部叩诊为鼓音，听诊呼吸音减弱或消失，应考虑并发自发性气胸，通过 X 线检查可以确诊。

3. 慢性肺源性心脏病

由于 COPD 肺病变引起肺血管床减少及缺氧致肺动脉痉挛、血管重塑，导致肺动脉高压、右心室肥厚扩大，最终发生右心功能不全。

三、辅助检查

1. 肺功能检查

这是判断气流受限的主要客观指标，对 COPD 诊断、严重程度评价、疾病进展、预后及治疗反应等有重要意义。吸入支气管舒张药后第一秒用力呼气容积占用力肺活量百分比（FEV_1/FVC）＜70%及 FEV_1＜80%预计值者，可确定为不能完全可逆的气流受限。肺总量（TLC）、功能残气量（FRC）和残气量（RV）增高，肺活量（VC）减低，表明肺过度充气，有参考价值。由于 TLC 增加不及 RV 增高程度明显，故 RV/TLC 增高大于40%有临床意义。

2. 胸部影像学检查

X 线胸片改变对 COPD 诊断特异性不高，早期可无变化，以后可出现肺纹理增粗、紊乱等非特异性改变，也可出现肺气肿改变。高分辨率胸部 CT 检查对有疑问病例的鉴别诊断有一定意义。

3. 血气检查

对确定发生低氧血症、高碳酸血症、酸碱平衡失调以及判断呼吸衰竭的类型有重要价值。

4. 其他检查

COPD 并发细菌感染时，外周血白细胞增高，核左移。痰培养可能查出病原菌，常见病原菌为肺炎链球菌、流感嗜血杆菌、卡他莫拉菌、肺炎克雷伯杆菌等。

四、诊断

1. 诊断依据

主要根据吸烟等高危因素史、临床症状、体征及肺功能检查等综合分析确定诊断。不完全可逆的气流受限是 COPD 诊断的必备条件。

2. 临床分级

根据 FEV_1/FVC、$FEV_1\%$ 预计值和症状可对 COPD 的严重程度做出分级（表 3-1）。

表 3-1　COPD 的临床严重程度分级

分级	临床特征
Ⅰ级（轻度）	$FEV_1/FVC < 70\%$
	$FEV_1 \geqslant 80\%$ 预计值
	伴或不伴有慢性症状（咳嗽，咳痰）
Ⅱ级（中度）	$FEV_1/FVC < 70\%$
	$50\% \leqslant FEV_1 < 80\%$ 预计值
	常伴有慢性症状（咳嗽，咳痰，活动后呼吸困难）
Ⅲ级（重度）	$FEV_1/FVC < 70\%$
	$30\% \leqslant FEV_1 < 50\%$ 预计值
	多伴有慢性症状（咳嗽，咳痰，呼吸困难），反复出现急性加重
Ⅳ级（极重度）	$FEV_1/FVC < 70\%$
	$FEV_1 < 30\%$ 预计值或 $FEV_1 < 50\%$ 预计值
	伴慢性呼吸衰竭，可并发肺心病及右心功能不全或衰竭

3. 病程分期

（1）急性加重期：指在慢性阻塞性肺疾病过程中，短期内咳嗽、咳痰、气短和（或）喘息加重，痰量增多，呈脓性或黏液脓性，可伴发热等症状。

（2）稳定期：指患者咳嗽、咳痰、气短等症状稳定或症状较轻。

五、治疗

（一）稳定期治疗

1. 去除病因

教育和劝导患者戒烟；因职业或环境粉尘、刺激性气体所致者，应脱离污染环境。接种流感疫苗和肺炎疫苗可预防流感和呼吸道细菌感染，避免它们引发的急性加重。

2. 药物治疗

主要是支气管舒张药，如 β_2 肾上腺素受体激动剂、抗胆碱能药、茶碱类和祛痰药、糖皮质激素，以平喘、祛痰，改善呼吸困难症状，促进痰液排泄。某些中药具有调理机体状况的作用，可予以辨证施治。

3. 非药物治疗

（1）长期家庭氧疗（LTOT）：长期氧疗对 COPD 并发慢性呼吸衰竭患者的血流动力学、呼吸生理、运动耐力和精神状态产生有益影响，可改善患者生活质量，提高生存率。

1）氧疗指征（具有以下任何一项）。①静息时，$PaO_2 \leqslant 55$ mmHg 或 $SaO_2 < 88\%$，有或无高碳酸血症。②$56$ mmHg $\leqslant PaO_2 < 60$ mmHg，$SaO_2 < 89\%$ 伴下述之一：继发红细胞增多（血细胞比容 $>55\%$）；肺动脉高压（平均肺动脉压 $\geqslant 25$ mmHg）；右心功能不全导致水肿。

2）氧疗方法。一般采用鼻导管吸氧，氧流量为 $1.0 \sim 2.0$ L/min，吸氧时间 >15 小时/天，使患者在静息状态下，达到 $PaO_2 \geqslant 60$ mmHg 和（或）使 SaO_2 升至 90% 以上。

（2）康复治疗：康复治疗适用于中度以上 COPD 患者。其中呼吸生理治疗包括正确咳嗽、排痰方法和缩唇呼吸等；肌肉训练包括全身性运动及呼吸肌锻炼，如步行、踏车、腹式呼吸锻炼等；科学的营养支持与加强健康教育亦为康复治疗的重要方面。

（二）急性加重期治疗

最多见的急性加重原因是细菌或病毒感染。根据病情严重程度决定门诊或住院治疗。治疗原则为抗感染、平喘、祛痰、低流量持续吸氧。

六、护理措施

（一）气体交换受损的护理

与呼吸道阻塞、呼吸面积减少引起通气和换气功能受损有关。

1. 休息与体位

保持病室内环境安静、舒适，温度 $20 \sim 22$ ℃，湿度 $50\% \sim 60\%$。卧床休息，协助患者生活需要以减少氧耗。明显呼吸困难者抬高床头，协助身体前倾位，以利于辅助呼吸肌参与呼吸。

2. 病情观察

监测患者的血压、呼吸、脉搏、意识状态、血氧饱和度，观察患者咳嗽、咳痰情况，痰液的量、颜色及形状，呼吸困难有无进行性加重等。

3. 有效氧疗

COPD 氧疗一般主张低流量、低浓度持续吸氧。对患者加强正确的氧疗指导，避免出现氧浓度过高或过低而影响氧疗效果。氧疗装置定期更换、清洁、消毒。急性加重期发生低氧血症者可鼻导管吸氧，或通过文丘里面罩吸氧。鼻导管给氧时，吸入的氧浓度与给氧流量有关，估算公式为吸入氧浓度（%）$= 21 + 4 \times$ 氧流量（L/min）。一般吸入氧浓度为 $28\% \sim 30\%$，应避免吸入氧浓度过高引起二氧化碳潴留。

4. 呼吸功能锻炼

在病情允许的情况下指导患者进行，以加强胸、膈呼吸肌肌力和耐力，改善呼吸功能。锻炼方法见第一章。

5. 用药护理

按医嘱给予支气管舒张气雾剂、抗生素等药物，并注意用药后的反应。应用氨茶碱后，患者在 21 日出现心率增快的症状，停用氨茶碱加用倍他乐克减慢心率治疗后好转。

（二）呼吸道的护理

（1）减少尘埃与烟雾刺激，避免诱因，注意保暖。

（2）补充水分：饮水（保持每天饮水 1.5～2 L 以上）、雾化吸入（每日 2 次，每次 20 分钟）及静脉输液，有利于痰液的稀释而便于咳出。

（3）遵医嘱用药，口服及静滴沐舒坦祛痰，静滴氨茶碱扩张支气管。

（4）注意无菌操作，加强口腔护理。

（5）定时巡视病房，加强翻身、叩背、吸痰。指导患者进行深呼吸和有效的咳嗽咳痰，定期（每 2 小时）进行数次随意的深呼吸（腹式呼吸），吸气末屏气片刻，然后进行咳嗽；嘱患者经常变换体位以利于痰液咳出，保证呼吸道的通畅，防止肺不张等并发症。

（三）焦虑的护理

（1）入院时给予热情接待，注意保持病室的整洁、安静，为患者创造一个舒适的周围环境。

（2）鼓励患者家属陪伴，给患者心理上带来慰藉和亲切感，消除患者的焦虑。

（3）随时了解患者的心理状况，多与其沟通，讲解本病有关知识及预后情况，使患者对疾病有一定的了解，说明不良情绪对病情有害无利，积极配合会取得良好的效果。

（4）加强巡视病房，在患者夜间无法入睡时适当给予镇静治疗。

（四）营养失调的护理

（1）评估营养状况并了解营养失调原因，宣传饮食治疗的意义和原则。

（2）制定适宜的饮食计划，呼吸困难可使热量和蛋白质消耗增加，因此应制定高热量、高蛋白、高维生素的饮食计划，不能进食或输注过多的糖类，以免产生大量 CO_2，加重通气负担。改善患者进食环境，鼓励患者进食。少量多餐，进软食，细嚼慢咽，避免进食易产气食物。

（3）便秘者给予高纤维素食物和水果，有心衰或水肿者应限制水钠的摄入。

（4）必要时静脉补充营养。

（五）健康教育

（1）COPD 的预防主要是避免发病的高危因素、急性加重的诱发因素以及增强机体免疫功能。戒烟是预防 COPD 的重要措施，也是最简单易行的措施，在疾病的任何阶段戒烟都有益于防止 COPD 的发生和发展。

（2）控制职业和环境污染，减少有害气体或有害颗粒的吸入，可减轻气道和肺的异常炎症反应。

（3）积极防治婴幼儿和儿童期的呼吸系统感染，可能有助于减少以后 COPD 的发生。流感疫苗、肺炎链球菌疫苗、细菌溶解物、卡介菌多糖核酸等对防止 COPD 患者反复感染可能有益。

（4）指导患者进行呼吸功能锻炼，防寒保暖，锻炼身体，增强体质，提高机体免疫力。

（5）对于有 COPD 高危因素的人群，应定期进行肺功能监测，以尽可能早期发现 COPD 并及时予以干预。

（高艳霞）

第三节　急性呼吸窘迫综合征

急性呼吸窘迫综合征（ARDS）是多种原因引起的急性呼吸衰竭。ARDS 不是独立的疾病，是多种疾病的一种严重并发症。ARDS 晚期多诱发或并发多脏器功能障碍综合征，甚至多脏器功能衰竭（MOF），病情凶险，预后恶劣，病死率高达 50%～70%。

一、病因

休克、创伤、淹溺、严重感染、吸入有毒气体、药物过量、尿毒症、糖尿病酮症酸中毒、弥散性血管内凝血、体外循环等原因均可导致 ARDS。

二、临床表现

急性呼吸窘迫综合征通常发生于原发疾病或损伤起病后 24～48 小时以内。最初的症状为气促，伴有呼吸浅快，肺部可有湿啰音或哮鸣音。患者皮肤可见花斑状或青紫。随着病情进展，出现呼吸窘迫，吸气费力，发绀，烦躁不安，动脉血氧分压（PaO_2）明显降低，二氧化碳分压（$PaCO_2$）低。如病情继续恶化，呼吸窘迫和发绀继续加重，并出现酸中毒、多器官功能衰竭（MOF）甚至死亡。凡存在可能引起 ARDS 的各种基础疾病或诱因，一旦出现呼吸改变或血气异常，均应警惕有 ARDS 发生的可能。

三、治疗

治疗原则是改善换气功能，纠正缺氧，及时去除病因，控制原发病等。ARDS 治疗的关键在于治疗原发病及其病因，包括氧疗、机械通气等呼吸支持治疗，输新鲜血，利尿维持适宜的血容量，根据病因早期应用肾上腺皮质激素，纠正酸碱和电解质平衡紊乱，营养支持及体位治疗。

四、护理措施

在救治 ARDS 过程中，精心护理是抢救成功的重要环节。护士应做到及早发现病情，迅速协助医生采取有力的抢救措施。密切观察患者生命体征，做好各项记录，准确完成各种治疗，备齐抢救器械和药品，防止机械通气和气管切开的并发症。

（一）一般护理

及早发现病情变化。ARDS 通常在疾病或严重损伤的最初 24～48 小时发生。首先出现呼吸困难，通常呼吸浅快。吸气时可存在肋间隙和胸骨上窝凹陷。皮肤可出现发绀和斑纹，吸氧不能使之改善。

护士发现上述情况要高度警惕，及时报告医生，进行动脉血气和胸部 X 线等相关检查。一旦诊断考虑 ARDS，立即积极治疗。若没有机械通气的相应措施，应尽早转至有条件的医院。患者转运过程中应有专职医生和护士陪同，并准备必要的抢救设备，氧气必不可少。若有指征行机械通气治疗，可以先行气管插管后转运。

迅速连接监测仪，密切监护心率、心律、血压等生命体征，尤其是呼吸的频率、节律、深度及血氧饱和度等。观察患者意识、发绀情况、末梢温度等。注意有无呕血、黑便等消化道出血的表现。

（二）氧疗和机械通气的护理

治疗 ARDS 最紧迫的问题在于纠正顽固性低氧，改善呼吸困难，为治疗基础疾病赢得时间。需要对患者实施氧疗甚至机械通气。

严密监测患者呼吸情况及缺氧症状。若单纯面罩吸氧不能维持满意的血氧饱和度，应予以辅助通气。首先可尝试采用经面罩持续气道正压吸氧等无创通气，但大多需要机械通气吸入氧气。遵医嘱给予高浓度氧气吸入或使用呼气末正压呼吸（PEEP），并根据动脉血气分析值的变化调节氧浓度。

使用 PEEP 时应严密观察，防止患者出现气压伤。PEEP 是在呼气终末时给予气道以一恒定正压使之不能回复到大气压的水平。可以增加肺泡内压和功能残气量改善氧合，防止呼气使肺泡萎陷，增加气体分布和交换，减少肺内分流，从而提高 PaO_2。由于 PEEP 使胸腔内压升高，静脉回流受阻，致心搏减少，血压下降，严重时可引起循环衰竭，另外正压过高，肺泡过度膨胀、破裂有导致气胸的危险。所以在监护过程中，注意 PEEP 观察有无心率增快、突然胸痛、呼吸困难加重等相关症状，发现异常立即调节 PEEP 压力并报告医生处理。

帮助患者采取有利于呼吸的体位，如端坐位或高枕卧位。

人工气道的管理有以下几方面。

（1）妥善固定气管插管，观察气道是否通畅，定时对比听诊双肺呼吸音。经口插管者要固定好牙垫，防止阻塞气道。每班检查并记录导管刻度，观察有无脱出或误入一侧主支气管。套管固定松紧适宜，以能放入一指为准。

（2）气囊充气适量：充气过少易产生漏气，充气过多可压迫气管黏膜导致气管食管瘘，可以采用最小漏气技术，用来减少并发症发生。方法：用 10 mL 注射器将气体缓慢注入，直至在喉及气管部位听不到漏气声，每次向外抽出气体 0.25～0.5 mL，至吸气压力到达峰值时出现少量漏气为止，再注入 0.25～0.5 mL 气体，此时气囊容积为最小封闭容积，气囊压力为最小封闭压力，记录注气量。观察呼吸机上气道峰压是否下降及患者能否发音说话，长期机械通气患者要观察气囊有无破损、漏气现象。

（3）保持气道通畅：严格无菌操作，按需适时吸痰。过多反复抽吸会刺激黏膜，使分泌物增加。先吸气道再吸口、鼻腔，吸痰前给予充分气道湿化、翻身叩背、吸纯氧 3 分钟，吸痰管最大外径不超过气管导管内径的 1/2，迅速插吸痰管至气管插管，感到阻力后撤回吸痰管 1～2 cm，打开负压边后退边旋转吸痰管，吸痰时间不应超过 15 秒。吸痰后密切观察痰液的颜色、性状、量及患者心率、心律、血压和血氧饱和度的变化，一旦出现心律失常和呼吸窘迫，立即停止吸痰，给予吸氧。

（4）用加温湿化器对吸入气体进行湿化，根据病情需要加入盐酸氨溴索、异丙阿托品等，每日 3 次雾化吸入。湿化满意标准为痰液稀薄、无泡沫、不附壁，能顺利吸出。

（5）呼吸机使用过程中注意电源插头要牢固，不要与其他仪器共用一个插座；机器外部要保持清洁，上端不可放置液体；开机使用期间定时倒掉管道及集水瓶内的积水，集水瓶安装要牢固；定时检查管道是否漏气、有无打折、压缩机工作是否正常。

（三）维持有效循环，维持出入量轻度负平衡

循环支持治疗的目的是恢复和提供充分的全身灌注，保证组织的灌流和氧供，促进受损

组织的恢复。在能保持酸碱平衡和肾功能前提下达到最低水平的血管内容量。

（1）护士应迅速帮助完成该治疗目标。选择大血管，建立 2 个以上的静脉通道，正确补液，改善循环血容量不足。

（2）严格记录出入量、每小时尿量。出入量管理的目标是在保证血容量、血压稳定前提下，24 小时出量大于入量 500～1 000 mL，利于肺内水肿液的消退。充分补充血容量后，护士遵医嘱给予利尿剂，消除肺水肿。观察患者对治疗的反应。

（四）俯卧位通气护理

由仰卧位改变为俯卧位，可使 75% ARDS 患者的氧合改善。可能与血流重新分布，改善背侧肺泡的通气，使部分萎陷肺泡再膨胀达到"开放肺"的效果有关。随着通气/血流比例的改善进而改善了氧合。但存在血流动力学不稳定、颅内压增高、脊柱外伤、急性出血、骨科手术、近期腹部手术、妊娠等禁忌实施俯卧位。

（1）患者发病 24～36 小时后取俯卧位，翻身前给予纯氧吸入 3 分钟。预留足够的管路长度，注意防止气管插管过度牵拉致脱出。

（2）为减少特殊体位给患者带来的不适，用软枕垫高头部 15°～30°，嘱患者双手放在枕上，并在髋、膝、踝部放软枕，每 1～2 小时更换 1 次软枕的位置，每 4 小时变换 1 次体位，同时考虑患者的耐受程度。

（3）注意血压变化，因俯卧位时支撑物放置不当，可使腹压增加，下腔静脉回流受阻而引起低血压，必要时在翻身前提高吸氧浓度。

（4）注意安全、防坠床。

（五）预防感染的护理

（1）注意严格无菌操作，每日更换气管插管切口敷料，保持局部清洁干燥，预防或消除继发感染。

（2）加强口腔及皮肤护理，以防止护理不当而加重呼吸道感染及发生压疮。

（3）密切观察体温变化，注意呼吸道分泌物的情况。

（六）心理护理

减轻恐惧，增加心理舒适度。

（1）评估患者的焦虑程度，指导患者学会自我调整心理状态，调控不良情绪。主动向患者介绍环境，解释治疗原则，解释机械通气、监测及呼吸机的报警系统，尽量消除患者的紧张感。

（2）耐心向患者解释病情，对患者提出的问题要给予明确、有效和积极的信息，消除心理紧张和顾虑。

（3）护理患者时保持冷静和耐心，表现出自信和镇静。

（4）如果患者由于呼吸困难或人工通气不能讲话，可提供纸笔或以手势与患者交流。

（5）加强巡视，了解患者的需要，帮助患者解决问题。

（6）帮助并指导患者及其家属应用松弛疗法、按摩等。

（七）营养护理

ARDS 患者处于高代谢状态，应及时补充热量和高蛋白、高脂肪营养物质。能量的摄取既应满足代谢的需要，又应避免糖类的摄取过多，蛋白摄取量一般为每天 1.2～1.5 g/kg。

尽早采用肠内营养，协助患者取半卧位，充盈气囊，证实胃管在胃内后，用加温器和输液泵匀速泵入营养液。若有肠鸣音消失或胃潴留，暂停鼻饲，给予胃肠减压。一般留置 5 ~ 7 天后拔除，更换到对侧鼻孔，以减少鼻窦炎的发生。

（八）健康指导

在疾病的不同阶段，根据患者的文化程度做好相关知识的宣传和教育，让患者了解病情的变化过程。

（1）提供舒适安静的环境以利于患者休息，指导患者正确卧位休息，讲解由仰卧位变换为俯卧位的意义，尽可能减少特殊体位给患者带来的不适。

（2）向患者解释咳嗽、咳痰的重要性，指导患者掌握有效咳痰的方法，鼓励并协助患者咳嗽，排痰。

（3）指导患者自己观察病情变化，如有不适及时通知医护人员。

（4）嘱患者严格按医嘱用药，按时服药，不要随意增减药物剂量及种类。服药过程中，需密切观察患者用药后反应，以指导用药剂量。

（高艳霞）

第四节　呼吸衰竭

呼吸衰竭是指各种原因引起的肺通气和（或）换气功能严重障碍，以致在静息状态下也不能进行维持足够的气体交换，导致低氧血症（伴或不伴）高碳酸血症，进而引起一系列的病理生理改变和相应临床表现的一种综合征。其临床表现缺乏特异性，明确诊断有赖于动脉血气分析：在海平面、静息状态、呼吸空气条件下，动脉血氧分压（$PaCO_2$） < 60 mmHg，伴或不伴二氧化碳分压（$PaCO_2$） >50 mmHg，并排除心内解剖分流和原发于心排血量降低等致低氧因素，可诊断为呼吸衰竭。

一、病因

呼吸系统疾病如严重呼吸系统感染、急性呼吸道阻塞性病变、重度或危重哮喘、各种原因引起的急性肺水肿、肺血管疾病、胸廓外伤或手术损伤、自发性气胸和急剧增加的胸腔积液，导致通气和（或）换气障碍；急性颅内感染、颅脑外伤、脑血管病变（脑出血、脑梗死）等直接或间接抑制呼吸中枢；脊髓灰质炎、重症肌无力、有机磷中毒及颈椎外伤等可损伤神经-肌肉传导系统，引起通气不足。上述原因均可造成急性呼吸衰竭。

二、分类

1. 按动脉血气分析分类

（1）Ⅰ型呼吸衰竭：缺氧性呼吸衰竭，血气分析特点是 $PaO_2 < 60$ mmHg，$PaCO_2$ 降低或正常。主要见于肺换气功能障碍疾病。

（2）Ⅱ型呼吸衰竭：即高碳酸性呼吸衰竭，血气分析特点是 $PaO_2 < 60$ mmHg 同时伴有 $PaCO_2 > 50$ mmHg，是肺泡通气功能障碍所致。

2. 按发病急缓分类

（1）急性呼吸衰竭是指呼吸功能原来正常，由于多种突发因素的发生或迅速发展，引起通气或换气功能严重损害，短时间内发生呼吸衰竭，因机体不能很快代偿，如不及时抢救，会危及患者生命。

（2）慢性呼吸衰竭多见于慢性呼吸系统疾病，其呼吸功能损害逐渐加重，虽有缺氧，或伴 CO_2 潴留，但通过机体代偿适应，仍能从事个人生活活动，称为代偿性慢性呼吸衰竭。一旦并发呼吸道感染，或因其他原因增加呼吸生理负担所致代偿失调，出现严重缺氧、CO_2 潴留和酸中毒的临床表现，称为失代偿性慢性呼吸衰竭。

3. 按病理生理分类

（1）泵衰竭：由神经肌肉病变引起。

（2）肺衰竭：由气道、肺或胸膜病变引起。

三、发病机制

各种病因通过引起肺通气不足、肺弥散障碍、通气/血流比例失调、肺内动-静脉解剖分流增加和机体氧耗增加 5 个机制，使通气和（或）换气过程发生障碍，导致呼吸衰竭。

1. 肺通气不足

肺泡通气量减少，肺泡氧分压下降，二氧化碳分压上升。气道阻力增加、呼吸驱动力弱、无效腔气量增加均可导致通气不足。

2. 肺弥散障碍

见于呼吸膜增厚（如肺水肿、肺间质病变）和面积减少（如肺不张、肺实变），或肺毛细血管血量不足（肺气肿）及血液氧合速率减慢（贫血）等。

3. 通气/血流比例失调

（1）通气/血流＞正常：引起肺有效循环血量减少，造成无效通气。

（2）通气/血流＜正常：形成无效血流或分流样血流。

4. 肺内动-静脉解剖分流增加

由于肺部病变如肺泡萎陷、肺不张、肺水肿、肺炎实变均可引起肺动脉样分流增加，使静脉血没有接触肺泡气进行气体交换，直接进入肺静脉。

5. 机体氧耗增加

氧耗增加是加重缺氧的原因之一，发热、寒战、呼吸困难和抽搐均将增加氧耗量。

四、临床表现

1. 呼吸困难

是最早最突出的表现，表现为呼吸浅速，出现"三凹征"，合并 CO_2 潴留时，则出现浅慢呼吸或潮式呼吸。

2. 发绀

是缺氧的主要表现。当动脉血氧饱和度低于 90% 或氧分压＜50 mmHg 时，可在口唇、指甲、舌等处出现发绀。

3. 精神、神经症状

早期有注意力不集中、定向障碍、烦躁、精神错乱，后期表现躁动、抽搐、昏迷。慢性缺氧多表现为智力和定向障碍。有 CO_2 潴留时常表现出兴奋状态，CO_2 潴留严重者可发生肺性脑病。

4. 血液循环系统症状

早期血压升高，心率加快，晚期血压下降，心率减慢、失常甚至心脏停搏。

5. 其他

严重呼吸衰竭对肝肾功能和消化系统都有影响，可有消化道出血，尿少，尿素氮升高，肌酐清除率下降，肾衰竭。

五、辅助检查

1. 动脉血气分析

呼吸衰竭的诊断标准是在海平面、标准大气压、静息状态、呼吸空气条件下，动脉血氧分压（PaO_2）<60 mmHg，伴或不伴有二氧化碳分压（$PaCO_2$）>50 mmHg。单纯的 PaO_2 < 60 mmHg 为Ⅰ型呼吸衰竭；若伴 $PaCO_2$ > 50 mmHg，则为Ⅱ型呼吸衰竭。

2. 肺功能检测

肺功能有助于判断原发疾病的种类和严重程度。

3. 肺部影像学检查

包括肺部 X 胸片、肺部 CT 等有助于分析呼吸衰竭的原因。

六、治疗

1. 保持呼吸道通畅

呼吸道通畅是纠正缺氧和 CO_2 潴留的先决条件。

（1）清除呼吸道分泌物。

（2）缓解支气管痉挛：用支气管解痉药，必要时给予糖皮质激素以缓解支气管痉挛。

（3）建立人工气道：对于病情危重者，可采用经鼻或经口气管插管，或气管切开，建立人工气道，以方便吸痰和机械通气治疗。

2. 氧疗

急性呼吸衰竭患者应使 PaO_2 维持在接近正常范围；慢性缺氧患者吸入的氧浓度应使 PaO_2 在 60 mmHg 以上或 SaO_2 在 90% 以上；一般状态较差的患者应尽量使 PaO_2 在 80 mmHg 以上。常用的给氧法为鼻导管、鼻塞、面罩、气管内机械给氧。对缺氧不伴 CO_2 潴留的患者，应给予高浓度吸氧（>35%），宜将吸入氧浓度控制在 50% 以内。缺氧伴明显 CO_2 潴留的氧疗原则为低浓度（<35%）持续给氧。

3. 机械通气

呼吸衰竭时应用机械通气的目的是改善通气、改善换气和减少呼吸功耗，同时要尽量避免和减少发生呼吸机相关肺损伤。

4. 病因治疗

对病因不明确者，应积极寻找。病因一旦明确，即应开始针对性治疗。对于病因无特效治疗方法者，可针对发病的各个环节合理采取措施。

5. 一般处理

应积极预防和治疗感染、纠正酸碱失衡和电解质紊乱、加强液体管理，保持血细胞比容在一定水平、营养支持及合理预防并发症的发生。

七、护理措施

（一）生活护理

（1）提供安静、整洁、舒适的环境。

（2）给予高蛋白、高热量、含丰富维生素、易消化的饮食，少量多餐。

（3）控制探视人员，防止交叉感染。

（4）急性发作时，护理人员应保持镇静，减轻患者焦虑。缓解期患者进行活动，协助他们适应生活，根据身体情况，做到自我照顾和正常的社会活动。

（5）咳痰患者应加强口腔护理，保持口腔清洁。

（6）长期卧床患者预防压疮发生，及时更换体位及床单位，骨隆突部位予以按摩或以软枕垫起。

（二）治疗配合

1. 呼吸困难的护理

教会有效的咳嗽、咳痰方法，鼓励患者咳痰，每日饮水量在 1 500 ~ 2 000 mL，给予雾化吸入。对年老体弱、咳痰费力的患者，采取翻身、叩背排痰的方法。对意识不清及咳痰无力的患者，可经口或经鼻吸痰。

2. 氧疗的护理

不同的呼吸衰竭类型，给予不同的吸氧方式和氧浓度。Ⅰ型呼吸衰竭者，应提高氧浓度，一般可给予高浓度的氧（ > 50%），使 PaO_2 在 60 mmHg 以上或 SaO_2 在 90% 以上；Ⅱ型呼吸衰竭者，以低浓度持续给氧为原则，或以血气分析结果调节氧流量。给氧方法可用鼻导管、鼻塞或面罩等。应严密观察给氧效果，如果呼吸困难缓解，心率下降，发绀减轻，表示给氧有效，如若呼吸过缓，意识障碍加重，表示二氧化碳潴留加剧，应报告医师，并准备呼吸兴奋药和辅助呼吸等抢救物品。

3. 机械通气的护理

见于急性呼吸窘迫综合征患者的护理。

4. 酸碱失衡和电解质紊乱的护理

呼吸性酸中毒为呼吸衰竭最基本和最常见的酸碱紊乱类型。以改善肺泡通气量为主。包括有效控制感染、祛痰平喘、合理用氧、正确使用呼吸兴奋药及机械通气来改善通气，促进二氧化碳排出。水和电解质紊乱以低钾、低钠、低氯最为常见。慢性呼吸衰竭因低盐饮食、水潴留、应用利尿药等造成低钠，应注意预防。

（三）病情观察

（1）注意观察呼吸频率、节律、深度的变化。

（2）评估意识状况及神经、精神症状，观察有无肺性脑病的表现。

（3）昏迷患者应评估瞳孔、肌张力、腱反射及病理反射。

（4）准确记录每小时出入量，尤其是尿量变化。合理安排输液速度。

（四）心理护理

呼吸衰竭的患者由于病情的严重性及经济上的困难往往容易产生焦虑、恐惧等消极心理，因此从护理上应该重视患者心理情绪的变化，积极采用语言及非语言的方式跟患者进行沟通，了解患者的心理及需求，提供必要的帮助。同时加强与患者家属之间的沟通，使家属能适应患者疾病带来的压力，理解和支持患者，从而减轻患者的消极情绪，提高生命质量，延长生命时间。

（五）健康教育

（1）讲解疾病的康复知识。

（2）鼓励患者进行呼吸运动锻炼，教会患者有效咳嗽、咳痰技术，如缩唇呼吸、腹式呼吸、体位引流、拍背等方法。

（3）遵医嘱正确用药，熟悉药物的用法、剂量和注意事项等。

（4）教会家庭氧疗的方法，告知注意事项。

（5）指导患者制定合理的活动与休息计划，教会其减少氧耗量的活动与休息方法。

（6）增强体质，避免各种引起呼吸衰竭的诱因。①鼓励患者进行耐寒锻炼和呼吸功能锻炼，如用冷水洗脸等，以提高呼吸道抗感染的能力。②指导患者合理安排膳食，加强营养，达到改善体质的目的。③避免吸入刺激性气体，劝告吸烟患者戒烟。④避免劳累、情绪激动等不良因素刺激。⑤嘱患者减少去人群拥挤的地方，尽量避免与呼吸道感染者接触，减少感染的机会。

（高艳霞）

第四章

心血管内科疾病护理

第一节　原发性高血压

原发性高血压是以血压升高为主要临床表现伴或不伴有多种血管危险因素的综合征，通常简称为高血压病。原发性高血压是临床最常见的心血管疾病之一，也是多种心、脑血管疾病的重要危险因素，长期高血压状态可影响重要脏器如心、脑、肾的结构与功能，最终导致这些器官的功能衰竭。原发性高血压应与继发性高血压相区别，后者约占5%，其血压升高只是某些疾病的临床表现之一，如能及时治疗原发病，血压可恢复正常。

一、流行病学

高血压患病率有地域、年龄、种族的差别，总体上发达国家高于发展中国家。我国流行病学调查显示，高血压患病率呈明显上升趋势，估计我国每年新增高血压病患者1 000万。城市高于农村，北方高于南方。男、女患病率差别不大，女性更年期以前略低于男性，更年期以后高于男性，两性原发性高血压患病率均与年龄呈正比。近年来，我国高血压人群的知晓率、治疗率、控制率虽略有提高，但仍处于较低水平，尤其是城市与农村存在较大差别。

二、病因与发病机制

原发性高血压为多因素疾病，是在一定的遗传易感性基础上，多种后天环境因素综合作用的结果。一般认为遗传因素占40%，环境因素约占60%。

（一）病因

1. 遗传因素

本病有较明显的家族聚集性，约60%高血压患者可询问到有高血压家族史。双亲均有高血压的正常血压子女，成年后发生高血压的比例增高。这些均提示本病是一种多基因遗传病，有遗传学基础或伴有遗传生化异常。

2. 环境因素

（1）饮食：人群中钠盐（氯化钠）摄入量与血压水平和高血压患病率呈正相关，而钾盐摄入量与血压水平呈负相关。高钠、低钾膳食是我国大多数高血压患者发病的主要危险因素。但改变钠盐摄入并不能影响所有患者的血压水平，摄盐过多导致血压升高主要见于对盐敏感的人群。低钙、高蛋白质摄入、饮食中饱和脂肪酸或饱和脂肪酸与不饱和脂肪酸比值较高也属于升压饮食。吸烟、过量饮酒或长期少量饮酒也与血压水平线性相关。

（2）超重与肥胖：超重与肥胖是血压升高的另一重要危险因素。身体脂肪含量、体重指数（BMI）与血压水平呈正相关。BMI≥24 kg/m² 者发生高血压的风险是正常体重指数者的 3~4 倍。身体脂肪的分布与高血压发生也相关，腹部脂肪聚集越多，血压水平就越高。腰围男性≥90 cm，女性≥85 cm，发生高血压的危险比正常腰围者大 4 倍以上。

（3）精神应激：人在长期精神紧张、压力、焦虑或长期环境噪声、视觉刺激下也可引起高血压，因此，城市脑力劳动者高血压患病率超过体力劳动者，从事精神紧张度高的职业和长期噪声环境中工作者患高血压较多。

3. 其他因素

服用避孕药、有阻塞性睡眠呼吸暂停综合征（SAHS）也与高血压的发生有关。口服避孕药引起的高血压一般为轻度，并且停药后可逆转。SAHS 患者 50% 有高血压。

（二）发病机制

高血压的发病机制，即遗传与环境通过什么途径和环节升高血压，至今还没有一个完整统一的认识。高血压的血流动力学特征主要是总外周阻力相对或绝对增高。从总外周血管阻力增高出发，目前高血压的发病机制较集中在以下 5 个环节。

1. 交感神经系统功能亢进

长期反复的精神应激使大脑皮质兴奋、抑制平衡的功能失调，导致交感神经系统功能亢进，血浆儿茶酚胺浓度升高，从而使小动脉收缩，周围血管阻力增强，血压上升。

2. 肾性水钠潴留

各种原因引起肾性水钠潴留，机体为避免心排血量增高使器官组织过度灌注，则通过血流自身调节机制使全身阻力小动脉收缩增强，而致总外周血管阻力和血压升高。也可能通过排钠激素分泌释放增加，例如内源性类洋地黄物质，在排泄水钠同时使外周血管阻力增高。

3. 肾素-血管紧张素-醛固酮系统（RAAS）激活

肾脏球旁细胞分泌的肾素可激活肝脏合成的血管紧张素原（AGT）转变为血管紧张素Ⅰ（ATⅠ），后者经过肺、肾等组织时在血管紧张素转换酶（ACE，又称激肽酶Ⅱ）的活化作用下转化成血管紧张素Ⅱ（ATⅡ），后者还可在酶的作用下转化成ATⅢ。此外，脑、心脏、肾、肾上腺、动脉等多种器官组织可局部合成 ATⅡ、醛固酮，成为组织 RAAS 系统。ATⅡ是 RAAS 的主要效应物质，它作用于血管紧张素Ⅱ受体，使小动脉平滑肌收缩；可刺激肾上腺皮质球状带分泌醛固酮，引起水钠潴留；通过交感神经末梢突触前膜的正反馈使去甲肾上腺素分泌增加而升高血压。总之，RAAS 过度激活将导致高血压的发生。

4. 细胞膜离子转运异常

血管平滑肌细胞有许多特异性的离子通道、载体和酶，组成细胞膜离子转运系统，维持细胞内外钠、钾、钙离子浓度的动态平衡。遗传性或获得性细胞离子转运异常，可导致细胞内钠、钙离子浓度升高，膜电位降低，激活平滑肌细胞兴奋-收缩偶联，使血管收缩反应性增强和平滑肌细胞增生与肥大，血管阻力增高。

5. 胰岛素抵抗

大多数高血压患者空腹胰岛素水平增高，而糖耐量有不同程度降低，提示有胰岛素抵抗现象。胰岛素抵抗致血压升高的机制可能是胰岛素水平增高使：①肾小管对钠的重吸收增加；②增强交感神经活动；③使细胞内钠、钙浓度增加；④刺激血管壁增生肥厚。

三、病理

小动脉病变是本病最重要的病理改变，早期是全身小动脉痉挛，长期反复的痉挛最终导致血管壁的重构，即管壁纤维化、变硬，管腔狭窄，导致重要靶器官如心、脑、肾、视网膜组织缺血损伤。高血压后期可促进动脉粥样硬化的形成及发展，该病变主要累及体循环大、中动脉而致主动脉夹层或冠心病。全身小动脉管腔狭窄导致外周血管阻力持续上升引起的心脏结构改变主要是左心室肥厚和扩大。

四、临床表现

根据起病和病情进展的缓急及病程的长短，原发性高血压可分为两型：缓进型和急进型，前者又称良性高血压，绝大部分患者属于此型，后者又称恶性高血压，仅占患病率的1%～5%。

（一）缓进型（或良性）高血压

1. 临床特点

缓进型高血压多在中年以后起病，有家族史者发病可较早。起病多数隐匿，病情发展慢，病程长。早期患者血压波动，血压时高时正常，在劳累、精神紧张、情绪波动时易有血压升高。休息、去除上述因素后，血压常可降至正常。随着病情的发展，血压可趋向持续性升高或波动幅度变小。患者的主观症状和血压升高的程度可不一致，约半数患者无明显症状，只是在体检或因其他疾病就医时才发现有高血压，少数患者则在发生心、脑、肾等器官的并发症时才明确高血压的诊断。

2. 症状

早期患者由于血压波动幅度大，可有较多症状。而在长期高血压后即使在血压水平较高时也可无明显症状。因此，无论有无症状，都应定期检测患者的血压。

（1）神经、精神系统表现：头痛、头晕和头胀是高血压常见的神经系统症状，也可有头枕部或颈项扳紧感，高血压直接引起的头痛多发生在早晨，位于前额、枕部或颞部。经降压药物治疗后头痛可减轻。高血压引起的头晕可为暂时性或持续性，伴有眩晕者较少，与内耳迷路血管障碍有关，经降压药物治疗后症状可减轻。但要注意有时血压下降得过快过多也可引起头晕。部分患者有乏力、失眠、工作能力下降等。

（2）靶器官受损的并发症。

1）脑血管病：包括缺血性脑梗死、脑出血。

2）心脏：出现高血压性心脏病（左心室肥厚、扩张）、冠心病、心力衰竭。

3）肾脏：长期高血压致肾小动脉硬化，肾功能减退，称为高血压肾病，晚期出现肾功能衰竭。

4）其他：主动脉夹层、眼底损害。

3. 体征

听诊可闻及主动脉瓣区第二心音亢进，主动脉瓣区收缩期杂音（主动脉扩张致相对主动脉瓣狭窄）。长期高血压可有左心室肥厚，体检心界向左下扩大。左心室扩大致相对二尖瓣关闭不全时心尖区可闻及杂音及第四心音。

（二）急进型（或恶性）高血压

此型多见于年轻人，起病急骤，进展迅速，典型表现为血压显著升高，舒张压持续≥130 mmHg。头痛且较剧烈，头晕，视物模糊，心悸、气促等。肾损害最为突出，有持续蛋白尿、血尿与管型尿。眼底检查有出血、渗出和视神经乳头水肿。如不及时有效降压治疗，预后很差，常死于肾衰竭，少数因脑卒中或心力衰竭死亡。

（三）高血压危象

因紧张、疲劳、寒冷、嗜铬细胞瘤发作、突然停服降压药等诱因下，全身小动脉发生暂时性强烈痉挛，周围血管阻力明显增加，血压急剧上升，累及靶器官缺血而产生一系列急诊临床症状，称为高血压危象。在高血压早期与晚期均可发生。临床表现血压显著升高，以收缩压突然升高为主，舒张压也可升高。心率增快，可大于110次/分。患者出现头痛、烦躁、多汗、尿频、眩晕、耳鸣、恶心、呕吐、心悸、气急及视物模糊等症状。每次发作历时短暂，持续几分钟至数小时，偶可达数日，去除诱因或及时降压，症状可逆转，但易复发。

（四）高血压脑病

产生的机制可能是由于过高的血压突破了脑血流自动调节范围，导致脑部小动脉由收缩转为被动性扩张，脑组织血流灌注过多引起脑水肿。临床表现除血压升高外，有脑水肿和颅内压升高表现，表现为弥漫性剧烈头痛、呕吐，继而烦躁不安、视物模糊、黑朦、心动过缓、嗜睡甚至昏迷。如发生局限性脑实质损害，可出现定位体征，如失语，偏瘫和病理反射等。眼底检查视神经盘水肿、渗出和出血。颅部CT检查无出血灶或梗死灶。经积极降压治疗后临床症状和体征消失，一般不会遗留脑损害的后遗症。

五、诊断

主要依据诊室血压，采用经核准的水银柱或电子血压计，测量安静休息坐位时上臂肱动脉部位血压。在未使用降压药的情况下，非同日（一般间隔2周）3次测量血压，收缩压≥140 mmHg 和（或）舒张压≥90 mmHg 即诊断为高血压。收缩压≥140 mmHg 和舒张压＜90 mmHg 为单纯收缩期高血压。患者既往有高血压病史，目前正在使用降压药，血压虽然低于140/90 mmHg，也诊断为高血压。

六、治疗

1. 治疗目的

高血压治疗的最终目的是降低高血压水平，减少高血压患者心、脑血管病的发病率和死亡率。

2. 血压控制目标

采取综合治疗措施（干预患者存在的危险因素或并存的临床情况），将血压降到患者能耐受的水平，目前主张一般高血压患者血压控制目标值至140/90 mmHg 以下，血压达标时间4～12周。65岁或以上的老年人单纯收缩期高血压的降压目标水平是收缩压（SBP）140～150 mmHg，舒张压（DBP）＜90 mmHg 但不低于65～70 mmHg。老年人对药物耐受性差，血压达标时间可适当延长。伴有糖尿病、慢性肾脏病、病情稳定的冠心病或脑血管疾病的高血压患者，治疗更应个体化，一般血压控制目标值＜130/80 mmHg。

3. 治疗方法

包括非药物治疗和药物治疗两大类。

（1）非药物治疗：即改变不良的生活方式，是治疗高血压的首要和基本措施，对全部高血压病患者均适用。

（2）药物治疗：凡高血压 2 级或以上患者；高血压并发糖尿病，或者已有心、脑、肾靶器官损害和并发症的患者；血压持续升高 6 个月以上，非药物治疗手段仍不能有效控制血压者，必须使用降压药物治疗。

常用降压药：目前常用降压药物可归纳为 5 类，即利尿剂、β 受体阻滞剂、钙通道阻滞剂、血管紧张素转换酶抑制剂及血管紧张素 Ⅱ 受体拮抗剂。α 受体阻滞剂或其他中枢性降压药有时也可用于某些高血压患者。

（3）高血压急症的治疗：高血压急症是指短时期内（数小时或数天）血压急骤升高，收缩压 >200 mmHg 和（或）舒张压 >130 mmHg，同时伴有心、脑、肾、视网膜等重要的靶器官功能损害的一种严重危及生命的临床综合征，其发生率占高血压患者的 5% 左右。

1）一般处理：见高血压急症的护理措施内容。

2）迅速降压：静脉给予适宜有效的降压药物，并加强血压监测。

3）控制性降压：短时间血压骤降，可能造成重要器官的血流灌注明显减少，应采取逐步控制性降压的方式，即开始的 24 小时内血压降低 20% ~ 25%，再将血压逐步降到适宜水平，48 小时内血压不低于 160/100 mmHg。

4）降压药物选择。①硝普钠：首选药物，适用于大多数高血压急症。为动脉和静脉扩张剂，可即刻起效，静滴停止后作用持续时间 1 ~ 2 分钟。剂量 0.25 ~ 10 μg/（kg·min）。②其他：硝酸甘油、尼卡地平、地尔硫䓬、拉贝洛尔、乌拉地尔、肼屈嗪、酚妥拉明，可根据病情选择使用。

5）降低颅内压：有高血压脑病时宜给予脱水剂，如甘露醇；或选择快速利尿剂如呋塞米静注。

6）镇静止痉：伴烦躁、抽搐者应用地西泮、巴比妥类药物肌内注射或水合氯醛灌肠。

七、护理措施

（一）休息与活动

高血压初期可不限制一般的体力活动，但应避免重体力劳动，保证充足的睡眠。血压较高、症状频繁或有并发症的患者应多卧床休息，避免体力或脑力过度兴奋。

（二）病情观察

观察患者头痛情况，如疼痛程度、持续时间，是否伴有头晕、耳鸣、恶心、呕吐等症状。一旦发现血压急剧升高、剧烈头痛、呕吐、大汗、视物模糊、面色及神志改变、肢体运动障碍等症状，立即通知医生。

（三）对症护理

1. 头痛

及时进行头痛原因解释，指导使用放松方法，如听柔和音乐法、缓慢呼吸等。协助患者卧床休息，抬高床头，改变体位的动作应缓慢。保持病室安静，减少声光刺激，限制探视人员。遵医嘱使用降压药，并半小时后监测血压。症状缓解后告知患者平时避免劳累、情绪激动、精神紧张、环境嘈杂等不良因素；教会患者及其家属采取肩颈部按摩及放松等技巧，以改善头痛。

2. 视物模糊

保证患者安全，应清除活动范围内的障碍物，保持地面干燥、室内光线良好。外出时有人陪伴。

3. 直立性低血压

又称直立性低血压，是由于体位的改变，如从平卧位突然转为直立，或长时间站立发生的脑供血不足引起的低血压。通常认为，在改变体位为直立位的 3 分钟内，收缩压下降 >20 mmHg 或舒张压下降 >10 mmHg，同时伴有肢软乏力、头晕目眩、站立不稳、视物模糊、心悸、出汗、恶心、呕吐等，即为直立性低血压。

（1）告知患者直立性低血压的表现。应特别注意在联合用药、服首剂药物或加量时容易发生直立性低血压，服药后不要突然站起，最好静卧 1~2 小时再缓慢起床活动。

（2）指导患者预防直立性低血压的方法。避免长时间站立，尤其在服药后最初几个小时；改变姿势，特别是从卧、坐位起立时，动作宜缓慢；服药时间可选在平静休息时，服药后继续休息片刻再活动；如有睡前服药，夜间起床排尿时应注意直立性低血压的发生；大量出汗、热水浴或蒸汽浴、饮酒等都是发生直立性低血压的诱因，应该注意避免。

（3）发生直立性低血压时可平卧并抬高下肢，以促进下肢血液回流。

4. 高血压急症

（1）患者绝对卧床休息，抬高床头，避免一切不良刺激和不必要的活动，协助生活护理。

（2）保持呼吸道通畅。有抽搐者用牙垫置于上下磨牙间防止舌咬伤；呕吐时头偏向一侧，以防止误吸；呼吸道分泌物较多但患者无法自行排出时，应及时用吸引器吸出。

（3）吸氧 4~5 L/min，连接床边心电监护仪，实时监测心电、血压、呼吸。

（4）安抚患者情绪，必要时用镇静剂。

（5）迅速建立静脉通路，遵医嘱应用降压药物，尽早将血压降至安全范围。

（6）严密观察病情。定时观察并记录生命体征、神志、瞳孔、尿量，特别注意避免出现血压骤降；观察患者头痛、烦躁等症状有无减轻，有无肢体麻木、活动不灵、语言不清、嗜睡等情况。

（7）硝普钠使用注意事项：本药对光敏感，溶液稳定性较差，滴注溶液应现配现用并注意避光。新配溶液为淡棕色，如变为暗棕色、橙色或蓝色应弃去重新配制。溶液内不宜加入其他药品，应单独使用一条静脉通路，以微量泵控制注入滴速，若静脉滴注已达 10 μg/（kg·min），经 10 分钟降压仍不满意，应通知医生考虑停用本药，更换降压药。持续静脉滴注一般不超过 72 小时，以免发生氰化物中毒。

（四）用药护理

遵医嘱应用降压药物，测量血压的变化以判断疗效，观察药物不良反应。

（五）健康教育

高血压病程很长，发展也不平衡，为了使患者血压控制在适当水平，应教育患者严格遵循自我护理计划，从而延缓或逆转高血压所造成的靶器官损害。

1. 改变生活方式

合理膳食、限盐少脂、戒烟限酒；适量运动、控制体重；心理平衡。

（1）食物的选择建议：以控制总热量为原则。①主食：提倡三餐中有两餐吃未精制的全谷类，如糙米饭、全麦面包、全麦馒头等。豆类和根茎淀粉类食物可搭配食用，如红豆粥、绿豆粥、地瓜、马铃薯等。少吃葡萄糖、果糖及蔗糖，这类糖属于单糖，易引起血脂升高。②钠盐：尽量减少烹调用盐，建议使用可定量的盐勺，每日食盐量以不超过 6 g 为宜。减少味精、酱油等含钠盐的调味品。少食或不食含钠盐较高的加工食品，如各种腌制品或各类炒货。肾功能良好者可使用含钾的烹饪盐。③蔬菜水果、奶类：可保证充足的钾、钙摄入。每天吃新鲜蔬菜、水果可预防便秘，以免用力排便使血压上升，诱发脑血管破裂。奶类以低脂或脱脂奶及乳制品为好，可单独饮用或搭配其他食物，如蔬菜、果汁食用。油菜、芹菜、蘑菇、木耳、虾皮、紫菜等食物含钙量较高，可适度选食。④脂肪：烹调时选用植物油，如橄榄油、麻油、花生油、茶油等，动物油、奶油尽量不用。尽量不吃油炸食物，有条件者可吃深海鱼油，其含有较多的亚油酸，对增加微血管的弹性，防止血管破裂，防止高血压并发症有一定的作用。⑤蛋白质：以豆制品、鱼、不带皮的家禽为主，少吃红肉（即家畜类）。鱼以外的海产品、动物内脏、蛋类胆固醇含量高，尽量避免食用或少食。

（2）控制体重：适当降低升高的体重，减少体内脂肪含量，可显著降低血压。最有效的减重措施是控制能量摄入和增加体力活动。减重的速度因人而异，体重以每周减重 0.5 ~ 1.0 kg 为宜。重度肥胖者还可在医生指导下选用减肥药降低体重。

（3）合理运动：根据年龄和血压水平选择适宜的运动方式，对中老年人应包括有氧、伸展及增强肌力 3 类运动，具体项目可选择步行、慢跑、太极拳、气功等。运动强度因人而异，常用的运动强度指标为运动时最大心率 = 170 - 年龄，如 50 岁的人运动心率为 120 次/分钟，运动频率一般每周 3 ~ 5 次，每次持续 30 ~ 60 分钟。注意劳逸结合，运动强度、时间和频度以不出现不适反应为度，避免竞技性和力量型运动。

（4）心理平衡：情绪激动、精神紧张、精神创伤等可使交感神经兴奋，血压上升，故应指导患者减轻精神压力，保持心态平和。工作时保持轻松愉快的情绪，避免过度紧张，在工作 1 小时后最好能休息 5 ~ 10 分钟，可做操、散步等调节自己的神经。心情郁怒时，要学会转移注意力，通过轻松愉快的方式来松弛自己的情绪。忌情绪激动、暴怒，防止发生脑出血。生活环境应安静，避免噪声刺激和引起精神过度兴奋的活动。

2. 自我病情监测

（1）定时测量血压：家庭测量血压多用上臂式全自动或半自动电子血压计，应教会患者及其家属正确的测量血压方法及测压时注意事项。家庭血压值一般低于诊室血压值，高血压的诊断标准为≥135/85 mmHg，与诊室血压的 140/90 mmHg 相对应。建议每天早晨和晚上测量血压，每次 2 ~ 3 遍，取平均值。血压控制平稳者，可每周测量 1 次。详细记录每次测量的日期、时间及血压读数，每次就诊携带记录，作为医生调整药量或选择用药的依据。对于精神高度焦虑的患者，不建议自测血压。

（2）测量血压时的注意事项：①血压计要定期检查，以保持其准确性，并应放置平稳，切勿倒置或震荡；②应尽量做到四定，定时间、定部位、定体位、定血压计；③对偏瘫患者，应在健侧手臂上测量；④选择合适的测压环境，应在安静、温度适当的环境里休息 5 ~

10 分钟后进行血压测量，避免在应激状态下如膀胱充盈或吸烟、受寒、喝咖啡后测压。

3. 用药指导

（1）合理降压：尽量将血压降至目标血压水平，但应注意温和降压，而非越快越好。

（2）坚持服药：强调长期药物治疗的重要性，用降压药物使血压降至理想水平后，应继续服用维持量，以保持血压相对稳定，对无症状者更应强调。告知有关降压药物的名称、剂量、用法、作用及不良反应，并提供书面材料。

（3）遵医嘱服药：指导患者必须遵医嘱按时按量服药，不要随意增减药物、漏服或频繁更换降压药，更不能擅自突然停药，以免引起血压波动，诱发高血压危象。高血压伴有冠心病的患者若突然停用 β 受体阻滞剂还可诱发心绞痛、心肌梗死。

（4）长期用药要注意药物不良反应的观察。

4. 定期复诊

根据患者的总危险分层及血压水平决定复诊时间。危险分层属低危或中危者，可安排患者每 1～3 个月随诊 1 次；若为高危者，则应至少每 1 个月随诊 1 次。

（周广芳）

第二节　冠状动脉粥样硬化性心脏病

冠状动脉粥样硬化性心脏病是冠状动脉粥样硬化后造成管腔狭窄、阻塞和（或）冠状动脉功能性痉挛，导致心肌缺血、缺氧引起的心脏病，简称冠心病，又称缺血性心脏病，是动脉硬化引起器官病变的最常见类型，也是严重危害人们健康的常见病。本病发病多在 40 岁以后，早期男性发病率多于女性。

根据本病的病理解剖和病理生理变化的不同和临床表现特点，1979 年世界卫生组织将冠状动脉粥样硬化性心脏病分为：隐匿型冠心病、心绞痛型冠心病、心肌梗死型冠心病、缺血性心肌病及猝死型冠心病 5 种临床类型。

近年来临床专家将冠状动脉粥样硬化性心脏病分为急性冠状动脉综合征和慢性缺血综合征两大类。急性冠状动脉综合征类型中包括不稳定型心绞痛、非 ST 段抬高性心肌梗死、ST 抬高性心肌梗死、猝死型冠心病。慢性缺血综合征类型中包括稳定型心绞痛、冠状动脉正常的心绞痛（X 综合征）、无症状性心肌缺血、缺血性心肌病。

一、心绞痛

心绞痛临床分为稳定型心绞痛和不稳定型心绞痛。稳定型心绞痛是指在冠状动脉粥样硬化的基础上，由于心肌负荷增加，发生冠状动脉供血不足，导致心肌急剧暂时的缺血、缺氧所引起的临床综合征。

（一）病因与发病机制

当冠状动脉的供血与心肌需血量之间发生矛盾时，冠状动脉血流量不能满足心肌细胞代谢需要，造成心肌暂时的出现缺血、缺氧，心肌在缺血、缺氧情况下产生的代谢产物，刺激心脏内的传入神经末梢，颈$_{1-5}$胸交感神经节和相应的脊髓段，传入大脑，再与自主神经进入水平相同脊髓段的脊神经所分布的区域，即胸骨后、胸骨下段、上腹部、左肩、左臂前内侧与小指，产生疼痛感觉。由于心绞痛不是躯体神经传入，因此不能准确定位，常不是锐痛。

正常心肌耗氧的多少主要取决心肌张力、心肌收缩强度、心率,因此常用"心率×收缩压",作为评估心肌耗氧的指标。心肌能量的产生需要心肌细胞将血液中大量的氧摄入,因此,当氧供需增加的时候,就难以从血液中摄入更多的氧,只能增加冠状动脉的血流量提供。在正常情况下,冠状动脉血流量是随机体生理需要而变化,在剧烈体力活动、缺氧等情况时,冠状动脉就要扩张,使血流量增加,满足机体需要。

当冠状动脉粥样硬化所致的冠脉管腔狭窄和(或)部分分支闭塞时,冠状动脉扩张能力减弱,血流量减少,对心肌供血处于相对固定状态,一般休息状态可以无症状。当心脏负荷突然增加时,如劳累、情绪激动等,使心肌张力增加、心肌收缩力增加、心率增快,都可以引起心肌耗氧量增加,冠状动脉不能相应扩张以满足心肌需血量,引起心绞痛发作。另外如主动脉瓣膜病变、严重贫血、肥厚型心肌病等,由于血液携带氧的能力降低或是肥厚的心肌使心肌耗氧增加,或是心排血量过低/舒张压过低,均可造成心肌氧的供需失衡,心肌缺血、缺氧,引发心绞痛。各种原因引起冠状动脉痉挛,不能满足心肌需血量,也可引发心绞痛。

稳定型心绞痛常发生于劳累、激动的当时,典型心绞痛在相似的情况下可重复出现,但是同样的诱因情况,可以只是在早晨而不在下午出现心绞痛,提示与早晨交感神经兴奋性增高等昼夜节律变化有关。当发作的规律有变化或诱因强度降低仍诱发心绞痛发作,常提示患者发生不稳定型心绞痛。

(二)临床表现

1. 症状

阵发性胸痛或心前区不适是典型心绞痛的特点。

(1)疼痛部位:胸骨体中上段及胸骨后,可波及心前区,甚至整个前胸,边界表达不清。可放射至左肩、左臂内侧,甚至可达左手环指和小指,也可向上放射可至颈、咽部和下颌部,也可放射至上腹部甚至下腹部。

(2)疼痛性质:常为压迫感、发闷、紧缩感,也可为烧灼感,偶可伴有濒死、恐惧感。患者可因疼痛而被迫停止原来的活动,直至症状缓解。

(3)持续时间:1~5分钟,一般不超过15分钟。

(4)缓解方式:休息或含服硝酸甘油后几分钟内缓解。

(5)发作频率:发作频率不固定,可数天或数周发作1次,也可1天内多次发作。

(6)诱发因素:有体力劳动、情绪激动、饱餐、寒冷、吸烟、休克等情况。

2. 体征

发作时可有心率增快,暂时血压升高。有时出现第四或第三心音奔马律。也可有心尖部暂时性收缩期杂音,出现交替脉。

(三)辅助检查

1. 心电图检查

心电图检查是发现心肌缺血、诊断心绞痛最常用的检查方法。

(1)静息心电图检查:缓解期可无任何表现。心绞痛发作期特征性的心电图可见 ST 段压低 >0.1 mV,T 波低平或倒置,ST 段改变比 T 波改变更具有特异性。少部分患者发作时低平、倒置的 T 波变为直立，也可以诊断心肌缺血。T 波改变对于心肌缺血诊断的特异性不如 ST 段改变，但发作时的心电图与发作前的心电图进行比较有明显差别，而且发作之后心电图有所恢复，有时具有诊断意义。

部分患者发作时可出现各种心律失常，最常见的是左束支传导阻滞和左前分支传导阻滞。

（2）心电图负荷试验：心电图负荷试验是最常用的运动负荷试验。心绞痛患者在运动中出现典型心绞痛，心电图有 ST 段水平型或下斜型压低≥0.1 mV，持续 2 分钟即为运动负荷试验阳性。

2. 超声心动图检查

缓解期可无异常表现，心绞痛发作时可发现节段性室壁运动异常，可有一过性心室收缩、舒张功能障碍的表现。

超声心动图负荷试验是诊断冠心病的方法之一，敏感性和特异性高于心电图负荷试验，可以识别心肌缺血的范围和程度。

3. 放射性核素检查

^{201}TI（铊）静息和负荷心肌灌注显像，在静息状态可以见到心肌梗死后瘢痕部位的铊灌注缺损的显像。负荷心肌灌注显像是在运动诱发心肌缺血时，显示出冠状动脉供血不足而导致的灌注缺损。

4. 冠状动脉造影

冠状动脉造影目前是诊断冠心病的金标准。可发现冠状动脉系统病变的范围和程度，当管腔直径缩小 75% 以上时，将严重影响心肌供血。

（四）治疗

心绞痛治疗的主要目的，一是预防心肌梗死及猝死，改善预后；二是减轻症状，提高生活质量。

1. 心绞痛发作期治疗

（1）休息：发作时立刻休息，一般在停止活动后 3~5 分钟症状即可消失。

（2）应用硝酸酯类药物：硝酸酯类药物是最有效、作用最快终止心绞痛发作的药物，如舌下含化硝酸甘油 0.3~0.6 mg，1~2 分钟开始起效，作用持续 30 分钟左右，或舌下含化硝酸异山梨酯 5~10 mg，2~5 分钟起效，作用持续 2~3 小时。

2. 缓解期治疗

（1）去除诱因：尽量避免已确知的诱发因素，保持体力活动，调整活动量，避免过度劳累；保持平和心态，避免心情紧张、情绪激动；调整饮食结构，严禁烟酒，避免饱餐。

控制血压，将血压控制在 130/80 mmHg 以下；改善生活方式，控制体重；积极治疗糖尿病，控制糖化血红蛋白≤7%。

（2）应用硝酸酯制剂：硝酸酯制剂可以扩张容量血管，减少静脉回流，同时对动脉也有轻度扩张，降低心脏后负荷，进而降低心肌耗氧量。硝酸酯制剂可以扩张冠状动脉，增加心肌供血，改善需血氧与供血氧的矛盾，缓解心绞痛症状。

1）硝酸甘油：舌下含服，起效快，常用于缓解心绞痛发作。

2）硝酸甘油气雾剂：也常可用于缓解心绞痛发作，作用方式同舌下含片。

3）2%硝酸甘油贴剂：适用于预防心绞痛发作，贴在胸前或上臂，缓慢吸收。

（3）应用β受体阻滞药：β受体阻滞药是冠心病二级预防的首选药，应终身服用。如普萘洛尔、阿替洛尔、美托洛尔等。使用剂量应个体化，在治疗过程中以清醒时静息心率不低于50次/分为宜。从小剂量开始，逐渐增加剂量，以达到缓解症状、改善预后目的。如果必须停药应逐渐减量，避免突然停药引起症状反跳，甚至诱发急性心肌梗死。对于心动过缓、房室传导阻滞患者不宜使用。慢性阻塞性肺疾病、支气管哮喘、心力衰竭、外周血管病患者均应慎用。

（4）应用钙离子拮抗药：钙离子拮抗药抑制心肌收缩，扩张周围血管，降低动脉压，降低心脏后负荷，减少心肌耗氧量。还可以扩张冠状动脉，缓解冠状动脉痉挛，改善心内膜下心肌的供血。临床常用制剂有硝苯地平、地尔硫䓬等。

常见不良反应有胫前水肿、面色潮红、头痛、便秘、嗜睡、心动过缓、房室传导阻滞等。

（5）应用抑制血小板聚集的药物：冠状动脉内血栓形成是急性冠心病事件发生的主要特点，抑制血小板功能对于预防事件、降低心血管死亡具有重要意义。临床常用肠溶阿司匹林 75~150 mg/d，主要不良反应是胃肠道症状，严重程度与药物剂量有关，引发消化道出血的年发生率为 1‰~2‰。如有消化道症状及不能耐受、过敏、出血等情况，可应用氯吡格雷和质子泵抑制药如奥美拉唑，替代阿司匹林。

（五）护理措施

1. 一般护理

发作时应立即休息，同时舌下含服硝酸甘油。缓解期可适当活动，避免剧烈运动，保持情绪稳定。秋、冬季外出应注意保暖。对吸烟患者应鼓励戒烟，以免加重心肌缺氧。

2. 病情观察

了解患者发生心绞痛的诱因，发作时疼痛的部位、性质、持续时间、缓解方式、伴随症状等。发作时应尽可能描记心电图，以明确心肌供血情况。如症状变化应警惕急性心肌梗死的发生。

3. 用药护理

应用硝酸甘油时，嘱咐患者舌下含服，或嚼碎后含服，应在舌下保留一些唾液，以利于药物迅速溶解而吸收。含药后应平卧，以防低血压的发生。服用硝酸酯类药物后常有头胀、面红、头晕、心悸等血管扩张的表现，一般持续用药数天后可自行好转。对于心绞痛发作频繁或含服硝酸甘油效果不好的患者，可静脉滴注硝酸甘油，但注意滴速，需监测血压、心率变化，以免造成血压降低。青光眼、低血压患者禁忌使用。

4. 饮食护理

给予低热量、低脂肪、低胆固醇、少糖、少盐、适量蛋白质、丰富维生素的饮食，宜少食多餐，不饮浓茶、咖啡，避免辛辣刺激性食物。

5. 健康教育

（1）饮食指导：告诉患者宜摄入低热量、低动物脂肪、低胆固醇、少糖、少盐、适量蛋白质食物，饮食中应有适量的纤维素和丰富的维生素，宜少食多餐，不宜过饱，不饮浓茶，咖啡，避免辛辣刺激性食物。肥胖者控制体重。

（2）预防疼痛：寒冷可使冠状动脉收缩，加重心肌缺血，故冬季外出应注意保暖。告诉患者洗澡不要在饱餐或饥饿时进行，洗澡水温不要过冷或过热，时间不宜过长，不要锁门，以防意外。有吸烟习惯的患者应戒烟，因为吸烟产生的一氧化碳影响氧合，加重心肌缺氧，引发心绞痛。

（3）活动与休息：合理安排活动和休息，缓解期可适当活动，但应避免剧烈运动（如快速登楼、追赶汽车），保持情绪稳定，避免过劳。

（4）定期复查：定期检查心电图、血脂、血糖情况，积极治疗高血压、控制血糖和血脂。如出现不适疼痛加重，用药效果不好，应到医院就诊。

（5）按医嘱服药：平时要随身携带保健药盒（内有保存在深色瓶中的硝酸甘油等药物）以备急用，并注意定期更换。学会自我监测药物的不良反应，自测脉率、血压，密切观察心率血压变化，如发现心动过缓应到医院调整药物。

二、急性心肌梗死

急性心肌梗死是在冠状动脉硬化的基础上，冠状动脉血供应急剧减少或中断，使相应的心肌发生严重持久的缺血导致心肌坏死。临床表现为持久的胸前区疼痛、发热、血白细胞计数增多、血清心肌坏死标志物增多和心电图进行变化，还可发生心律失常、休克或心力衰竭三大并发症，也属于急性冠状动脉综合征的严重类型。

（一）病因与发病机制

基本病因是冠状动脉粥样硬化，造成一支或多支血管狭窄，在侧支循环未建立时，使心肌供血不足。也有极少数患者以冠状动脉栓塞、炎症、畸形、痉挛和冠状动脉口阻塞为基本病因。

在冠状动脉严重狭窄的基础上，一旦心肌需血量猛增或冠状动脉血供锐减，使心肌缺血达 20～30 分钟或以上，即可发生急性心肌梗死。

研究证明，多数心肌梗死是由于粥样斑块破溃、出血、管腔内血栓形成，使管腔闭塞。还有部分患者是由于冠状动脉粥样斑块内或其下出血或血管持续痉挛，也可使冠状动脉完全闭塞。

促使粥样斑块破裂、出血、血栓形成的诱因有：①机体交感神经活动增高，应激反应性增强，心肌收缩力加强、心率加快、血压增高；②饱餐，特别在食用大量脂肪后，使血脂升高，血黏稠度增高；③剧烈活动、情绪过分紧张或过分激动、用力排便或血压突然升高，均可使左心室负荷加重；④脱水、出血、手术、休克或严重心律失常，可使心排血量减少，冠状动脉灌注减少。

急性心肌梗死发生并发症，均可使冠状动脉灌注量进一步降低，心肌坏死范围扩大。

（二）临床表现

1. 先兆表现

50% 以上的患者发病数日或数周前有胸闷、心悸、乏力、恶心、大汗、烦躁、血压波动、心律失常、心绞痛等前驱症状。以新发生的心绞痛，或原有心绞痛发作频繁且程度加重、持续时间长、服用硝酸甘油效果不好为常见。

2. 主要症状

（1）疼痛：为最早、最突出的症状，其性质和部位与心绞痛相似，但程度更剧烈，伴有烦躁、大汗、濒死感。一般无明显的诱因，疼痛可持续数小时或数天，经休息和含服硝酸甘油无效。少数患者症状不典型，疼痛可位于上腹部或颈背部，甚至无疼痛表现。

（2）全身症状：一般发生在疼痛 24~48 小时或以后，出现发热、心动过速。一般发热体温在 38 ℃左右，多在 1 周内恢复正常。可有胃肠道症状如恶心、呕吐、上腹胀痛，重者可有呃逆。

（3）心律失常：有 75%~95% 的患者发生心律失常，多发生于病后 1~2 天，前 24 小时内发生率最高，以室性心律失常最多见，如频发室性期前收缩，成对出现或呈短阵室性心动过速，常是出现室颤先兆。室颤是急性心肌梗死早期患者死亡的主要原因。

（4）心源性休克：疼痛时常见血压下降，如疼痛缓解时，收缩压 <80 mmHg（10.7 kPa），同时伴有烦躁不安、面色苍白或发绀、皮肤湿冷、脉搏细速、尿量减少、反应迟钝，则为休克表现，约 20% 的患者常于心肌梗死后数小时至 1 周内发生。

（5）心力衰竭：约 50% 的患者在起病最初几天，疼痛或休克好转后，出现呼吸困难、咳嗽、发绀、烦躁等左侧心力衰竭的表现，重者可发生急性肺水肿，随后可出现颈静脉怒张、肝肿大、水肿等右侧心力衰竭的表现。右心室心肌梗死患者可发病开始即可出现右侧心力衰竭表现，同时伴有血压下降。

3. 体征

多数患者心率增快，但也有少数患者心率变慢，心尖部第一心音减低，出现第三、第四心音奔马律。有 10%~20% 的患者在发病的 2~3 天，由于反应性纤维性心包炎，可出现心包摩擦音。可有各种心律失常。

除极早期血压可增高外，随之几乎所有患者血压下降，发病前高血压患者血压可降至正常，而且多数患者不再恢复起病前血压水平。

可有与心律失常、休克、心力衰竭相关体征。

4. 并发症

乳头肌功能不全或断裂、心室壁瘤、栓塞、心脏破裂、心肌梗死后综合征等。

（三）辅助检查

1. 心电图检查

（1）特征性改变：①面向坏死区的导联，出现宽而深的异常 Q 波；②在面向坏死区周围损伤区的导联，出现 ST 段抬高呈弓背向上；③在面向损伤区周围心肌缺氧区的导联，出现 T 波倒置；④在背向心肌梗死的导联则出现 R 波增高、ST 段压低、T 波直立并增高。

（2）动态性改变：起病数小时后 ST 段弓背向上抬高，与直立的 T 波连接成单向曲线；2 天内出现病理性 Q 波，R 波减低；数日后 ST 段恢复至基线水平，T 波低平、倒置或双向；数周后 T 波可倒置，病理性 Q 波永久遗留。

2. 实验室检查

（1）肌红蛋白：肌红蛋白敏感性高但特异性不高，起病后 2 小时内升高，12 小时内达到高峰，24~48 小时恢复正常。

（2）肌钙蛋白：肌钙蛋白 I 或肌钙蛋白 T 起病后 3~4 小时升高。肌钙蛋白 I 11~24 小时达到高峰，7~10 天恢复正常。肌钙蛋白 T 24~48 小时达到高峰，10~14 天恢复正常。

这些心肌结构蛋白含量增加是诊断心肌梗死的敏感指标。

（3）血清心肌酶：出现肌酸激酶同工酶 CK-MB、磷酸肌酸激酶、门冬氨酸氨基转移酶、乳酸脱氢酶升高，其中磷酸肌酸激酶是出现最早、恢复最早的酶，肌酸激酶同工酶CK-MB诊断敏感性和特异性均极高，起病4小时内增高，16～24小时达到高峰，3～4天恢复正常。增高程度与梗死的范围呈正相关，其高峰出现时间是否提前有助于判断溶栓治疗是否成功。

（4）血细胞：发病24～48小时后白细胞升高（10～20）×10^9/L，中性粒细胞增多，嗜酸性粒细胞减少；红细胞沉降率增快；C反应蛋白增高。

（四）治疗

急性心肌梗死治疗原则是尽快恢复心肌血流灌注，挽救心肌，缩小心肌缺血范围，防止梗死面积扩大，保护和维持心功能，及时处理各种并发症。

1. 一般治疗

（1）休息：急性期卧床休息12小时，若无并发症，24小时内应鼓励患者床上活动肢体，第3天可床边活动，第4天起逐步增加活动量，1周内可达到每日3次步行100～150 m。

（2）监护：急性期进行心电图、血压、呼吸监护，密切观察生命体征变化和心功能变化。

（3）吸氧：急性期持续吸氧4～6 L/min，如发生急性肺水肿，按其处理原则处理。

（4）抗凝治疗：无禁忌证患者嚼服肠溶阿司匹林150～300 mg，连服3天，以后改为75～150 mg/d，长期服用。

2. 解除疼痛

哌替啶50～100 mg肌内注射或吗啡5～10 mg皮下注射，必要时1～2小时可重复使用1次，以后每4～6小时重复使用，用药期间要注意防止呼吸抑制。疼痛轻的患者可应用可待因或罂粟碱30～60 mg肌内注射或口服。也可用硝酸甘油静脉滴注，但需注意心率、血压变化，防止心率增快、血压下降。

3. 心肌再灌注

心肌再灌注是一种积极治疗措施，应在发病12小时内，最好在3～6小时进行，使冠状动脉再通，心肌再灌注，使濒临坏死的心肌得以存活，坏死范围缩小，减轻梗死后心肌重塑，改善预后。

（1）经皮冠状动脉介入治疗（PCI）：实施PCI首先要有具备实施介入治疗的条件，并建立急性心肌梗死急救的绿色通道，患者到院明确诊断之后，既要对患者给予常规治疗，又要做好术前准备的同时将患者送入心导管室。

（2）溶栓疗法：对于由于各种原因没有进行介入治疗的患者，在无禁忌证情况下，可尽早行溶栓治疗。

常用溶栓药物：尿激酶（UK）在30分钟内静脉滴注150万～200万U；链激酶（SK）、重组链激酶（rSK）在1小时内静脉滴注150万U。应用链激酶须注意有无过敏反应，如寒战、发热等。重组组织型纤溶酶原激活药（rt-PA）在90分钟内静脉给药100 mg，先静脉注射15 mg，继而在30分钟内静脉滴注50 mg，随后60分钟内静脉滴注35 mg。另外，在用rt-PA前后均需静脉滴注肝素，应用rt-PA前需用肝素5 000U，用rt-PA后需每小时静脉滴注肝素700～1 000U，持续使用2天。之后3～5天，每12小时皮下注射肝素7 500U或使用低分子肝素。

4. 心律失常处理

室性心律失常常可引起猝死，应立即处理，首选利多卡因静脉注射，反复出现可使用胺碘酮治疗，发生室颤时立即实施电复律；对房室传导阻滞，可用阿托品、异丙肾上腺素等药物，严重者需安装人工心脏起搏器。

5. 控制休克

补充血容量，应用升压药物及血管扩张药，纠正酸碱平衡紊乱。如处理无效时，应选用在主动脉内球囊反搏术的支持下，积极行经皮冠状动脉成形术或支架置入术。

6. 治疗心力衰竭

主要是治疗急性左侧心力衰竭。急性心肌梗死24小时内禁止使用洋地黄制剂。

7. 二级预防

预防动脉粥样硬化、冠心病的措施属于一级预防，对于已经患有冠心病、心肌梗死患者预防再次梗死，防止发生心血管事件的措施属于二级预防。

二级预防措施有：①应用阿司匹林或氯吡格雷等药物，抗血小板集聚。应用硝酸酯类药物，抗心绞痛治疗；②预防心律失常，减轻心脏负荷。控制血压在140/90 mmHg以下，并发糖尿病或慢性肾功能不全应控制在130/80 mmHg以下；③戒烟、控制血脂；④控制饮食，治疗糖尿病，糖化血红蛋白应低于7%，体重指数应控制在标准体重之内；⑤对患者及其家属要普及冠心病相关知识教育，鼓励患者有计划、适当地运动。

（五）护理措施

1. 身心休息

急性期绝对卧床，减少心肌耗氧，避免诱因。保持安静，减少探视避免不良刺激，保证睡眠。陪伴和安慰患者，操作熟练，有条不紊，理解并鼓励患者表达恐惧。

2. 改善活动耐力

改善活动耐力，帮助患者制订逐渐活动计划。对于有固定时间和情境出现疼痛的患者，可预防性给药。若患者在活动后出现呼吸加快或困难、脉搏过快或停止后3分钟未恢复，血压异常、胸痛、眩晕应停止活动，并以此作为限制最大活动量的指标。

3. 病情观察

监护5~7天，监测心电图、心率、心律、血压、血流动力学，有并发症应延长监护时间。如心率、心律和血压变化，出现心律失常，特别是室性心律失常和严重的房室传导阻滞以及休克，及时报告医师处理。观察尿量、意识改变，以帮助判断休克的情况。

4. 吸氧

前3天给予高流量吸氧4~6 L/min，而后可间断吸氧。如发生急性肺水肿，按其处理原则护理。

5. 镇痛护理

遵医嘱给予哌替啶、吗啡、哌替啶等镇痛药物，对于烦躁不安的患者可给予地西泮肌内注射。观察疼痛性质及其伴随症状的变化，注意有无呼吸抑制、心率加快等不良反应。

6. 防止便秘护理

向患者强调预防便秘的重要性，食用富含纤维素的食物。注意饮水，1 500 mL/d。遵医嘱长期服用缓泻药，保证排便通畅。必要时应用润肠药、低压灌肠等。

7. 饮食护理

给予低热量、低脂、低胆固醇和高维生素饮食，少量多餐，避免摄入刺激性食品。

8. 溶栓治疗护理

溶栓前要建立并保持静脉通道畅通。仔细询问病史，除外溶栓禁忌证；溶栓前需检查血常规、凝血时间、血型，配血备用。

溶栓治疗中观察患者有无寒战、皮疹、发热等过敏反应。应用抗凝药物如阿司匹林、肝素，使用过程中应严密观察有无出血倾向。应用溶栓治疗时应严密监测出凝血时间和纤溶酶原，防止出血，注意观察有无牙龈、皮肤、穿刺点出血，观察尿、大便的颜色。出现大出血时需立即停止溶栓，输鱼精蛋白、输血。

溶栓治疗后应定时记录心电图、检查心肌酶谱，观察胸痛有无缓解。

9. 经皮冠状动脉介入治疗后护理

防止出血与血栓形成，停用肝素 4 小时后，复查全血凝固时间，凝血时间在正常范围之内，拔除动脉鞘管，压迫止血，加压包扎，患者继续卧床 24 小时，术肢制动。同时，严密观察生命体征，有无胸痛。观察足背动脉搏动情况，鞘管留置部位有无出血、血肿。

10. 预防并发症

（1）预防心律失常及护理：急性期要持续心电监护，发现频发室性期前收缩，成对、多源性、呈 RonT 现象的室性期前收缩或发现房室传导阻滞时，应及时通知医师处理，遵医嘱应用利多卡因等抗心律失常药物，同时要警惕发生室颤、猝死。

电解质紊乱、酸碱失衡也是引起心律失常的重要因素，要监测电解质和酸碱平衡状态，准备好急救药物和急救设备如除颤器、起搏器等。

（2）预防休克及护理：遵医嘱给予扩容、纠酸、血管活性药物，避免脑缺血，保护肾功能，让患者取平卧位或头低足高位。

（3）预防心力衰竭及护理：在起病最初几天甚至在心肌梗死演变期内，急性心肌梗死的患者可以发生心力衰竭，多表现左侧心力衰竭。因此要严密观察患者有无咳嗽、咳痰、呼吸困难、尿少等症状，观察肺部有无湿性啰音。避免情绪烦躁、饱餐、用力排便等加重心脏负荷的因素。如发生心力衰竭，即按心力衰竭护理进行护理。

11. 健康教育

（1）养成良好生活习惯：调整生活方式，缓解压力，克服不良情绪，避免饱餐、寒冷刺激。洗澡时应注意：不在饱餐和饥饿时洗，水温和体温相当，时间不要过长，卫生间不上锁，必要时有人陪同。

（2）积极治疗危险因素：积极治疗高血压、高脂血症、糖尿病，控制体重于正常范围，戒除烟酒。自觉落实二级预防措施。

（3）按时服药：了解所服药物作用、不良反应，随身携带药物和保健卡。按时服药、定期复查，终身随诊。

（4）合理饮食：食用低热量、低脂、低胆固醇，总热量不宜过高的饮食，以维持正常体重为度。清淡饮食，少量多餐。避免大量刺激性食品。多食含纤维素和果胶的食物。

（周广芳）

第三节 心力衰竭

心力衰竭是由于各种心脏疾病导致心功能不全的临床综合征。心力衰竭通常伴有肺循环和（或）体循环的充血，故又称为充血性心力衰竭。

心功能不全分为无症状和有症状两个阶段，无症状阶段是有心室功能障碍的客观指标如射血分数降低，但无充血性心力衰竭的临床症状，如果不积极治疗，将会发展成有症状心功能不全。

一、慢性心力衰竭

慢性心力衰竭是多种心血管疾病的终末阶段，也是主要的死亡原因。心力衰竭是一种复杂的临床综合征，特定的症状是呼吸困难和乏力，特定的体征是水肿，这些情况可造成器官功能障碍，影响生活质量。主要表现为心脏收缩功能障碍的主要指标左心室射血分数下降，一般 <40%；而心脏舒张功能障碍的患者左心室射血分数相对正常，通常心脏无明显扩大，但有心室充盈指标受损。

我国引起慢性心力衰竭的基础心脏病的构成比与过去有所不同，过去我国以风湿性心脏病为主，近 10 年来其所占比例趋于下降，而冠心病、高血压所占比例明显上升。

（一）病因与发病机制

1. 病因

各种原因引起的心肌、心瓣膜、心包或冠状动脉、大血管的结构损害，导致心脏容量负荷或压力负荷过重均可造成慢性心力衰竭。

冠心病、高血压、瓣膜病和扩张性心肌病是主要的病因；心肌炎、肾炎、先天性心脏病是较常见的病因；而心包疾病、贫血、甲状腺功能亢进与减退症、脚气病、心房黏液瘤、动脉-静脉瘘、心脏肿瘤和结缔组织病、高原病及少见的内分泌病等，是比较少见，易被忽视的病因。

2. 诱因

（1）感染：感染是最主要的诱因，最常见的呼吸道感染，其次是风湿热，在幼儿患者中风湿热则占首位。女性患者泌尿系统感染的诱发常见，感染性心内膜炎、全身感染均是诱发因素。

（2）心律失常：特别是快速心律失常，如房颤等。

（3）生理、心理压力过大：如劳累过度、情绪激动、精神紧张。

（4）血容量增加：液体摄入过多过快、高钠饮食。

（5）妊娠与分娩。

（6）其他：大量失血、贫血；各种原因引起的水、电解质、酸碱平衡紊乱；某些药物应用不当等。

3. 发病机制

慢性心力衰竭的发病机制是很复杂的过程，心脏功能大致经过代偿期和失代偿期。

（1）心力衰竭代偿期：心脏受损初始引起机体短期的适应性和代偿性反应，启动了Frank-Starling 机制，增加心脏的前负荷，使心回血量增加，心室舒张末容积增加，心室扩大，心肌收缩力增强，而维持心排血量的基本正常或相对正常。

机体的适应性和代偿性反应，激活交感神经体液系统，交感神经兴奋性增强，增强心肌收缩力并提高心率，以增加心排血量，但同时机体周围血管收缩，增加心脏后负荷，心肌增厚，心率加快，心肌耗氧量加大。

心脏功能下降，心排血量降低、肾素-血管紧张素-醛固酮系统也被激活，代偿性增加血管阻力和潴留水、钠，以维持灌注压；交感神经兴奋性增加，同时激活神经内分泌细胞因子如心钠素、血管升压素、缓激肽等，参与调节血管舒缩，排钠利尿，对抗由于交感神经兴奋和肾素-血管紧张素-醛固酮系统激活造成的水钠潴留效应。在多因素作用下共同维持机体血压稳定，保证重要脏器的灌注。

（2）心力衰竭失代偿期：长期、持续的交感神经和肾素-血管紧张素-醛固酮系统高兴奋性，多种内源性的神经激素和细胞因子的激活与失衡，又造成继发心肌损害，持续性心脏扩大、心肌肥厚，使心肌耗氧量增加，加重心肌的损伤。神经内分泌系统活性增加不断，加重血流动力学紊乱，损伤心肌细胞，导致心排血量不足，出现心力衰竭症状。

（3）心室重构：所谓的心室重构，就是在心脏扩大、心肌肥厚的过程中，心肌细胞、胞外基质、胶原纤维网等均有相应变化，左心室结构、形态、容积和功能发生一系列变化。研究表明，心力衰竭的发生发展的基本机制就是心室重构。由于基础病的不同，进展情况不同和各种代偿机制的复杂作用，有些患者心脏扩大、肥厚已很明显，但临床可无心力衰竭表现。但如基础病病因不能除，随着时间的推移，心室重构的病理变化，可自身不断发展，心力衰竭必然会出现。

从代偿到失代偿，除了因为代偿能力限度、代偿机制中的负面作用外，心肌细胞的能量供应和利用障碍，导致心肌细胞坏死、纤维化也是重要因素。

心肌细胞的减少使心肌收缩力下降，又因纤维化的增加使心室的顺应性下降，心室重构更趋明显，最终导致不可逆的心肌损害和心力衰竭。

（二）临床表现

慢性心力衰竭早期可以无症状或仅出现心动过速、面色苍白、出汗、疲乏和活动耐力减低症状等。

1. 左侧心力衰竭

（1）症状。

1）呼吸困难：劳力性呼吸困难是最早出现的呼吸困难症状，因为体力活动会使回心血量增加，左心房压力升高，肺瘀血加重。开始仅剧烈活动或体力劳动后出现症状，休息后缓解，随肺瘀血加重，逐渐发展到更轻活动后，甚至休息时，也出现呼吸困难。

夜间阵发性呼吸困难是左侧心力衰竭早期最典型的表现，又称为"心源性哮喘"。是由于平卧血液重新分布使肺血量增加，夜间迷走神经张力增加，小支气管收缩，膈肌位高，肺活量减少所致。典型表现是患者熟睡 1~2 小时，突然憋气而惊醒，被迫坐起，同时伴有咳嗽、咳泡沫痰和（或）哮鸣性呼吸音。多数患者端坐休息后可自行缓解，次日白天无异常感觉。严重者可持续发作，甚至发生急性肺水肿。

端坐呼吸多在病程晚期出现，是肺瘀血达到一定程度，平卧回心血量增多、膈肌上抬，呼吸更困难，必须采用高枕卧位、半卧位，甚至坐位，才可减轻呼吸困难。最严重的患者即使端坐床边，下肢下垂，上身前倾，仍不能缓解呼吸困难。

2）咳嗽、咳痰、咯血：咳嗽、咳痰早期即可出现，是肺泡和支气管黏膜瘀血所致，多发生在夜间，直立或坐位症状减轻。咳白色浆液性泡沫样痰为其特点，偶见痰中带有血丝。如发生急性肺水肿，则咳大量粉红色泡沫痰。

3）其他症状：倦怠、乏力、心悸、头晕、失眠、嗜睡、烦躁等症状，重者可有少尿，是与心排血量低下，组织、器官灌注不足的有关表现。

（2）体征。

1）慢性左侧心力衰竭可有心脏扩大，心尖冲动向左下移位。心率加快、第一心音减弱、心尖区舒张期奔马律，最有诊断价值。部分患者可出现交替脉，是左侧心力衰竭的特征性体征。

2）肺部可闻及湿啰音，急性肺水肿时可出现哮鸣音。

2. 右侧心力衰竭

（1）症状：主要表现为体循环静脉瘀血。消化道症状如食欲缺乏、恶心、呕吐、水肿、腹胀、肝区胀痛等为右侧心力衰竭的最常见症状。

劳力性呼吸困难也是右侧心力衰竭的常见症状。

（2）体征。

1）水肿：早期在身体的下垂部位和组织疏松部位，出现凹陷性水肿，为对称性。重者可出现全身水肿，并伴有胸腔积液、腹水和阴囊水肿。胸腔积液是因体静脉压力增高所致，胸腔静脉有一部分回流到肺静脉，所以胸腔积液更多见于全心衰竭时，以双侧为多见。

2）颈静脉征：颈静脉怒张是右侧心力衰竭的主要体征，其程度与静脉压升高的程度正相关；压迫患者的腹部或肝，回心血量增加而使颈静脉怒张更明显，称为肝颈静脉回流征阳性，肝颈静脉回流征阳性则具有特征性。

3）肝肿大和压痛：可出现肝肿大和压痛；持续慢性右侧心力衰竭可发展为心源性肝硬化，晚期肝脏压痛不明显，但伴有黄疸、肝功能损害和腹水。

4）发绀：发绀是由于供血不足，组织摄取血氧相对增加，静脉血氧降低所致。表现为面部毛细血管扩张、发绀、色素沉着。

3. 全心衰竭

右侧心力衰竭继发于左侧心力衰竭而形成全心衰竭，但当右侧心力衰竭后，肺瘀血的临床表现减轻。扩张型心肌病等表现左、右心同时衰竭者，肺瘀血症状都不严重，左侧心力衰竭的表现主要是心排血量减少的相关症状和体征。

（三）辅助检查

1. X线检查

（1）心影的大小、形态可为病因诊断提供重要依据，根据心脏扩大的程度和动态改变，间接反映心功能状态。

（2）肺门血管影增强是早期肺静脉压增高的主要表现；肺动脉压力增高可见右下肺动脉增宽；肺间质水肿可使肺野模糊；Kerley B 线是在肺野外侧清晰可见的水平线状影，是肺小叶间隔内积液的表现，是慢性肺瘀血的特征性表现。

2. 超声心动图检查

超声心动图检查比 X 线检查更能准确地提供各心腔大小变化及心瓣膜结构情况。左心室射血分数（LVEF 值）可反映心脏收缩功能，正常左心室射血分数值 >50%，左心室射血分数值≤40%为收缩期心力衰竭诊断标准。

多普勒超声是临床上最实用的判断心室舒张功能的方法，E峰是心动周期的心室舒张早期心室充盈速度的最大值，A峰是心室舒张末期心室充盈的最大值，正常人E/A的比值不小于1.2，中青年应更大。

3. 有创性血流动力学检查

此检查常用于重症心力衰竭患者，可直接反映左心功能。

4. 放射性核素检查

帮助判断心室腔大小，反映左心室射血分数值和左心室最大充盈速率。

（四）治疗

1. 病因治疗

（1）基本病因治疗：对有损心肌的疾病应早期进行有效治疗，如高血压、冠心病、糖尿病、代谢综合征等；心血管畸形、心瓣膜病力争在发生心脏衰竭之前进行介入或外科手术治疗；对于一些病因不明的疾病也应早期干预如原发性扩张型心肌病，以延缓心室重构。

（2）诱因治疗：积极消除诱因，最常见的诱因是感染，特别是呼吸道感染，积极应用有针对性的抗生素控制感染。心律失常特别是房颤是引起心脏衰竭的常见诱因，对于快速房颤要积极控制心室率，及时复律。纠正贫血、控制高血压等均可防止心力衰竭发生和（或）加重。

2. 一般治疗

减轻心脏负担，限制体力活动，避免劳累和精神紧张。低钠饮食，少食多餐，限制饮水量。给予持续氧气吸入，流量2~4 L/min。

3. 利尿药

利尿药是治疗心力衰竭的常用药物，通过排钠排水减轻水肿，减轻心脏负荷，缓解瘀血症状。原则上应长期应用，但在水肿消失后应以最小剂量维持，如氢氯噻嗪25 mg，隔日1次。常用利尿药有排钾利尿药如氢氯噻嗪等；袢利尿药如呋塞米、布美他尼（丁脲胺）等；保钾利尿药如螺内酯、氨苯蝶啶等。排钾利尿药主要不良反应是可引起低血钾，应补充氯化钾或与保钾利尿药同用。噻嗪类利尿药可抑制尿酸排泄，引起高尿酸血症，大剂量长期应用可影响胆固醇及糖的代谢，应严密监测。

4. 肾素-血管紧张素-醛固酮系统抑制药

（1）血管紧张素转化酶（ACE）抑制药：ACE抑制药扩张血管，改善瘀血症状，更重要的是降低心力衰竭患者代偿性神经-体液的不利影响，限制心肌、血管重构，维护心肌功能，推迟心力衰竭的进展，降低远期病死率。

常用ACE抑制药如卡托普利12.5~25 mg，每日2次，培哚普利2~4 mg，每日1次，贝那普利对有早期肾功能损害患者较适用，使用量是5~10 mg，每日1次。临床应用一定要从小剂量开始，逐渐加量。

（2）血管紧张素受体阻滞药（ARBBs）：ARBBs在阻断肾素-血管紧张素系统作用与ACE抑制药作用相同，但缺少对缓激肽降解抑制作用。当患者应用ACE抑制药出现干咳不能耐受，可应用ARBBs类药，常用ARBBs如坎地沙坦、氯沙坦、缬沙坦等。

ARBBs类药的用药注意事项、不良反应除干咳以外，其他均与ACE抑制药相同。

（3）醛固酮拮抗药：研究证明螺内酯20 mg，每日1~2次小剂量应用，可以阻断醛固酮效应，延缓心肌、血管重构，改善慢性心力衰竭的远期效果。

注意事项：中重度心力衰竭患者应用时，需注意血钾的监测；肾功能不全、血肌酐异常、高血钾及应用胰岛素的糖尿病患者不宜使用。

5. β受体阻滞药

β受体阻滞药可对抗交感神经激活，阻断交感神经激活后各种有害影响。临床应用其疗效常在用药后2~3个月才出现，但明显提高运动耐力，改善心力衰竭预后，降低病死率。

β受体阻滞药具有负性肌力作用，临床中应慎重应用，应用药物应从小剂量开始，如美托洛尔12.5 mg，每日1次；比索洛尔1.25 mg，每日1次；卡维地洛6.25 mg，每日1次，逐渐加量，适量维持。

注意事项：用药应在心力衰竭稳定、无体液潴留情况下，小剂量开始应用。

患有支气管痉挛性疾病、心动过缓、二度以上包括二度的房室传导阻滞的患者禁用。

6. 正性肌力药物

是治疗心力衰竭的主要药物，适于治疗以收缩功能异常为特征的心力衰竭，尤其对心腔扩大引起的低心排血量心力衰竭，伴快速心律失常的患者作用最佳。

（1）洋地黄类药物：是临床最常用的强心药物，具有正性肌力和减慢心率作用，在增加心肌收缩力的同时，不增加心肌耗氧量。

用法：地高辛为口服制剂，维持量法，0.25 mg，每日1次。此药口服后2~3小时血浓度达高峰，4~8小时获最大效应，半衰期为1.6天，连续口服7天后血浆浓度可达稳态。适用于中度心力衰竭的维持治疗。

毛花苷C为静脉注射制剂，注射后10分钟起效，1~2小时达高峰，每次0.2~0.4 mg，稀释后静脉注射，24小时总量0.8~1.2 mg。适用于急性心力衰竭或慢性心力衰竭加重时，尤其适用于心力衰竭伴快速心房颤动者。

常见毒性反应有：胃肠道表现如恶心、呕吐；神经系统表现如视物模糊、黄视、绿视；心血管系统表现多为各种心律失常，也是洋地黄中毒最重要的表现，最常见的心律失常是室性期前收缩，多呈二联律。快速房性心律失常伴有传导阻滞是洋地黄中毒特征性的表现。

（2）β受体兴奋药：临床通常短期应用治疗重症心力衰竭，常用静脉滴注多巴酚丁胺、多巴胺。适用于急性心肌梗死伴心力衰竭的患者；小剂量多巴胺2~5 μg/（kg·min）能扩张肾动脉，增加肾血流量和排钠利尿，从而用于充血性心力衰竭的治疗。

（五）护理措施

1. 环境与心理护理

保持环境安静、舒适，空气流通；限制探视，减少精神刺激；注意患者情绪变化，做好心理护理，要求患者家属要积极给予患者心理支持和治疗的协助，使患者心情放松、情绪稳定，减少机体耗氧量。

2. 休息与活动

心功能Ⅰ级：不限制一般的体力活动，但避免剧烈运动和重体力劳动；心功能Ⅱ级：可适当进行轻体力工作和家务劳动，强调下午多休息；心功能Ⅲ级：日常生活可以自理或在他人协助下自理，严格限制一般的体力活动；心功能Ⅳ级：绝对卧床休息，生活需要他人照顾，可在床上做肢体被动运动和翻身，逐步过渡到坐床边或下床活动。当病情好转后，鼓励患者尽早做适量的活动，防止因长期卧床导致的静脉血栓、肺栓塞、便秘和压疮的发生。在活动中要监测有无呼吸困难、胸痛、心悸、疲劳等症状，如有不适应停止活动，并以此作为限制最大活动量的指征。

3. 病情观察

（1）观察水肿情况：注意观察水肿的消长情况，每日测量并记录体重，准确记录液体出入量。

（2）保持呼吸道通畅：监测患者呼吸困难的程度、发绀情况、肺部啰音的变化以及血气分析和血氧饱和度等变化，根据缺氧的轻重程度调节氧流量和吸氧方式。

（3）注意水、电解质变化及酸碱平衡情况：低钾血症可出现乏力、腹胀、心悸，心电图出现 u 波增高及心律失常，并可诱发洋地黄中毒。少数因肾功能减退，补钾过多而致高血钾，严重者可引起心搏骤停。低钠血症表现为乏力、食欲缺乏、恶心、呕吐、嗜睡等症状。如出现上述症状，要及时通报医师及时给予检查、纠正。

4. 保持排便通畅

患者常因精神因素使规律性排便活动受抑制，排便习惯改变，加之胃肠道瘀血、进食减少、卧床过久影响肠蠕动，易致便秘。应帮助患者训练床上排便习惯，同时饮食中增加膳食纤维，如发生便秘，应用小剂量缓泻药和润肠药，病情许可时扶患者坐起使用便器，并注意观察患者的心率、反应，以防发生意外。

5. 输液护理

根据患者液体出入情况及用药要求，控制输液量和速度，以防诱发急性肺水肿。

6. 饮食护理

给予高蛋白、高维生素的易消化清淡饮食，注意补充营养。少量多餐，避免过饱；限制水、钠摄入，每日食盐摄入量少于 5 g，服利尿药者可适当放宽。

7. 用药护理

（1）利尿药：遵医嘱正确使用利尿药，并注意有关不良反应的观察和预防。监测血钾及有无乏力、腹胀、肠鸣音减弱等低钾血症的表现，同时多补充含钾丰富的食物，必要时遵医嘱补充钾盐。口服补钾宜在饭后或将水剂与果汁同饮；静脉补钾时每 500 mL 液体中氯化钾含量不宜超过 1.5 g。

应用保钾利尿药需注意有无胃肠道反应、嗜睡、乏力、皮疹，高血钾等不良反应。

利尿药的应用时间选择早晨或日间为宜，避免夜间排尿过频而影响患者的休息。

（2）洋地黄类制剂。

1）给药要求：严格遵医嘱给药，发药前要测量患者脉搏 1 分钟，当脉搏 <60 次/分或节律不规则时，应暂停服药并通知医生。静脉给药时务必稀释后缓慢静脉注射，并同时监测心率、心律及心电图变化。

2）遵守禁忌：注意不与奎尼丁、普罗帕酮（心律平）、维拉帕米（异搏定）、钙剂、胺碘酮等药物合用，以免降低洋地黄类药物肾排泄率，增加药物毒性。

3）用药后观察：应严密观察患者用药后毒性反应，监测血清地高辛浓度。

4）毒性反应的处理：立即停用洋地黄类药；停用排钾利尿药；积极补充钾盐；快速纠正心律失常，血钾低者快速补钾，不低的可应用利多卡因等治疗，但一般禁用电复律，防止发生室颤；对缓慢心律失常，可使用阿托品 0.5～1 mg 皮下注射或静脉注射治疗，一般不用安置临时起搏器。

（3）肾素-血管紧张素-醛固酮系统抑制药：应用 ACE 抑制药时需预防直立性低血压、皮炎、蛋白尿、咳嗽、间质性肺炎等不良反应的发生。应用 ACE 抑制药和（或）ARBBs 期间要注意观察血压、血钾的变化，同时注意要小剂量开始，逐渐加量。

8. 并发症的预防与护理

（1）感染：室内空气流通，每日开窗通风 2 次，寒冷天气注意保暖，长期卧床者鼓励翻身，协助拍背，以防发生呼吸道感染和坠积性肺炎；加强口腔护理，以防发生由于药物治疗引起菌群失调导致的口腔黏膜感染。

（2）血栓形成：长期卧床和使用利尿药引起的血流动力学改变，下肢静脉易形成血栓。应鼓励患者在床上活动下肢和做下肢肌肉收缩运动，协助患者做下肢肌肉按摩。每天用温水浸泡足以加速血液循环，减少静脉血栓形成。当患者肢体远端出现局部肿胀时，提示有发生静脉血栓可能，应及早与医师联系。

（3）皮肤损伤：应保持床褥柔软、清洁、干燥，患者衣服柔软、宽松。对于长期卧床患者应加强皮肤护理，保持皮肤清洁、干燥，定时协助患者更换体位，按摩骨突出处，防止推、拉、扯强硬动作，以免皮肤完整性受损。如需使用热水袋取暖，水温不宜过高，40 ~ 50 ℃为宜，以免烫伤。

对于有阴囊水肿的男性患者可用托带支托阴囊，保持会阴部皮肤清洁、干燥；水肿局部有液体外渗情况，要防止继发感染；注意观察皮肤有无发红、破溃等压疮发生，一旦发生压疮要积极给予减少受压、预防感染、促进愈合的护理措施。

9. 健康教育

（1）治疗病因、预防诱因：指导患者积极治疗原发心血管疾病，注意避免各种诱发心力衰竭的因素，如呼吸道感染、过度劳累和情绪激动、钠盐摄入过多、输液过多过快等。育龄期妇女注意避孕，要在医师的指导下妊娠和分娩。

（2）饮食要求：饮食要清淡、易消化、富营养，避免饮食过饱，少食多餐。戒烟、酒，多食蔬菜、水果，防止便秘。

（3）合理安排活动与休息：根据心功能的情况，安排适当体力活动，以利于提高心脏储备力，提高活动耐力，同时也帮助改善心理状态和生活质量。但避免重体力劳动，建议患者进行散步、练气功、打太极拳等运动，掌握活动量，以不出现心悸、气促为度，保证充分睡眠。

（4）服药要求：指导患者遵照医嘱按时服药，不要随意增减药物，帮助患者认识所服药物的注意事项，如出现不良反应及时就医。

（5）坚持随诊：慢性心力衰竭治疗过程是终身治疗，应嘱患者定期门诊复诊，防止病情发展。

（6）家属教育：帮助家属认识疾病和目前治疗方法、帮助患者的护理措施和心理支持的技巧，教育其要给予患者积极心理支持和生活帮助，使患者树立战胜疾病信心，保持情绪稳定。

二、急性心力衰竭

急性心力衰竭是指心肌遭受急性损害或心脏负荷突然增加，使心排血量急剧下降，导致组织灌注不足和急性瘀血的综合征。以急性左侧心力衰竭最常见，多表现为急性肺水肿或心源性休克。

（一）病因与发病机制

急性广泛心肌梗死、高血压急症、严重心律失常、输液过多过快等为常见原因。使心脏收缩力突然严重减弱，心排血量急剧减少或左心室瓣膜性急性反流，左心室舒张末压迅速升高，肺静脉回流不畅，导致肺静脉压快速升高，肺毛细血管压随之升高，使血管内液体渗入到肺间质和肺泡内，形成急性肺水肿。

（二）临床表现

突发严重呼吸困难为特征性表现，呼吸频率达 30~40 次/分，患者被迫采取坐位，两腿下垂，双臂支撑以助呼吸，极度烦躁不安、大汗淋漓、口唇发绀、面色苍白。同时频繁咳嗽、咳大量粉红色泡沫痰。病情极重者可以出现意识模糊。

早期血压可以升高，随病情不缓解血压可降低直至休克；听诊可见心音较弱，心率增快，心尖部可闻及舒张期奔马律；两肺满布湿啰音和哮鸣音。

（三）治疗

1. 体位

置患者于两腿下垂坐位或半卧位。

2. 吸氧

吸入高流量（6~8 L/min）氧气，加入 30%~50% 乙醇湿化。对病情严重患者可采用呼吸机持续加压面罩吸氧或双水平气道加压吸氧，以增加肺泡内的压力，促进气体交换，对抗组织液向肺泡内渗透。

3. 镇静

吗啡 3~10 mg 皮下注射或静脉注射，必要时每 15 分钟重复 1 次，可重复 2~3 次。老年患者须酌情减量或肌内注射。伴颅内出血、神志障碍、慢性肺部疾病时禁用。

4. 快速利尿

呋塞米 20~40 mg 静脉注射，在 2 分钟内推注完，每 4 小时可重复 1 次。呋塞米不仅有利尿作用，还有静脉扩张作用，利于肺水肿的缓解。

5. 应用血管扩张药

血管扩张药应用过程中，要严密监测血压，用量要根据血压进行调整，收缩压一般维持在 100 mmHg 左右，对原有高血压的患者血压降低幅度不超过 80 mmHg 为度。

（1）硝普钠应用：硝普钠缓慢静脉滴注，扩张小动脉和小静脉，初始用药剂量为 0.3 μg/（kg·min），根据血压变化逐渐调整剂量，最大剂量为 5 μg/（kg·min），一般维持量 50~100 μg/min。因本药含有氰化物，用药时间不宜连续超过 24 小时。

（2）硝酸甘油应用：硝酸甘油扩张小静脉，降低回心血量。初始用药剂量为 10 μg/min，然后每 10 分钟调整 1 次，每次增加初始用药剂量为 5~10 μg。

（3）酚妥拉明应用：酚妥拉明可扩张小动脉及毛细血管。静脉用药以 0.1 mg/min 开始，每 5~10 分钟调整 1 次，增至最大用药剂量为 1.5~2.0 mg/min。

6. 应用洋地黄类药物

可应用毛花苷 C 0.4~0.8 mg 缓慢静脉注射，2 小时后可酌情再给 0.2~0.4 mg。近期使用过洋地黄药物的患者，应注意洋地黄中毒。对于急性心肌梗死在 24 小时内不宜使用，重度二尖瓣狭窄患者禁用。

7. 平喘

氨茶碱可以解除支气管痉挛，并有一定的正性肌力及扩血管利尿作用。氨茶碱 0.25 mg 加入 100 mL 液体内静脉滴注，但应警惕氨茶碱过量，肝肾功能减退患者、老年人应减量。

（四）护理措施

1. 保证休息

立即协助患者取半卧位或坐位休息，双腿下垂，以减少回心血量，减轻心脏前负荷。注意加强皮肤护理，防止因被迫体位而发生的皮肤损伤。

2. 吸氧

一般吸氧流量为 6~8 L/min，加入 30%~50% 乙醇湿化，使肺泡内的泡沫表面张力降低破裂，增加气体交换的面积，改善通气。要观察呼吸情况，随时评估呼吸困难改善的程度。

3. 饮食护理

给予高营养、高热量、少盐、易消化的清淡饮食，少量多餐，避免食用产气食物。

4. 病情观察

（1）病情早期观察：注意早期心力衰竭表现，一旦出现劳力性呼吸困难或夜间阵发性呼吸困难，心率增快、失眠、烦躁、尿量减少等症状，应及时与医师联系，并加强观察。如迅速发生极度烦躁不安、大汗淋漓、口唇发绀等表现，同时胸闷、咳嗽、呼吸困难、发绀、咳大量白色或粉红色泡沫痰，应警惕急性肺水肿发生，立即配合抢救。

（2）保持呼吸道通畅：严密观察患者呼吸频率、深度，观察患者的咳嗽情况，痰液的性质和量，协助患者咳嗽、排痰，保持呼吸道通畅。

（3）防止心源性休克：观察患者意识、精神状态，观察患者血压、心率的变化及皮肤颜色、温度变化。

（4）防止病情发展：观察肺部啰音的变化，监测血气分析结果。控制静脉输液速度，一般为每分钟 20~30 滴。准确记录液体出入量。

5. 心理护理

患者常伴有濒死感，焦虑和恐惧，应加强床旁监护，给予安慰及心理支持，以增加战胜疾病信心。医护人员抢救时要保持镇静，表现出忙而不乱，操作熟练，以增加患者的信任和安全感。避免在患者面前议论病情，以免引起误会，加剧患者的恐惧。必要时可留患者亲属陪伴患者。

6. 用药护理

应用吗啡时注意有无呼吸抑制、心动过缓；用利尿药要准确记录尿量，注意水、电解质和酸碱平衡情况；用血管扩张药要注意输液速度，监测血压变化；用硝普钠应现用现配，避光滴注，有条件者可用输液泵控制滴速；洋地黄制剂静脉使用时要稀释，推注速度宜缓慢，同时观察心电图变化。

（杨　宏）

第五章

消化内科疾病护理

第一节　胃食管反流病

胃食管反流病（GERD）是一种因胃和（或）十二指肠内容物反流入食管引起胃灼热、反流、胸痛等症状和（或）组织损害的综合征，包括食管综合征和食管外综合征。食管综合征有典型反流综合征、反流胸痛综合征及伴食管黏膜损伤的综合征，如反流性食管炎（RE）、反流性狭窄、Barrett 食管（BE）及食管腺癌。食管外综合征有反流性咳嗽综合征、反流性喉炎综合征、反流性哮喘综合征及反流性蛀牙综合征，还可能有咽炎、鼻窦炎、特发性肺纤维化及复发性中耳炎。

根据内镜下表现的不同，GERD 可分为非糜烂性反流病（NERD）、RE 及 BE，我国 60% ~ 70% 的 GERD 表现为 NERD。

一、病因与发病机制

与 GERD 发生有关的机制包括抗反流防御机制的削弱、食管黏膜屏障的完整性破坏及胃十二指肠内容物反流对食管黏膜的刺激等。

（一）抗反流机制的削弱

抗反流机制的削弱是 GERD 的发病基础，包括下食管括约肌（LES）功能失调、食管廓清功能下降、食管组织抵抗力损伤、胃排空延迟等。

1. LES 功能失调

LES 功能失调在 GERD 发病中起重要作用，其中 LES 压力降低、一过性下食管括约肌松弛（TLESR）及裂孔疝是引起 GERD 的 3 个重要因素。

LES 正常长 3 ~ 4 cm，维持 10 ~ 30 mmHg 的静息压，是重要的抗反流屏障。当 LES 压力 < 6 mmHg 时，即容易出现胃食管反流。即使 LES 压力正常，也不一定就没有胃食管反流。近来的研究表明 TLESR 在 GERD 的发病中有重要作用。TLESR 是指非吞咽情况下 LES 发生自发性松弛，可持续 8 ~ 10 秒，长于吞咽时 LES 松弛，并常伴胃食管反流。TLESR 是正常人生理性胃食管反流的主要原因，目前认为 TLESR 是小儿胃食管反流的最主要因素，胃扩张（餐后、胃排空异常、空气吞入）是引发 TLESR 的主要刺激因素。裂孔疝破坏了正常抗反流机制的解剖和生理，使 LES 压力降低并缩短了 LES 长度，削弱了膈肌的作用，并使食管蠕动减弱，故食管裂孔疝是胃食管反流重要的病理生理因素。

2. 食管、胃功能下降

（1）食管：健康人食管借助正常蠕动可有效清除反流入食管的胃内容物。GERD 患者由于食管原发性和继发性蠕动减弱，无效食管运动发生率高，有如硬皮病样食管，致食管廓清功能障碍，不能有效廓清反流入食管的胃内容物。

（2）胃：胃轻瘫或胃排空功能减弱，胃内容物大量潴留，胃内压增加，导致胃食管反流。

（二）食管黏膜屏障功能受损

食管黏膜屏障是食管黏膜上皮抵抗反流物对其损伤的重要结构，包括食管上皮前（黏液层、静水层和黏膜表面 HCO_3^- 所构成的物理化学屏障）、上皮（紧密排列的多层鳞状上皮及上皮内所含负离子蛋白和 HCO_3^- 可阻挡和中和 H^+）及上皮后（黏膜下毛细血管提供 HCO_3^- 中和 H^+）屏障。当屏障功能受损时，即使是正常反流也可致食管炎。

（三）胃和十二指肠内容物反流

胃食管反流时，含胃酸、胃蛋白酶的胃内容物，甚至十二指肠内容物反流入食管，引起胃灼热、反流、胸痛等症状，甚至导致食管黏膜损伤。难治性 GERD 常伴有严重的胃食管反流。Vaezi 等发现，混合反流可导致较单纯反流更为严重的黏膜损伤，两者可能存在协同作用。

二、病理

RE 的病理改变主要有食管鳞状上皮增生，黏膜固有层乳头向表面延伸，浅层毛细血管扩张、充血和（或）出血，上皮层内中性粒细胞和淋巴细胞浸润，严重者可有黏膜糜烂或溃疡形成。慢性病变可有肉芽组织形成、纤维化以及 Barrett 食管改变。

三、临床表现

GERD 的主要临床表现包括以下内容。

（一）食管表现

1. 胃灼热

是指胸骨后的烧灼样感觉，胃灼热是 GERD 最常见的症状。胃灼热的严重程度不一定与病变的轻重程度一致。

2. 反流

反流指胃内容物反流入口中或下咽部的感觉，此症状多在胃灼热、胸痛之前发生。

3. 胸痛

胸痛作为 GERD 的常见症状，日渐受到临床重视。可酷似心绞痛，对此有时单从临床很难作出鉴别。胸痛的程度与食管炎的轻重程度无平行关系。

4. 吞咽困难

指患者能感觉到食物从口腔到胃的过程发生障碍，吞咽困难可能与咽喉部的发胀感同时存在。引起吞咽困难的原因很多，包括与反流有关的食管痉挛、食管运动功能障碍、食管瘢痕狭窄及食管癌等。

5. 上腹痛

也可以是 GERD 的主要症状。

（二）食管外表现

1. 咽喉部表现

如慢性喉炎、慢性声嘶、发音困难、声带肉芽肿、咽喉痛、流涎过多、癔球症、颈部疼痛、牙周炎等。

2. 肺部表现

如支气管炎、慢性咳嗽、慢性哮喘、吸入性肺炎、支气管扩张、肺脓肿、肺不张、咯血及肺纤维化等。

四、诊断

由于 GERD 临床表现多种多样，症状轻重不一，有的患者可能有典型的反流症状，但内镜及胃食管反流检测无异常；而有的患者以其他器官系统的症状为主要表现，给 GERD 的诊断造成一定的困难。因此，GERD 的诊断应结合患者的症状及实验室检查综合判断。

1. RE 的诊断

有胃食管反流的症状，内镜可见累及食管远端的食管炎，排除其他原因所致的食管炎。

2. NERD 的诊断

有胃食管反流的症状，内镜无食管炎改变，但实验室检查有胃食管反流的证据，如：①24小时食管 pH 监测阳性；②食管阻抗监测、食管胆汁反流测定、静息放射性核素检查或钡餐检查显示胃食管反流；③食管测压示 LES 压力降低或 TLESR，或食管体部蠕动波幅降低。

五、治疗

胃食管反流病的治疗目标为充分缓解症状，治愈食管炎，维持症状缓解和胃镜检查的缓解，治疗或预防并发症。

1. GERD 的非药物治疗

非药物治疗指生活方式的指导，避免一切引起胃食管反流的因素等。如要求患者饮食不宜过饱；忌烟、酒、咖啡、巧克力、酸食和过多脂肪；避免餐后立即平卧。对仰卧位反流，抬高床头 10 cm 就可减轻症状。对于立位反流，有时只要患者穿宽松衣服、避免牵拉、上举或弯腰就可减轻。超重者在减肥后症状会有所改善。某些药物能降低 LES 的压力，导致反流或使其加重，如抗胆碱能药物、钙通道阻断剂、硝酸盐类药物、肌肉松弛剂等，对 GERD 患者尽量避免使用这些药物。

2. GERD 的药物治疗

（1）抑酸药：抑酸药是治疗 GERD 的主要药物，主要包括 PPI 和 H_2 受体拮抗剂，PPI 缓解症状最快，对食管炎的治愈率最高。虽然 H_2RA 疗效低于 PPI，但在一些病情不是很严重的 GERD 患者中，采用 H_2RA 仍是有效的。

（2）促动力药：促动力药可用于经过选择的患者，特别是作为酸抑制治疗的一种辅助药物。对大多数 GERD 患者，目前应用的促动力药不是理想的单一治疗药物。

1）多巴胺受体拮抗剂：此类药物能促进食管、胃的排空，增加 LES 的张力。此类药物包括甲氧氯普胺和多潘立酮，常用剂量为 10 mg，每天 3~4 次，睡前和餐前服用。前者如剂量过大或长期服用，可导致锥体外系神经症状，故老年患者慎用；后者长期服用也可致高催乳素血症，产生乳腺增生、泌乳和闭经等不良反应。

2）非选择性 5 - HT$_4$ 受体激动剂：此类药物能促进肠肌丛节后神经释放乙酰胆碱而促进食管、胃的蠕动和排空，从而减轻胃食管反流。目前常用的为莫沙必利，常用剂量为 5 mg，每天 3~4 次，饭前 15~30 分钟服用。

3）伊托必利：此类药可通过阻断多巴胺 D$_2$ 受体和抑制胆碱酯酶的双重功能，起到加速胃排空、改善胃张力和敏感性、促进胃肠道动力的作用。该药消化道特异性高，对心脏、中枢神经系统、泌乳素分泌的影响小，在 GERD 治疗方面具有长远的优势。常用剂量为 50 mg，每天 3~4 次，饭前 15~30 分钟服用。

（3）黏膜保护剂：对控制症状和治疗反流性食管炎有一定疗效。常用的药物有硫糖铝1 g，每天 3~4 次，饭前 1 小时及睡前服用；铝碳酸镁 1 g，每天 3~4 次，饭前 1 小时及睡前服用，具有独特的网状结构，既可中和胃酸，又可在酸性环境下结合胆汁酸，对于十二指肠和胃食管反流有较好的治疗效果。枸橼酸铋钾盐，480 mg/d，分 2~4 次于饭前及睡前服用。

（4）γ-氨基丁酸（GABA）受体抑制剂：由于 TLESR 是发生胃食管反流的主要机制，因此 TLESR 成为治疗的有效靶点。对动物及人类的研究显示，GABA 受体抑制剂巴氯芬可抑制 TLESR，可能是通过抑制脑干反射而起作用的。巴氯芬对 GERD 患者既有短期作用，又有长期作用，可显著减少反流次数和缩短食管酸暴露时间，还可明显改善十二指肠和胃食管反流及其相关的反流症状，是目前控制 TLESR 发生率最有前景的药物。

（5）维持治疗：因为 GERD 是一种慢性疾病，持续治疗对控制症状及防止并发症是适当的。

3. GERD 的内镜抗反流治疗

为了避免 GERD 患者长期需要药物治疗及手术治疗风险大的缺点，内镜医师在过去的几年中在内镜治疗 GERD 方面做出了不懈的努力，通过以下 3 种方法改善 LES 的屏障功能，发挥其治疗作用。

（1）胃镜下腔内折叠术：该方法是将一种缝合器安装在胃镜前端，于直视下在齿状线下缝合胃壁组织，形成褶皱，增加贲门口附近紧张度，"延长腹内食管长度"及形成皱褶，以阻挡胃肠内容物的反流。包括黏膜折叠方法或全层折叠方法。

（2）食管下端注射法：指内镜直视下环贲门口或食管下括约肌肌层注射无活性低黏度膨胀物质，增加 LES 的功能。

（3）内镜下射频治疗：该方法是将射频治疗针经活检孔道送达齿状线附近，刺入食管下端的肌层进行热烧灼，使肌层"纤维化"，增加食管下端张力。

内镜治疗 GERD 的安全性及可能性已经多中心研究所证明，且显示大部分患者可终止药物治疗，但目前仍缺乏严格的大样本多中心对照研究。

4. GERD 的外科手术治疗

对 GERD 患者行外科手术治疗时，必须掌握严格的适应证，主要包括：①需长期用药维持，且用药后症状仍然严重者；②出现严重并发症，如出血、穿孔、狭窄等，经药物或内镜治疗无效者；③伴有严重的食管外并发症，如反复并发肺炎、反复发作的难以控制的哮喘、咽喉炎，经药物或内镜治疗无效者；④疑有恶变倾向的 BE；⑤严重的胃食管反流而不愿终身服药者；⑥仅对大剂量质子泵抑制剂起效的年轻患者，如有严重并发症（出血、狭窄、BE）。

临床应用过的抗反流手术方法较多。目前治疗 GERD 的手术常用 Nissen 胃底折叠术、Belsey 胃底部分折叠术。各种抗反流手术治疗的效果均应通过食管 24 小时的 pH 测定、内镜及临床表现进行综合评价。

六、护理措施

（一）指导患者改变不良生活方式和饮食习惯

（1）卧位时将床头抬高 10~20 cm，避免餐后平卧和睡前 2 小时进食。

（2）少量多餐，避免过饱。食物以高蛋白、高纤维、低脂肪、易消化为主，应细嚼慢咽；避免进食可使下食管括约肌压降低的食物，如高脂肪、巧克力、咖啡、浓茶等；戒烟酒。

（3）避免剧烈运动以及使腹压升高的因素，如肥胖、紧身衣、束腰带等。

（4）避免使用使下食管括约肌压降低的药物，如 β 肾上腺素能激动剂、α 肾上腺素能受体阻断剂、抗胆碱能制剂、钙离子通道阻滞剂、茶碱等。

（二）用药指导

抑制胃酸是胃食管反流病治疗的主要手段，根据医嘱给患者进行药物治疗，注意观察疗效及不良反应。常用药物如下所述。

1. 抑制胃酸药物

质子泵抑制剂可有效抑制胃酸分泌，最快速地缓解症状。一天一次应用 PPI 的患者应该在早餐前服用，而睡前服用 PPI 可更好控制夜间酸分泌，通常疗程在 8 周以上，部分患者需要长期服药。也可选用 H_2 受体阻断剂，如西咪替丁、雷尼替丁、法莫替丁等，疗程 8~12 周。适用于轻中症患者。

2. 促动力药物

可增加下食管括约肌压力，改善食管蠕动功能，促进胃排空，减少胃食管反流，改善患者症状，可作为抑酸剂的辅助用药。常用药物有甲氧氯普胺或多潘立酮，餐前半小时服用，服药期间注意观察有无腹泻、便秘、腹痛、恶心等不良反应。

3. 黏膜保护剂

可以在食管黏膜表面形成保护性屏障，吸附胆盐和胆汁酸，阻止胃酸、胃蛋白酶的侵蚀，防止其对食管黏膜的进一步损伤。常用药物包括硫糖铝、铋剂、铝碳酸镁等。硫糖铝片需嚼碎后成糊状，餐前半小时用少量温开水冲服，但长期使用可抑制磷的吸收而致骨质疏松。

（三）心理护理

关心体贴患者，告知疾病与治疗相关知识，消除患者紧张情绪，避免一些加重本病的刺激因素，使患者主动配合治疗，保持情绪稳定。

（曹　微）

第二节　功能性消化不良

功能性消化不良（FD）是临床上最常见的一种功能性胃肠病，是指具有上腹痛、上腹胀、早饱、嗳气、食欲不振、恶心、呕吐等上腹不适症状，经检查排除了引起这些症状的胃肠、肝胆及胰腺等器质性疾病的一组临床综合征，症状可持续或反复发作，病程一般超过1个月或在1年中累计超过12周。

根据临床特点，FD分为3型：①运动障碍型，以早饱、食欲不振及腹胀为主；②溃疡型，以上腹痛及反酸为主；③反流样型。

一、临床表现

1. 症状

FD有上腹痛、上腹胀、早饱、嗳气、食欲不振、恶心、呕吐等症状，常以某一个或某一组症状为主，至少持续或累积4周/年以上，在病程中症状也可发生变化。

FD起病多缓慢，病程常经年累月，呈持续性或反复发作，不少患者由饮食、精神等因素诱发。部分患者伴有失眠、焦虑、抑郁、头痛、注意力不集中等精神症状。无贫血、消瘦等消耗性疾病表现。

2. 体征

FD的体征多无特异性，多数患者中上腹有触痛或触之不适感。

二、辅助检查

（1）三大常规和肝、肾功能均正常，血糖及甲状腺功能正常。

（2）胃镜、B超、X线钡餐检查正常。

（3）胃排空试验近50%的患者出现胃排空延缓。

三、治疗

主要是对症治疗，个体化治疗和综合治疗相结合。

1. 一般治疗

避免烟、酒及服用非甾体抗炎药，建立良好的生活习惯。注意心理治疗，对失眠、焦虑患者适当予以镇静药物。

2. 药物治疗

（1）抑制胃酸分泌药：H_2受体阻滞剂或质子泵抑制剂，适用于以上腹痛为主要症状的患者。症状缓解后不需要维持治疗。

（2）促胃肠动力药：常用多潘立酮、西沙必利和莫沙必利，以后两者疗效为佳。适用于以上腹胀、早饱、嗳气为主要症状患者。

（3）胃黏膜保护剂：常用枸橼酸铋钾。

（4）抗幽门螺杆菌治疗：疗效尚不明确，对部分有幽门螺杆菌感染的FD患者可能有效，以选用铋剂为主的三联为佳。

（5）镇静剂或抗抑郁药：适用于治疗效果欠佳且伴有明显精神症状的患者，宜从小剂量开始，注意观察药物的不良反应。

四、护理措施

（一）心理护理

本病为慢性反复发作的过程，因此，护士应做好心理疏导工作，尽量避免各种刺激及不良情绪，详细讲解疾病的性质，鼓励患者，提高认知水平，帮助患者树立战胜疾病的信心。教会患者稳定情绪，保持心情愉快，培养广泛的兴趣爱好。

（二）饮食护理

建立良好的生活习惯，避免烟、酒及服用非甾体抗炎药。强调饮食规律性，进食时勿做其他事情，睡前不要进食，利于胃肠道的吸收及排空。避免高脂油炸食物，忌坚硬食物及刺激性食物，注意饮食卫生。饮食适量，不宜极渴时饮水，一次饮水量不宜过多。不能因畏惧凉食而进食热烫食物。进食适量新鲜蔬菜水果，保持低盐饮食。少食易产气的食物及寒凉、酸性食物。

（三）合理活动

参加适当的活动，如打太极拳、散步或练习气功等，以促进胃肠蠕动及消化腺的分泌。

（四）用药指导

对于焦虑、失眠的患者可适当给予镇静剂，从小剂量开始使用，严密观察使用镇静剂后的不良反应。

（五）健康指导

1. 一般护理

功能性消化不良患者在饮食中应避免油腻及刺激性食物，戒烟、戒酒，养成良好的生活习惯，避免暴饮暴食及睡前进食过量；可采取少食多餐的方法；加强体育锻炼；要特别注意保持愉快的心情和良好的心境。

2. 预防护理

（1）进餐时应保持轻松的心情，不要匆促进食，也不要囫囵吞食，更不要站着吃或边走边吃。

（2）不要泡饭或喝水进食，饭前或饭后不要立即大量饮用液体。

（3）进餐时不要讨论问题或争吵，讨论应在饭后 1 小时进行。

（4）不要在进餐时饮酒，进餐后不要立即吸烟。

（5）不要穿着束紧腰部的衣裤就餐。

（6）进餐应定时。

（7）避免大吃大喝，尤其是辛辣和富含脂肪的饮食。

（8）有条件可在两餐之间喝 1 杯牛奶，避免胃酸过多。

（9）少食过甜、过咸食品，食入过多糖果会刺激胃酸分泌。

（10）进食不要过冷或过烫。

（曹　微）

第三节 胃癌

胃癌是指发生在胃黏膜上皮的恶性肿瘤,是最常见的恶性肿瘤之一,在各种恶性肿瘤中胃癌居首位,好发年龄 >50 岁,男女发病比为 2 ：1。

胃癌的发生是多因素长期作用的结果。环境因素在胃癌的发生中居支配地位,而宿主因素居从属地位。幽门螺杆菌感染、饮食、吸烟及宿主的遗传易感性是影响胃癌发生的重要因素。

一、临床表现

1. 症状

(1) 早期胃癌:70% 以上无症状,有症状者一般不典型,上腹轻度不适是最常见的初发症状,与消化不良或胃炎相似。

(2) 进展期胃癌:既往无胃病史,但近期出现原因不明的上腹不适或疼痛;或既往有胃溃疡病史,近期上腹痛频率加快、程度加重。

1) 上腹部饱胀:常为老年人进展期胃癌的最早症状,有时伴有嗳气、反酸、呕吐。若癌灶位于贲门,可感到进食不通畅;若癌灶位于幽门,出现梗阻时,患者可呕吐出腐败的隔夜食物。

2) 食欲减退、消瘦乏力:据统计约 50% 的老年患者有明显的食欲减退、日益消瘦、乏力,有 40% ~60% 的患者因消瘦而就医。

3) 消化道出血:呕血(10%)、黑便(35%)及持续大便潜血(60% ~80%)(量少,肉眼看无血但化验可发现)阳性。

(3) 终末期胃癌死亡前的症状。

1) 常有明显消瘦、贫血、乏力、食欲缺乏、精神萎靡等恶病质症状。

2) 多有明显的上腹持续疼痛,由癌灶溃疡、侵犯神经或骨膜引起。

3) 可能大量呕血、黑便等,常因胃穿孔、幽门梗阻致恶心、呕吐、吞咽困难或上腹饱胀加剧。

4) 腹部包块或左锁骨上可触及较多、较大的质硬不活动的融合成团的转移淋巴结。

5) 有癌细胞转移的淋巴结增大融合压迫大血管致肢体水肿、心包积液;胸腹腔转移致胸腔、腹腔积液,难以消除的过多腹腔积液致腹部膨隆胀满。

6) 肝内转移或肝入口处转移淋巴结增大融合成团或该处脉管内有癌栓堵塞引起黄疸、肝肿大。

7) 常因免疫力差及肠道通透性增高引起肠道微生物移位入血致频繁发热,或胸腔积液压迫肺部引起排出不畅导致肺部感染,或严重时致感染性休克。

8) 因广泛转移累及多脏器,正常组织受压丧失功能,大量癌细胞生长抢夺营养资源使正常组织器官面临难以逆转的恶性营养不良,最终致多脏器功能障碍而死亡。

2. 体征

(1) 早期胃癌无明显体征,进展期在上腹部可扪及肿块,有压痛。肿块多位于上腹部偏右,呈坚实可移动结节状。

（2）肝脏转移可出现肝肿大，并扪及坚硬结节，常伴黄疸。

（3）腹膜转移时可发生腹腔积液，移动性浊音阳性。

（4）远处淋巴结转移时可扪及 Virchow 淋巴结，质硬不活动。

（5）直肠指诊时在直肠膀胱间凹陷可触及一板样肿块。

（6）某些胃癌患者出现伴癌综合征，包括反复发作的浅表性血栓静脉炎、黑棘皮病（皮肤皱褶处有色素沉着，尤其在两腋）和皮肌炎等，可有相应的体征，有时可在胃癌诊断前出现。

3. 并发症

（1）出血：可出现头晕、心悸、呕吐咖啡色胃内容物、排柏油样便等。

（2）贲门或幽门梗阻：取决于胃癌的位置。

（3）穿孔：可出现腹膜刺激征。

二、辅助检查

1. 体格检查

可能有左锁骨上淋巴结增大（是进入血液全身播散的最后守卫淋巴结）、上腹包块，直肠指检发现盆腔底部有肿块（癌细胞脱落至盆腔生长）。

2. 实验室检查

早期血常规检查多正常，中、晚期可有不同程度的贫血，大便潜血试验阳性。目前尚无对于胃癌诊断特异性较强的肿瘤标志物，但 CEA、CA50、CA72-4、CA19-9、CA242 等多个标志物的连续监测对于胃癌的诊疗和预后判断有一定价值。

3. 上消化道 X 线钡餐造影检查

有助于判断病灶范围。但早期病变仍需结合胃镜证实，进展期胃癌主要 X 线征象有龛影、充盈缺损、黏膜皱襞改变、蠕动异常及梗阻性改变。

4. 增强 CT（计算机体层扫描）检查

可以清晰显示胃癌累及胃壁的范围，与周围组织的关系，有无较大的腹腔及盆腔转移。

5. MRI（磁共振显像）检查

为判断癌灶范围提供信息，适用于 CT 造影剂过敏者或其他影像学检查怀疑转移者，有助于判断腹膜转移状态。

6. PET-CT 扫描检查

PET-CT 扫描是正电子发射体层扫描与计算机体层扫描合二为一的检查，对判断胃癌的准确性 >80%（印戒细胞癌和黏液腺癌准确性约为50%），并可了解全身有无转移灶。其没有痛苦，但费用昂贵，可用于胃癌术后追踪有无胃癌复发。

7. 胃镜或腹腔镜超声检查

（1）可测量癌灶范围及初步评估淋巴结转移情况，有助于术前临床分期，帮助选择治疗方法及判断疗效。

（2）胃镜病理活检（取活组织进行病理检验）明确为胃癌者，可做胃镜超声检查确定其是否为早期或进展期，单纯胃镜检查有时难以区分胃癌的早、晚期。

（3）胃镜发现可疑胃癌但病理活检又不能确诊，可用超声内镜判断，使患者免于反复进行胃镜检查及取活检。

（4）术前各种影像检查怀疑淋巴结广泛增大者或怀疑侵犯重要脏器不能切除者，条件许可时可行腹腔镜超声检查以了解是否癌灶与脏器间有界限能够切除、淋巴结是否转移融合到无法切除的程度、哪些淋巴结有可能转移。

8. 胃镜检查

可发现早期胃癌，鉴别良、恶性溃疡，确定胃癌的类型和病灶范围。发现胃溃疡或萎缩性胃炎，要病理活检评估其细胞异型增生程度，重度异型增生（不典型增生）者需要按早期癌对待。

9. 腹腔镜检查

有条件的医院可通过此项检查达到类似于剖腹探查的效果，可细致了解癌灶与周围情况，尤其是可发现腹膜有无广泛粟粒状种植转移的癌灶，这是其他检查难以发现的。若存在此种情况，则手术疗效很差，若患者高龄且身体很差，应考虑放弃手术而试用其他疗法。

三、治疗

1. 手术治疗

手术是目前唯一可能根除胃癌的手段。手术效果取决于胃癌的浸润深度和扩散范围。对早期胃癌，胃部分切除属首选。对进展期胃癌，若未发现远处转移，应尽可能手术切除，有些需做扩大根除手术。对远处已有转移者，一般不做胃切除，仅做姑息性手术，如胃造瘘术、胃空肠吻合术，以保证消化道畅通和改善营养。

2. 化学治疗

化学治疗（化疗）是指运用药物治疗疾病的方法，旨在杀伤扩散到全身的癌细胞。化疗目的：①治愈癌症，使癌灶消失；②若不能治愈，则控制癌灶进展；③若不能治愈或控制进展，则缓解症状。

多药联合化疗常比单药化疗效果好，而且可降低人体对某种特定药物产生耐药性的可能。化疗药可口服、静脉/动脉注射、胸/腹腔注射等。

化疗药不能识别癌细胞，只能非特异地杀伤增殖迅速的细胞，因此，骨髓细胞、消化道黏膜、毛发等增殖较快的正常细胞也可被杀伤，引起骨髓抑制、呕吐、腹泻、脱发等不良反应（化疗停止后多消失）。

（1）术后辅助化疗：根治术联合术后化疗比单纯根治术更能延长生存期。

（2）术前新辅助化疗：新辅助化疗是术前给予3个疗程左右的化疗，使手术时癌细胞活力低，不易播散；也可使不能切除的胃癌降期为可切除；也可为术后化疗提供是否敏感、是否需换药的信息。

（3）腹腔内化疗：癌灶若累及浆膜，癌细胞就可能脱落到腹腔内，引起腹腔种植；也有可能术中操作时癌细胞脱落。腹腔内化疗可减少或控制癌细胞在腹腔内复发或进展，应术中或术后尽早开始。

（4）动脉灌注化疗：局部癌灶药物浓度明显提高，全身循环药物浓度明显降低，不良反应明显减少。

3. 靶向治疗

利用癌细胞特有的分子结构作为药物作用靶点进行治疗，称为靶向治疗。可减轻正常细胞损害，针对性损伤癌细胞。目前胃癌靶向治疗的药物种类及作用均有限，具有这些药物作用靶点的患者仅为20%～30%。与化疗药联合应用可提高5年生存率5%～10%。

4. 内镜下治疗

早期胃癌可做内镜下黏膜切除、激光、微波治疗，特别适用于不能耐受手术的患者。中、晚期胃癌患者不能手术可经内镜做激光、微波或者局部注射抗癌药物，可暂时缓解病情。贲门癌所致的贲门狭窄可行扩张，放置内支架解除梗阻，改善患者生活质量。

5. 中药治疗

无法切除或复发的胃癌，若放化疗无效，可行中药治疗。虽不能缩小癌灶，但有些患者可有生活质量改善，有报道显示，生存期不比化疗短。但目前国际上并不认可中药的疗效，有人认为晚期患者化疗或中药的疗效都很差，基本是自然生存期。故中药治疗的生存期是否比无治疗的患者自然生存期长，或不差于化疗所延长的生存期，或可加强化疗药疗效，尚需更多高级别的临床研究。

6. 支持治疗

旨在预防、减轻患者痛苦，改善生活质量，延长生存期。包括镇痛、纠正贫血、改善食欲、改善营养状态、缓解梗阻、控制腹腔积液、心理治疗等。对晚期无法切除的胃癌梗阻患者行内镜下放置自扩性金属支架，风险和痛苦均小。专科医师通过经皮经肝胆管引流（PTCD）或在胆总管被增大淋巴结压迫而狭窄梗阻处放置支架，可缓解黄疸，避免缩短生存期。大出血时，可请专科医师进行血管栓塞止血。

四、护理措施

（一）心理护理

关心患者，了解患者的紧张、恐惧情绪，告知有关疾病和手术的知识，消除患者的顾虑和消极心理，增强其对治疗的信心，使患者能积极配合治疗和护理。

（二）疼痛护理

除了给予关心、疏导外，给患者提供一个舒适、安静，利于休息的环境。遵医嘱给予镇痛药，并观察用药后的疗效。同时鼓励患者采用转移注意力，放松、分散疗法等非药物方法镇痛。

（三）饮食和营养护理

给予高热量、高蛋白、富含维生素、易消化、无刺激的饮食，并少量多餐。对于不能进食或禁食的患者，应从静脉补充足够能量，必要时可实施全胃肠外营养。

（四）并发症护理

并发出血的患者应观察呕血、便血情况，定时监测生命体征、有无口渴及尿少等循环血量不足的表现，及时补充血容量；急性穿孔患者要严密观察腹膜刺激征、肠鸣音变化等，禁食及胃肠减压、补液以维持水电解质平衡等，必要时做好急诊手术的准备。

（五）健康指导

1. 疾病预防指导

对健康人群开展卫生宣教，提倡多食富含维生素C的新鲜水果、蔬菜，多食肉类、鱼类、豆制品和乳制品；避免高盐饮食，少进咸菜、烟熏和腌制食品；食品贮存要科学，不食霉变食物。对胃癌高危人群，如中度或重度胃黏膜萎缩、中度或重度肠化、不典型增生或有胃癌家族史者应遵医嘱给予根除幽门螺杆菌治疗。对癌前状态者，应定期检查，以便早期诊断及治疗。

2. 疾病知识指导

指导患者生活规律，保证充足的睡眠，根据病情和体力适量活动，增强机体抵抗力。注意个人卫生，特别是体质衰弱者，应做好口腔、皮肤黏膜的清洁，防止继发性感染。指导患者运用适当的心理防卫机制，保持乐观态度和良好的心理状态，以积极的心态面对疾病。

3. 用药指导与病情监测

指导患者合理使用镇痛药，发挥自身积极的应对能力，以提高控制疼痛的效果。嘱患者定期复诊，以监测病情变化和及时调整治疗方案。教会患者及其家属如何早期识别并发症，及时就诊。

（胡　楠）

第六章

风湿免疫科疾病护理

第一节　类风湿关节炎

类风湿关节炎（RA）是一种常见的以慢性、对称性、进行性、游走性及侵蚀性的多滑膜关节炎和关节外病变（皮下结节、心包炎、胸膜炎、肺炎、周围神经炎等）为主要临床表现、病因未明、尚无特异性诊断指标的自身免疫炎性疾病。

类风湿关节炎是一个比较常见的疾病，分布在全世界各个民族。以温带、亚热带和寒带地区多见，热带地区少见。

西方白种人类风湿关节炎患病率约1%，我国类风湿关节炎患病率约为0.3%。男女患病率之比为（1∶2）~（1∶4），可发生于任何年龄，随着年龄的增长，患病率也随之增高，以40~60岁为发病高峰。约70%患者类风湿因子（RF）阳性。我国类风湿关节炎患者在病情进展和病变程度上均较西方国家为轻。

一、病因与发病机制

（一）病因

类风湿关节炎的发病机制至今尚未阐明，可能与下列因素有关。

1. 遗传因素

类风湿关节炎有轻度家族聚集和孪生子共同患病现象，这表明类风湿关节炎发病与遗传有一定关系。例如，已发现同卵双生子有30%~50%的共同发病率，而异卵双生子为5%。HLA-DR$_4$阳性和HLA-DR$_1$阳性的个体易感性增强。

2. 感染因素

实验研究发现，多种致病源，如细菌、病毒、衣原体、螺旋体等均可引起不同动物RA样病征。临床也见到部分RA发生于某些感染之后，如结核分枝杆菌、链球菌、衣原体感染等。在患者血清或滑膜液中可发现相应抗原的抗体效价升高，但尚未确定其致病抗原或致病抗原成分。虽然如此，仍不排除感染因子在RA发病中的重要作用。

3. 性激素

体内激素水平也可能与发病有关。雌激素促进类风湿关节炎的发生，而孕激素则减缓类风湿关节炎发生，怀孕能使类风湿关节炎临床症状减轻，类风湿关节炎患者的糖皮质激素日基础分泌量偏低。

4. 诱因

RA 发病常与受寒、受潮、劳累、外伤、精神刺激等因素相关，这些因子可能是 RA 发病的诱因，而非病因。

总之，RA 病因是复杂的，可能是易感宿主与多种致病因素相互作用的结果。

（二）发病机制

1. RF 的作用

RF 是一种自身抗体，本质是抗 IgG Fc 端的抗体。它与 IgG 形成的免疫复合物是造成关节局部和关节外病变的重要因素。

2. 细胞因子的作用

细胞因子是细胞间相互作用的重要介质，一方面使巨噬细胞、淋巴细胞在疾病过程中持续被活化，造成 RA 的慢性过程；另一方面是许多临床表现的因素。例如，IL-1 等促使花生四烯酸代谢造成滑膜炎症；激活胶原酶和破骨细胞，使关节软骨和骨破坏；促使肝合成急性期蛋白以致红细胞沉降率、CRP 升高。

二、病理

1. 滑膜炎

急性期滑膜炎表现为渗出性和细胞浸润性，滑膜下层小血管扩张，间质水肿和中性粒细胞浸润。慢性期滑膜肥厚，由大量增生的滑膜细胞和淋巴细胞构成，内有新生血管和大量被激活的纤维母样细胞及随后形成的纤维组织，称为血管翳，侵入软骨和软骨下骨，有很大破坏性，是造成关节破坏、关节畸形、功能障碍的病理基础。

2. 类风湿结节

重要的关节外病变常见于关节伸侧受压部位的皮下组织，也见于肺。结节中心为纤维素样坏死组织，周围是呈栅栏状排列的成纤维细胞，外周浸润单核细胞、淋巴细胞和浆细胞，形成典型的纤维肉芽组织。

3. 类风湿血管炎

表现多样，如皮肤血管炎、小静脉炎、末端动脉内膜增生和纤维化等。

三、临床表现与诊断

RA 发病一般呈隐袭性，先有几周到数月的乏力、食欲缺乏、体重减轻、低热、手足麻木等前驱症状，随后出现单一或多个关节肿痛，大多为手和足趾关节对称性肿痛，偶尔呈游走不定的多关节肿痛，以指间关节、掌指关节、腕关节及足关节多见，依次为肘、肩、踝、膝、颈、颞颌及髋关节等。

（一）关节表现

由于受累关节炎症充血水肿或渗液，常使关节肿痛、压痛及僵硬不适，主要累及小关节，尤其是手关节的对称性多关节炎。

1. 晨僵

即病变的关节长期不活动后出现活动障碍、僵直，如胶黏着样的感觉。关节僵硬以晨间或关节休息后明显，统称为晨僵，95％以上 RA 有晨僵。活动关节后可减轻，晨僵持续的时间也常作为 RA 炎症活动的指标之一。

2. 疼痛与压痛

关节疼痛以夜间、晨间或关节启动时为著；酸胀难忍或向关节周围放散，遇冷尤剧；多呈对称性、持续性，但时轻时重，关节伴有压痛。最早出现在腕关节、掌指关节、近端指关节，渐发展至颞颌、足趾、膝、踝、肘、髋等全身大小关节。如颞颌关节受累，主要表现为局部疼痛、肿胀和张口受限，以致患者不敢咀嚼。

3. 关节肿胀

因关节腔内积液或关节周围软组织炎症引起。病程长者因滑膜炎症后的肥厚而肿胀，此时浮髌征（－）。慢性期则多呈梭形肿胀，伴或不伴有关节萎缩；也多呈对称性，累及各关节，手关节、膝关节多见。

4. 关节畸形

见于晚期 RA。原因：①软骨，软骨下骨质破坏造成关节纤维性或骨性强直；②关节周围的肌腱、韧带受损，关节局部受力平衡遭到破坏，而造成关节不能保持在正常位置。常见畸形有梭形肿胀、尺侧偏斜、天鹅颈、纽扣花、峰谷畸形及其他畸形。

5. 关节功能障碍

RA 功能分级如下。

Ⅰ级：能正常进行各种日常生活活动和工作。

Ⅱ级：可进行一般的日常生活及某种特定职业工作，但对参与其他活动受限。

Ⅲ级：可进行一般的日常生活，但对参与某种职业工作或其他活动受限。

Ⅳ级：不能正常地进行各种日常生活活动及各种工作。

（二）关节外表现

关节外表现为 RA 病情严重或病变活动的征象，有时非常突出，或单独出现或在关节炎之前出现。

1. 类风湿结节

为特异的皮肤表现。15%～20% RA 出现皮下结节，单个或多个，数毫米至数厘米大小，质硬韧如橡皮样，无触压痛或轻触痛，常对称地出现于肘关节皮下鹰嘴突附近、膝关节上下、四肢肌腱部，偶尔见于头部、躯干及脊柱后方。出现于内脏，如心、肺、脑膜等处的类风湿结节，常引起系统性症状。一般认为类风湿结节是 RA 病变活动的征象，多见于 RF 阳性的患者，但与关节炎或整个病情不完全一致。

2. 类风湿血管炎

各系统都可出现。表现为指端小血管炎，局部组织的缺血性坏死，严重者可出现肠穿孔、心肌梗死、脑血管意外。发生于病情较重、关节炎症表现明显、RF 效价高的患者。

3. 肺部表现

RA 肺部受累可出现在关节炎期间或关节炎之前数年，表现为胸膜炎或弥漫性间质性肺炎及肺大疱形成；有时为无临床症状的双侧胸膜下类风湿结节；广泛的 RA 胸膜病变可致小到中量胸腔积液。

4. 心脏表现

尸检发现 40% RA 患者有陈旧性纤维索性粘连性心包炎，但生前诊断的不多。部分可表现出心包炎征象，有时可见局灶性心肌炎、冠状动脉炎及心电图异常。

5. 眼部表现

约 30% RA 并发干燥综合征（SS）时会出现干燥性角膜炎；类风湿结节累及巩膜时，可导致巩膜外层巩膜炎、巩膜软化或穿通；眼底血管炎可导致视力障碍或失明。

6. 神经系统表现

RA 神经系统损害多由血管炎引起。出现单个或多个肢体局部性感觉缺失、垂腕征、垂足征或腕管综合征。寰枢关节脱位而压迫脊髓时，则可出现颈肌无力、进行性步态异常及颈部疼痛等。

7. 消化系统表现

RA 患者可伴有胃肠道症状，如上腹部不适、食欲减退、恶心等。原因：①血管炎病变，损伤胃肠道组织，发生缺血性肠炎或引起胃肠道运动功能障碍；②因并发症，如干燥综合征可影响循环系统的外分泌功能；③因服用药物而出现不良反应，其中最常见的是服用非甾体抗炎药对胃肠道产生的不良反应。

8. 血液系统表现

低血红蛋白小细胞性贫血，为疾病本身或药物引起胃肠道慢性失血所致。伴脾肿大和中性粒细胞减少的称 Felty 综合征，有的同时有贫血和血小板减少。

（三）实验室检查

1. 血常规检查

轻、中度贫血，白细胞及分类多正常，活动期血小板可升高。

2. 红细胞沉降率检查

观察滑膜炎症的活动性和严重性指标，无特异性。

3. CRP 检查

炎症急性期蛋白，增高说明疾病活动。

4. RF 检查

RF 是一种自身抗体，可分为 IgMIg、GIg、AIg、E 型，临床测到的是 IgM 型，见于 70% RA，滴度高低与本病活动性和严重性相关。RF 还见于 SLE、SS、PSS 等疾病。正常人 5% 可有低滴度的 RF，因而 RF 不是 RA 特异性循环。

5. Ig 检查

IgM RF，检测指标；IgG-RF，致病抗体；IgA-RF，病情严重。

新发现的自身抗体：抗核周因子（APF），抗角蛋白抗体（AKA），抗 Sa 抗体，抗类风湿关节炎相关核抗原（RANA）。临床意义：早期诊断，RF 阴性者的诊断，特异性更强，与病情更相关。

6. CIC 和补体检查

血清 CIC（+），补体一般不减少，少数并发血管炎者补体降低。滑液中补体减少。

7. 关节滑液检查

滑液增多（>3.5 mL），白细胞明显增多（2 000～75 000/mm³），正常 <200/mm³，且以中性粒细胞为主，黏度差，色黄，糖含量低于血糖。

8. 类风湿结节活检

为诊断指标之一。

（四）关节 X 线检查

对诊断、病变分期、观察病情演变均重要，以手及腕关节 X 线片最有价值。

1 期：关节周围软组织肿胀，关节端骨质疏松。

2 期：关节间隙因软骨破坏而变狭窄。

3 期：关节面出现凿样破坏性改变。

4 期：关节出现半脱位，骨质破坏后纤维性和骨性强直。

（五）诊断标准

（1）晨僵 >1 小时，≥6 周。

（2）3 个以上关节肿胀，≥6 周。

（3）腕关节、掌指关节、近指关节肿胀 ≥6 周。

（4）对称性关节肿胀，≥6 周。

（5）皮下结节。

（6）手 X 线改变（至少有骨质疏松和关节间隙狭窄）。

（7）RF（+）（>1：20）。

上述 7 项中符合 4 项或 4 项以上即可诊断为 RA。该标准容易遗漏一些早期或不典型患者，需结合本病对称性、多发性慢性小关节炎，症状可相继出现的特点而综合考虑。

四、治疗

（一）治疗目标

（1）减轻症状：缓解疼痛，减轻炎症，减少不良反应。

（2）保护肌肉和关节功能，控制和延缓病情进展，促进已破坏的关节、骨修复。

（3）提高生活质量。

（二）治疗措施

治疗措施包括科普教育、药物治疗、其他治疗、生活保健。

1. 一般治疗

急性期应休息、关节制动；恢复期进行关节功能锻炼、理疗。注意：过度休息和制动可致关节废用和肌肉萎缩，影响关节功能。

2. 治疗方案个体化

根据患者的病情制订，早期治疗、规律用药、联合用药、长期坚持治疗是治疗类风湿关节炎的关键。

3. 药物治疗

常用药物治疗有非甾体抗炎药（NSAIDs）、慢作用抗风湿药（SAARDs）、细胞毒药物、肾上腺皮质激素（GC）。

（1）非甾体抗炎药。

1）阿司匹林：易致肝损害，基本不用。

2）舒林酸：用于老年患者，肾功能受损者，200 mg/d。

3）布洛芬：缓释剂。0.3 g，每 2 次。

4）双氯酚酸：25 mg，每 3 次。

5）奥湿克（双氯酚酸＋米索前列醇）：每天总量 150～200 mg，每次 1 片，每日 2 次。

（2）慢作用抗风湿药：起效慢，可能有控制病情进展的作用，又称改变病情药（DMARDs）。多与非甾体抗炎药联合应用。

1）氨甲蝶呤（MTX）：7.5～20 mg，每周 1 次，口服；也可静脉注入或静脉滴注。

2）雷公藤总苷：20 mg，每日 3 次，口服。

3）金诺芬（瑞得）：3 mg，每日 2 次。适用于早期、轻型患者，不良反应少，需长期使用。

4）青霉胺：首剂 125 mg，每日 2～3 次，后增至 500～750 mg/d。

5）柳氮磺胺吡啶（SASP）：5-氨基水杨酸和磺胺吡啶偶氮连接物，既有水杨酸的抗风湿作用，又有磺胺类的抗菌作用。水解后在肠道可起到抗菌消炎和免疫抑制作用。每天 8～12 片，分次口服。8 周后见效，在类风湿关节炎、强直性脊柱炎等疾病中有广泛应用。不良反应：ESR 和 CRP 下降；胃肠道反应，少数出现过敏性皮疹、粒细胞减少、肝功能损害，部分男性出现可逆性精子数目减少，停药后可以恢复。服药时需多喝水，以减少不良反应，定期检查血常规、尿常规、肝功能。

6）免疫抑制药：硫唑嘌呤、环磷酰胺、环孢素。毒性较大，适用于其他药物无效或病情较重者。

7）来氟米特（LEF）：新型免疫抑制药，有抗炎与免疫抑制作用。临床应用，每天 10～20 mg。

8）白芍总苷：服用 3 个月起效。0.3 g，每天 2～3 次。

（3）肾上腺皮质激素：有强大的抗炎作用，能迅速改善关节炎症，但不能根本控制疾病。停药易复发。适用于有关节外症状或关节炎明显又不能用 NSAIDs 控制和 DMARDs 尚未起效时。泼尼松 30～40 mg/d。长效制剂倍他米松，关节腔内注射或肌内注射。

（4）生物制剂：目前常见的治疗类风湿关节炎、强直性脊柱炎的肿瘤坏死因子（TNF）拮抗药，与传统的治疗药物比较，拮抗药有着鲜明的特点（表 6-1）。

表 6-1　治疗 RA 的生物制剂与传统药物的比较

药物类型	优点	缺点
解热镇痛药（NSAIDs）	解热、镇痛效果好，起效快	没有骨关节保护作用，容易引起消化道溃疡、心脑血管意外
慢作用药（DMARD）	长期使用有一定的骨关节保护作用	起效慢，疗效不稳定，长期使用有骨髓抑制、肝损害等不良反应
激素	解热、镇痛，抗炎起效快	没有骨关节保护作用，长期使用对人体各个器官都有损伤，易发生感染
肿瘤坏死因子（TNF）拮抗药	解热、镇痛，抗炎作用迅速，快速改善关节活动度，长期使用可以保护骨关节、降低致残率	注射部位反应、皮疹多见，易发生轻度感染

1）依那西普（益赛普）：一种模仿人体内固有成分的可溶性受体融合蛋白，是第 4 代（全人化）的肿瘤坏死因子（TNF）拮抗药，也是第一个在国内使用的肿瘤坏死因子拮抗药。目前已经在国内使用了 2 年多，是国内使用时间最长的肿瘤坏死因子拮抗药，国外同类

产品已经在临床上使用超过 9 年。该药治疗类风湿关节炎和强直性脊柱炎疗效显著，安全性好。使用方法：每次 25 mg，用灭菌注射用水稀释后进行皮下注射，每日 2 次，规范使用 3 个月后，根据病情症状好转程度和实验室检查指标，决定是否再使用。

2）英夫利西单抗（类克）：一种含有鼠源成分的单克隆抗体，是第二代的肿瘤坏死因子（TNF）拮抗药。目前刚在国内使用，其疗效和安全性还有待观察。该药为静脉输液使用，必须在医院接受严密观察。使用方法：3 mg/kg，用注射用水稀释，静脉滴注。

3）阿达木单抗：一种和类克作用机制一致的新一代单克隆抗体，区别在于将类克中的鼠源成分替换成了人的成分，从而减少不良反应发生。目前该药还没有在国内上市。

这类生物制剂通过体内阻断肿瘤坏死因子（TNF）——类风湿关节炎和强直性脊柱炎中的核心炎症细胞因子，从而抑制肿瘤坏死因子介导的慢性炎症过程。美国风湿病学会在 2002 年公布的《类风湿关节炎治疗》中指出：选择性细胞因子拮抗药代表了类风湿关节炎治疗的最新进展，其中临床疗效最好的抗细胞因子制剂是肿瘤坏死因子（TNF）拮抗药。

五、护理措施

（一）疼痛的护理

1. 相关因素

（1）与关节慢性炎性反应或关节软骨退行性改变有关。

（2）与血管炎炎性反应、痉挛、小血管微循环障碍有关。

（3）与骨质疏松，骨钙盐减少和骨小梁结构破坏有关。

2. 临床表现

（1）关节肿胀、疼痛、活动受限。

（2）雷诺现象、皮肤溃疡、坏疽等。

（3）骨痛、腰背疼痛或全身骨痛。骨痛通常为弥漫性，无固定部位。

3. 护理措施

（1）急性期卧床休息，冬天注意保暖。缓解期下床适量活动、锻炼，按医嘱使用一般止痛药，减轻和消除痛苦。保证患者休息及睡眠。

（2）观察关节有无肿胀、疼痛部位及疼痛性质、有无游走性或对称性；关节的活动度，有无畸形。

（3）晨僵护理：①观察晨僵持续时间，以判断病情及治疗效果；有晨僵者起床前或睡前 1 小时服用非甾体抗炎药以缓解病情；在疾病的治疗和恢复过程中，应计算每天晨僵的时间，观察病情变化，指导和配合用药；②鼓励患者早晨起床后行温水沐浴，或用热水浸泡僵硬的关节，以促进双手的血液循环，减轻僵硬，之后活动关节；注意水温不宜过高，以防烫伤；夜间睡眠戴弹力手套保暖，可减轻晨僵；③有晨僵时，勿强行翻动患者或强行活动，防止骨折。

（4）注意观察皮肤：有无掌红斑或指红斑，有无雷诺现象或皮肤破溃。

（5）疼痛分级评估：①急性期，每班评估，用药后 30 分钟及时评估；②缓解期，可 12 小时或每天评估；③观察评估疼痛有无减轻或加重及伴发的症状，如有无晨僵；多关节痛或单关节痛，是否影响睡眠和饮食。疼痛时除药物止痛外，可分散注意力，如听音乐等以减轻疼痛。

（6）避免各种引起疼痛的诱因：如防寒保暖，勿过度劳累，不能在空调房间内长时间停留等。

（7）注意观察关节外的症状：若出现胸闷、胸痛、腹痛、消化道出血、发热、咳嗽、呼吸困难及其他不适症状，提示病情严重，应尽早给予适当处理。

（二）生活自理能力下降（躯体移动障碍）的护理

1. 相关因素

（1）与四肢关节肿胀、畸形、功能障碍有关。

（2）与营养不良、卧床时间长、久病不能下床活动、全身虚弱有关。

（3）与休息、睡眠时间不足、缺乏动力、抑郁有关。

2. 临床表现

（1）生活不能自理，如不能自行如厕，不能自行起坐，行走困难等。

（2）不能长时间活动或不能长时间坐位。

3. 护理措施

（1）饮食护理：不要刻意避免吃某种食物；宜食富含高维生素、高蛋白、营养丰富的饮食；选择含饱和脂肪和胆固醇少的食物；避免油炸食物，可食用低脂和脱脂牛奶；多吃蔬菜和水果；不要吃过咸的食物，有贫血的患者增加含铁的食物。

（2）帮助患者经常变换体位，以减少压力性溃疡（压疮），每2小时翻身1次或改变一下身体的重心。

（3）经常协助患者主动或被动活动四肢关节，功能锻炼。

（4）维持正常的体位，以预防关节畸形发生或加重。

（5）患者以中老年女性较多，所负担的家务劳动较多，家人应给予适当分担，避免患者过度操劳，加重关节负担。

（6）督促患者按时服药，指导并协助其功能锻炼，如穿衣、吃饭、步行等。如长期卧床不起，关节不活动，会使关节功能减退甚至丧失。

（7）做好基础护理，协助患者如厕等生活护理，帮助患者提高生活质量。

（三）有失用综合征危险的护理

1. 相关因素

（1）与关节炎反复发作、关节骨质破坏有关。

（2）与不注意关节活动及功能锻炼有关。

2. 临床表现

（1）关节畸形，关节功能障碍。

（2）关节僵直，肌肉萎缩。

3. 护理措施

（1）预防关节失用：帮助患者学会自我护理，明确锻炼目的，有计划地进行关节功能锻炼，防止和延缓畸形。

（2）急性期：应卧床休息，以减少体力消耗，保护关节，避免脏器受损；静息时正确的体位和夹板的合理应用对于防止关节畸形有重要意义。

（3）通过适当合理的锻炼防止关节出现僵直挛缩，防止肌肉萎缩，促进血液循环，恢复关节功能，振奋精神，增强体质，增加康复信心。

（4）缓解期：指导患者每天定期做全身和局部相结合的活动，如游泳、做操、打太极拳、太极剑、五禽戏等中华传统武术；骑自行车；跳老年迪斯科、传统舞蹈、健美操等；经常活动双手、双腕，如织毛衣、双手握圆球转动等。教会患者锻炼的方法，防止过度锻炼。

（5）注意事项：活动时慢慢开始，运动的关节疼痛剧烈时需暂停，经常改变体位锻炼，坚持、不放弃，功能锻炼时较严重的患者需有陪护。

（6）有必要对患者进行职业技能训练，根据患者兴趣、技能、专长、身体状况及可行性进行综合考虑，制订切实可行的训练计划，提高其社会适应能力。

（四）功能障碍性悲哀（预感性悲哀）的护理

1. 相关因素

（1）与病情反复发作、顽固的关节疼痛、疗效不佳、疾病久治不愈有关。

（2）与肌肉萎缩，关节致残、畸形，影响生活有关。

2. 临床表现

（1）抑郁、失眠、情绪低落、悲观失望、厌世、恐惧等。

（2）工作及日常生活受影响。

3. 护理措施

（1）做好心理护理：用爱心去鼓励患者，争取社会支持。

（2）鼓励患者正确对待疾病：了解疾病的特点和转变，做到早期就诊，不要错过治疗的时机，以减少疾病治疗的难度和复杂性，降低致残率。

（3）帮助患者提高对不良心理的认识，重视患者的每一个反应，提供合适的环境让患者表达心中的想法、悲伤的情绪，尽量减少外界刺激，保持心情愉快，帮助患者认识不良情绪对健康的影响，长期的情绪低落会引起食欲缺乏、失眠等症状，可加重病情，影响治疗。

（4）鼓励患者自我护理，正确认识和对待疾病，积极配合治疗。鼓励患者自强，对家庭、对社会有责任感；同时激发患者亲友对患者多关心和支持，以增强战胜疾病的信心。

（5）一个良好的家庭环境和良好气氛，对患者治疗和康复是至关重要的。多数患者易悲观、情绪低落，鼓励家人对患者多理解和体贴。

（6）坚持关节功能锻炼，做一些力所能及的工作日常生活自理，以延缓关节的功能障碍和畸形。

（五）潜在药物不良反应的护理

1. 相关因素

与多种药物的长期应用有关。

2. 临床表现

恶心、呕吐、胃部不适、食欲缺乏、肝功能受损、血常规变化等。

3. 护理措施

（1）非甾体抗炎药、免疫制剂药等药物的不良反应。

（2）应用生物制剂。

1）注意观察肿瘤坏死因子拮抗药的不良反应，包括注射部位的局部反应（如红肿、硬结）、输液反应、头痛、眩晕、皮疹、咳嗽、腹痛等。

2）为了避免在使用过程中发生不良反应，避免在处于急、慢性感染发作期，怀孕和哺乳期，有活动性结核病及肿瘤患者中应用。

3）如果需要接种疫苗，接种时间最好在开始 TNF 拮抗药治疗前 2 周，或在最后 1 次用药的 2~3 周后，在使用该药期间不可接种疫苗。

4）多饮水，以减少药物在体内的不良反应。病情稳定后逐渐减量。

5）定期监测肝肾功能、血常规等。注意观察病情是否有复发症状，定期随访复查。

6）尽量不用生理盐水稀释药物，因为生理盐水是等渗溶液，稀释后的溶液进行皮下注射不易被吸收，所以应规范使用灭菌注射用水稀释药物。

7）使用益赛普前需行结核菌素试验，如有活动性结核病、败血症患者禁用。

（六）知识缺乏（特定知识缺乏）的护理

1. 相关因素

（1）对新出现的健康问题、治疗认知及理解错误。

（2）缺乏主动学习，文化程度低，对信息资源不熟悉。

2. 临床表现

（1）发病时第 1 次就诊未到专科治疗，从而延误治疗或误诊。

（2）擅自停药、换药，导致病情复发或加重。

（3）未到医院规范治疗，病急乱投医。

3. 护理措施

（1）多数患者对 RA 只有模糊的概念，不了解和其他类型关节炎的区别，错误地以为所有 RA 患者的关节一定会变畸形，也不知道 RA 的症状有自发性、加剧和消退倾向等。因此，须向患者介绍 RA 的基本特点，治疗药物的特点和治疗注意事项等。通过教育使患者能配合治疗，改善预后。

（2）根据医嘱用药，不要随便停药或换药。

（3）帮助患者认识和了解疾病的性质、治疗方案。应认识到类风湿关节炎是一种难治性疾病，在整个病程中常常表现为复发和缓解交替出现，是病程长、疗程长的疾病，必须做好长期治疗的心理准备，必须积极配合治疗，并把自己在治疗中出现的微小变化、体会及时与医生沟通，以便调整治疗计划。

（4）不要轻信广告和传言，想象通过神医、神药产生神效，不要相信"奇迹疗法"，坚持正规治疗，定期复查。

（5）鼓励患者积极参与集体活动及病友会，以充实生活，鼓励患者常与其他病友相互交流，了解治疗信息及自我护理知识。

六、健康指导

（一）心理指导

（1）类风湿关节炎是一种慢性疾病，容易复发，存在关节畸形、关节肿痛等多种不适，影响正常的生活、工作，所以有些患者表现出易激动、焦虑、抑郁、悲观等情绪，这种心理障碍不利于疾病的康复。

（2）应向患者解释治疗类风湿关节炎是一个长期的慢性过程，应保持积极的生活态度配合治疗，排除各种消极因素；培养自己广泛的生活情趣，陶冶情操。在各种文体活动中寻找人生乐趣，最大限度调动免疫系统的抗病效能。

（3）持之以恒地关节锻炼，保护关节的功能；同时培养坚毅性格，勇敢面对现实，处理好生活中的意外事件。要坚信，随着现代科技的发展和一些生物制剂的应用，类风湿关节炎能控制得越来越好。

（二）饮食指导

（1）保持体重在正常范围内，体重过重会加重关节的负担。

（2）要选择含饱和脂肪和胆固醇少的食物，避免食用油炸食物。选用低脂牛奶或脱脂牛奶，尽量少吃冰激凌。

（3）不要吃过咸的食物，盐可以造成水钠的潴留，引起高血压。

（三）关节功能锻炼指导

1. 活动期

应适当休息，以减轻关节疼痛，预防炎症扩散，减轻炎症对关节的破坏。此期患者可取卧位、坐位或靠坐在床头，在肢体不负重的情况下被动或主动活动四肢，做肘、膝关节屈伸，指腕关节舒展和屈曲等动作的练习。每天可多次进行。在病变关节的活动范围内，做肌肉的主动静力性收缩运动（肌肉用力绷紧维持收缩 5 ~ 10 秒，连续 10 次）。主要有膝关节伸直，做股四头肌的静力性收缩等。对疼痛明显的关节，根据情况可采用护腕、护膝、夹板等，将关节制动。但固定时间不宜过长，白天的固定应允许手指充分活动，或取下固定夹板 2 ~ 3 次，以方便受累关节运动和关节肌肉的力量训练；夜间要能给予关节最大的支持力，使受累关节保持功能位。锻炼宜早进行，练习时不应引起剧烈的疼痛，结束后疼痛不宜持续 2 小时。卧床与下地、卧位练习与坐位练习宜交替进行，运动量要严格控制，从小运动量开始，逐渐加大，不可一蹴而就。重症患者宜绝对卧床休息，交替仰卧及侧卧，保持关节功能位。

2. 好转期

不宜进行大运动量的练习，可在床上练习、抗阻力练习、扶拐站立或步行，为保持关节活动度，每天应做一定量的关节活动，在关节活动范围内被动或主动做各关节持续性全范围运动，动作要轻柔、舒缓，如伸臂、屈肘、抬肩、用力伸指、握拳、伸膝、伸髋、摇踝等运动。每次尽量做到最大限度。即使关节局部有轻度肿胀、轻微疼痛也要进行。

3. 稳定期

主张多做一些关节负重小或不负重的运动。此期关节活动应由被动运动转为主动运动，最后为抗阻力运动。但各种运动训练要循序渐进，为关节炎所编的医疗体操、太极拳、健身操、游泳等有助于关节的康复。

4. 手关节功能操

能减轻患者手关节疼痛，并能缩短晨僵时间，且患者易于接受。

（1）动作1：双臂平放在桌面上，手掌向下（图6-1A）。①以腕关节为支点，手向上抬起，姿势类似与别人打招呼，尽量做到摆动的最大幅度。②以腕关节为支点，手逐渐放下，并低于腕关节平面，前臂有向前拉的感觉。

（2）动作2：肘关节支撑在桌面上，手背面对自己（图6-1B）。

第1步：以腕关节为支点，手向小指方向歪。

第2步：以腕关节为支点，手向大拇指方向倒，姿势如同摇手。

（3）动作3（图6-1C）：第1步，用示指接触大拇指。第2步，用中指接触大拇指。第3步，用无名指接触大拇指。第4步，用小指接触大拇指。

（4）动作4（图6-1D）：第1步，五指屈曲，握成拳头状。第2步，五指放开，尽量伸直。

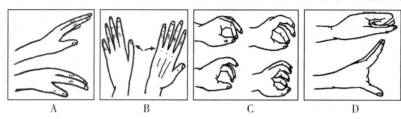

图6-1　手关节功能操

（四）用药指导

（1）治疗类风湿关节炎宜采取联合用药，联合用药既可改善关节疼痛的临床症状，又能阻止病程发展，同时药物的联合，可以增强疗效，减少不良反应。

（2）常用的药物中以非甾体抗炎药为多。该类药对胃肠道损害较大，嘱患者饭后服用，减少对胃肠道的刺激，并定期检查肝肾功能、血常规。

（3）勿轻信有立竿见影的"特效药"，不会有今天吃明天就见效的药，应静下心，坚持治疗，坚持服药，才能缓解病情。

（五）关节的日常保护

（1）使用较大和有力的关节。关节发炎时，关节会变得不稳定，更容易受伤。用力的时候，细小的关节，如手指关节就更易出现变形。因此，在日常生活中应尽量利用较大和有力的关节，手提重物时，尽量不用手指而用手臂和肘关节；不要用手指作支持，应以手掌作支撑。

（2）避免关节长时间保持一个动作。不要长时间站立，在适当的时候坐下休息。坐下时，应经常变换坐姿，转换双脚位置，舒展下肢的筋骨，或站起来走动一会儿。应避免手指长时间屈曲，如写字、编织、打字、修理，应不时停下来休息，舒展一下手指。

（3）避免关节处于不正确的位置，保持正确姿势。无论是睡眠、走路还是坐下，都要保持良好姿势。拧瓶盖时，不要只用手指拧，应以掌心施加压力来拧。坐下时，膝关节不要过分屈曲，双足应平放在地上。

（4）留意关节的疼痛：活动时感到关节疼痛，应立即停止活动，检查活动方法是否妥当。

（5）减少工作和日常生活的体力消耗：如家里物品的放置应科学合理，轻便和不常用的物品放在高处，常用物品放在伸手可及的地方，笨重和不常用的物品放在柜子的下面。安排好工作的程序。尽量使用工具，以减少弯腰、爬高、下蹲等，使用手推车以节省体力。

（6）注意工作与休息的平衡并根据病情调整，如关节炎加剧时，应增加休息时间。

（冯晓航）

第二节 系统性红斑狼疮

系统性红斑狼疮（SLE）是一种原因未明，以多系统或多器官损害伴血清中出现多种自身抗体为特征的自身免疫性疾病，是结缔组织病的典型代表。

典型的系统性红斑狼疮，有跨鼻梁和两侧面颊的红斑，俗称"蝴蝶斑"。新加坡的患者为避免"红斑狼疮"这一可怕的病名，将它称为"蝴蝶病"，而我国台湾的患者则称其为"思乐医"（SLE）。

据统计青年女性发病多见，男女发病比为1:（8～10），育龄期妇女多发病，发病高峰年龄为15～45岁。红斑狼疮（LE）临床上常分为3种类型。

1. 盘状红斑狼疮（DLE）

主要累及皮肤和黏膜，一般无系统性受累。

2. 亚急性皮肤红斑狼疮（SCLE）

占红斑狼疮的10%～15%，较少累及肾脏和中枢神经系统，预后较好，是严重程度介于DLE和SLE之间的LE亚型。

3. 系统性红斑狼疮

系统性红斑狼疮是红斑狼疮中最严重的类型。SLE临床有乏力、贫血、发热、多形性皮疹、日光过敏、脱发、关节炎、心包炎、胸膜炎、血管炎、肾炎以及中枢神经系统异常等表现。病情变异大，常因某系统或某器官病变表现较为突出而易误诊。

一、病因与发病机制

（一）病因

SLE病因未明，一般认为是多因性的，由感染、免疫、遗传缺陷等多因素协同引起机体细胞和体液免疫调节功能的紊乱，不明原因地丧失正常的免疫耐受性，出现自身免疫反应，导致组织炎性损伤。

1. 免疫遗传缺陷

SLE发病有家族聚集倾向，家族患病率达3%～12%，一个家庭内同时可有数个成员发病，同卵双生子的发病一致率（25%～50%）明显高于异卵双生子（5%）；家族中健康成员抗核抗体阳性率13.8%，且其T抑制细胞功能较低；自身抗体及球蛋白增高；不同种族发病率有显著差异，黑种人最高，黄种人次之，白种人最低。

2. 雌性激素

SLE以女性占绝对多数，男女发病比例为1:（8～10）。月经初潮前及绝经后女性发病较少，而育龄期、妊娠期发病率明显增加。研究表明，雌性激素可增加B细胞产生针对DNA的抗体，而雄激素可抑制这种反应。

3. 环境因素

诱发或加重SLE的外界因素较多，如药物、紫外线、病毒感染及情绪刺激等。

（1）药物：某些药物可直接引发狼疮样综合征，如普萘洛尔、氯丙嗪、链霉素、青霉素、磺胺类等。有30余种可诱发或加重红斑狼疮的药物，它们的致病机制各不相同。

（2）紫外线：约1/3 SLE患者对日光过敏，诱发皮疹或加重SLE病情。正常人皮肤中双链 DNA 经紫外线照射后可发生二聚化，形成胸腺嘧啶二聚体，而去除紫外线照射后可修复解聚。SLE 患者存在修复解聚缺陷，过多的胸腺嘧啶二聚体则可能成为致病性抗原。

（3）病毒感染：虽然在患者的肾小球内皮细胞及 SLE 淋巴细胞中曾发现过类似病毒的包涵体，在患者血清中查到 12 种不同病毒和 4 种反转录病毒的抗体，但尚未明确 SLE 的病因。

4. 其他因素

如心理和社会因素与本病的发生及病情加剧也有一定关系。

（二）发病机制

（1）SLE 发病的具体机制尚不清楚。免疫学异常是 SLE 发病的重要因素，主要表现为 B 细胞、T 细胞和单核细胞等功能异常，引起机体细胞和体液免疫紊乱而导致组织炎症性损伤。免疫复合物沉积是其主要的发病环节，免疫复合物沉积在靶器官，激活补体，释放趋化因子吸引炎症细胞，进而释放炎症介质引起组织损伤。

（2）在遗传基础上由于外来抗原（如病原体、药物、物理因素等）的作用，引起人体 B 细胞活化。在 T 细胞活化刺激下，B 细胞产生大量不同类型的自身抗体，造成组织损伤。

（3）红斑狼疮是在体内外各种异常因素的协同作用下，机体正常免疫耐受性被打破，导致细胞和体液免疫功能紊乱，B 淋巴细胞高度活化而产生多种针对自身组织成分的抗体，包括抗细胞核及各种核成分细胞膜、细胞质等的多种自身抗体，其中尤以抗核抗体（ANA）最为重要。自身抗原与相应抗体结合形成免疫复合物，从而导致异常免疫反应发生，引起多系统、多器官的病理损伤。除免疫复合物外尚有其他机制参与。

二、病理

系统性红斑狼疮主要的病理改变为结缔组织的黏液样水肿、纤维蛋白样变性和坏死性血管炎。

1. 特征性病变

（1）苏木紫小体，由苏木紫染成蓝色均匀球状物质所构成，与狼疮细胞包涵体相似，几乎见于所有受损炎症区。

（2）"洋葱皮样"病变，动脉周围显著的向心性纤维增生。

（3）疣状心内膜炎，心瓣膜、腱索赘生物。

2. 肾脏病变

几乎所有 SLE 均有肾损伤，称为 LN。可分别出现在急性期和慢性期。

三、临床表现与诊断

（一）盘状红斑狼疮（DLE）

主要侵犯皮肤黏膜，以红色斑丘疹多见，边界清楚，表面黏附鳞屑，中心部色素减退或呈萎缩凹陷性瘢痕，皮肤毛细血管扩张和永久性色素脱失和毛囊受累。90% 盘状红斑局限于头顶部、外耳、面部、颈部或上胸部。盘状红斑多以皮肤病变为主，系统受累少见，偶有抗核抗体阳性及白细胞减少等。

1. 好发部位

皮疹好发于暴露部位，如颊部和鼻部，对称分布，状如蝴蝶，其次为耳郭、口唇、手背及头皮等处。

2. 皮损特点

皮疹开始为一片或数片红斑，渐渐扩大形成环状或不规则形斑块，界限清楚，黯红色。损害中央轻度凹陷，其上常覆一层黏着性鳞屑，面、臀及四肢盘状红斑形似圆盘，毛囊扩大，可有萎缩性瘢痕伴色素减退。

3. 全身症状

少见。在病情进展时，部分患者可有低热、关节痛等症状。病程慢性改变，约有15%转化为SLE。

（二）亚急性皮肤红斑狼疮（SCLE）

1. 皮损特点

皮损较广泛，表浅，无瘢痕。皮疹分布于面部、颈部、躯干部、肩部，可扩及前臂及手背等处。有丘疹银屑型斑块和环状红斑样皮损。

2. 全身症状

较轻，有低热，关节不适或疼痛及血清学异常，较少累及肾脏和中枢神经系统等。

3. 实验室检查

抗核抗体阳性，抗SSA、抗SSB抗体可为阳性。

（三）系统性红斑狼疮（SLE）

系统性红斑狼疮临床表现复杂多变，虽以多系统受累为主要特点，但在病程的某一时期，可以某一器官或某一系统为突出表现，以致易被误诊为肺炎、胃肠道疾病、肾炎、心包炎、血小板减少性紫癜、癫痫或关节炎等。病情差异也很大，有的皮肤病变突出，内脏受累较轻；有的血清学指标阳性而临床症状较轻；而另一些则可急性发作、病情凶险，有时发作与缓解交替，可持续多年。绝大多数患者有发热，疲乏无力，关节痛，皮疹及内脏受累后的相应表现。病情可表现为急性、亚急性发作与缓解交替进行。

1. 皮肤表现

80%～85%患者有皮肤损害。皮疹以暴露部位为主，较为广泛。典型皮损：蝶形红斑（35%），蝶形分布于颧部及鼻梁上，不规则的水肿性红斑，融合成蝶翼状。色泽鲜红或紫红，边缘清楚或模糊，表面光滑，有时可见鳞屑，疾病缓解时消退，但可留有棕黑色色素沉着。水肿性红斑也见于指甲周围、甲床远端、前额、耳垂，甚至眉梢、上臂手（足）指（趾）末端。

（1）特异性皮损：有光过敏（16%～58%），患者受日光或其他来源的紫外线照射后出现皮面红斑、多形性红斑、紫癜、血管炎（10%～50%）或雷诺现象（30%～40%），偶可引起溃疡或坏疽。

（2）黏膜损害：口腔、鼻、咽及外阴，可出现红斑、瘀斑，破溃形成溃疡。特征为无痛性溃疡大小不一，反复发作，活动期明显，为诊断标准之一。

（3）其他皮肤表现：如多形性红斑、杵状指（趾）、脱发（50%），活动期有弥漫性或片状脱发。毛发干枯，稀疏无光泽。特别是前额发际边缘头发无光易折、易脱、长短参差等，具有一定的特征性。

2. 发热

发热是SLE常见症状。90%的患者在病程初期及病程中有反复发热，可为弛张热、稽留热，甚至40℃的高热，也可为不明原因的长期低热。可伴有畏寒、肌痛、关节酸痛、乏力、纳差等中毒样症状。发热与病情活动性一般保持一致。

3. 关节、肌肉表现

几乎所有SLE患者在病程的某一阶段出现关节疼痛，为多发的游走性大关节酸痛或肿痛，随病情缓解而减轻。也可为多发对称性小关节肿痛，伴晨僵或轻度功能障碍，颇似类风湿关节炎。有时伴肌腱炎或类风湿关节炎。

4. 肾脏表现

50%～70%SLE出现肾脏病临床表现，有不同程度的镜下血尿、蛋白尿、管型尿，下肢水肿，甚至低血浆蛋白、高脂血症等。一般肾功能正常。但重症或晚期患者可有高血压，肾功能不全等，是SLE死亡的主要原因之一。

5. 心血管系统表现

约2/3患者有心血管系统症状，以心包炎多见，干性或渗出性心包炎，严重者可发生心脏压塞或心包粘连；其次为心肌炎，心前区疼痛、心动过速、心脏扩大、心律失常等；心内膜炎常与心包炎并存，少数有冠状动脉炎，偶可引起心肌梗死。

6. 呼吸系统表现

以胸膜炎多见，干性或渗出性胸膜炎，中等量或少量胸腔积液。发作期可有肺实质浸润性病变，肺野片状浸润影或肺不张征象等。

7. 神经系统表现

35%～50%SLE患者有神经系统症状，且表现复杂，如出现幻视、幻觉、妄想等精神症状。中枢神经系统炎症时，可有无菌性脑膜炎、脑炎、脑出血等。出现头痛、颈项强直，抽搐或昏迷等；脑神经受累时，可出现三叉神经痛、眼睑下垂、偏头痛等。

8. 血液系统表现

轻度或中度贫血多见，红细胞、白细胞、淋巴细胞及血小板计数减少，约半数患者有局部或全身浅表淋巴结肿大，1/3患者有肝肿大，1/5有脾肿大。

9. 消化系统表现

约40%患者有消化系统表现，如食欲减退、恶心、呕吐、腹痛、腹泻等。肠系膜血管炎时，可表现为腹痛、肠梗阻、肠道溃疡或肠坏疽等严重情况。

10. 其他表现

如眼部病变等。

11. 检查

肾脏穿刺，现在已越来越成为诊治狼疮性肾炎的重要检查手段，通过穿刺后的病理分型，对指导治疗方案选择和预后判断具有决定性的价值。

（四）诊断

DLE、SCLE根据皮疹特点及组织病理确诊。

SLE一般采用美国风湿病协会制定的SLE诊断标准。连续或同时符合以下4项或4项以上者可确定SLE诊断。

（1）颧颊部红斑。

（2）盘状红斑。

（3）光敏感。

（4）口腔溃疡。

（5）非侵入性关节炎。

（6）蛋白尿或管型尿。

（7）癫痫发作或精神症状。

（8）胸膜炎或心包炎。

（9）溶血性贫血或白细胞减少或淋巴细胞减少或血小板减少。

（10）抗 ds-DNA 或抗 Sm 抗体阳性或 LE 细胞阳性或持续性梅毒血清反应假阳性。

（11）荧光抗核抗体阳性。

我国修订 13 项标准中，符合以下 4 项或 4 项以上者即可诊断 SLE。

（1）颧部红斑。

（2）盘状红斑。

（3）光敏感。

（4）口腔溃疡。

（5）关节炎。

（6）浆膜炎。

（7）肾脏病变。

（8）神经系统异常。

（9）血液学异常。

（10）免疫学异常。

（11）抗核抗体。

（12）狼疮带试验阳性。

（13）补体下降。

四、治疗

目前糖皮质激素仍是治疗 SLE 的主要用药。治疗 SLE 的主要目标是：缓解病情，解除痛苦；防止脏器损伤；防止感染或其他并发症；指导患者生活，防止病情复发。

（一）支持治疗

SLE 的病情轻重缓急变化很大，应根据不同情况制订个性化的治疗方案。首先对每个患者的病情做出准确的判断，如初发或复发；有无脏器损害，损害程度；有无并发症及其严重性；对过去治疗的反应；患者对疾病的耐受能力等。

如有发热、关节炎、肌痛、皮疹或轻度浆膜炎等，而无明确的内脏损伤，可首先给予非甾体抗炎药，如双氯芬酸、美洛昔康等。如效果不显著，可加用羟基氯喹或雷公藤总苷等治疗，或加用泼尼松等。但非甾体抗炎药可降低肾小球滤过率，诱发间质性肾炎，不宜用于肾病患者。

1. 一般治疗

注意休息，避免日晒等不良刺激；预防感染及并发症，加强营养和支持疗法。

2. 维持治疗

急性期病程缓解后或器官损害基本得到控制之后，即进入维持治疗期。维持治疗的目的是巩固已取得的疗效，防止病情复发。维持治疗期长短因人而异，一般为 6 ~ 12 个月。在此期间要注意随访，指导患者逐渐减药量，约1/3 患者可彻底缓解。

（二）DLE 治疗

采用糖皮质激素霜，皮损局部外涂，同时给予一些抗疟药、中药等口服。

（三）SLE 治疗

1. 局部治疗

有皮损时与 DLE 的皮损治疗同样采用糖皮质激素霜局部外涂。

2. 全身用药治疗

主要分为以下几种。

（1）糖皮质激素治疗：用药原则为早期足量、缓慢减量、维持治疗。小剂量泼尼松（<20 mg/d）用于关节炎、皮疹、发热等患者；中等剂量泼尼松（20 ~ 40 mg/d）用于重症皮疹、浆膜炎、发热等患者；大剂量泼尼松（40 ~ 100 mg/d）用于肾、脑、肝、肺、心脏受累的患者。甲泼尼龙冲击（500 ~ 1000 mg/d，连续 3 天）用于重症、急症患者，弥漫性增殖性肾小球肾炎、有明显神经及精神症状、重症溶血性贫血及血小板显著减少等迅速恶化的病例。

用药应掌握原则：密切观察病情变化，维持治疗，观察药物不良反应等。

（2）非甾体抗炎药（NSAIDs）。

（3）抗疟药。

（4）免疫制剂。

3. 其他疗法

（1）大剂量免疫球蛋白静脉滴注冲击疗法。

（2）血浆置换。

（3）血液透析。

（4）造血干细胞移植。

（5）免疫吸附技术。

（6）特异性的靶向治疗制剂研究应用等。

五、护理措施

（一）皮肤完整性受损的护理

1. 相关因素

与自身免疫血管炎性反应有关。

2. 临床表现

蝶形红斑、水肿性红斑、丘疹、紫癜、鳞屑等。

3. 护理措施

（1）患者入院床位安排应避免靠窗的病床。有皮疹、红斑或光敏感者，指导患者外出时采取遮阳措施，避免阳光和紫外线直接照射裸露皮肤，忌日光浴，以免加重皮疹。

（2）皮损处避免用刺激性物品，如化妆品、烫发水、定型发胶、农药等。

（3）避免搔抓及用过热的水烫洗，宜穿棉质宽松的衣裤。

（4）避免应用诱发本病的药物，如普鲁卡因胺、肼屈嗪等。

（5）正确应用外用药。糖皮质激素药或软膏，外涂或封包皮损处；皮损处有显著鳞屑时，在涂药前先刮除鳞屑后再涂药，皮损增厚者可于皮损内注射糖皮质激素。

（二）疼痛的护理

1. 相关因素

与免疫炎症反应有关。

2. 临床表现

四肢关节、肌肉疼痛等。

3. 护理措施

参见类风湿关节炎患者的护理措施。

（三）口腔黏膜改变的护理

1. 相关因素

与自身免疫反应、长期使用激素有关。

2. 临床表现

口腔溃疡。

3. 护理措施

（1）饮食上应多食高蛋白和高维生素饮食，少食多餐，宜进软食，少食芹菜、香菜、无花果、蘑菇等食物，避免食生、冷、硬及辛辣刺激性食物以促进组织愈合和减少口腔黏膜损伤和疼痛。

（2）注意保持口腔清洁，养成饭后漱口的习惯，每天刷牙，早、晚各1次，刷牙时选用软毛牙刷。预防性应用制霉菌素漱口液漱口，每日3次。

（3）有口腔黏膜破损时，每天晨起、睡前和进餐前后用漱口液漱口。

（4）有溃疡者，在漱口后用口腔溃疡膜或锡类散涂敷溃疡处，可促进愈合。

（5）及时做咽拭子培养，如并发口腔感染，遵医嘱局部合理使用抗生素及漱口液。

（四）体温过高的护理

1. 相关因素

自身免疫反应或感染所致。

2. 临床表现

稽留热，不规则热。

3. 护理措施

（1）参照高热患者护理常规。

（2）物理降温时勿用乙醇擦浴，以防乙醇刺激毛细血管扩张加重皮疹或红斑。

（五）体液过多的护理

1. 相关因素

血浆蛋白低，肝、肾功能受损；肾小球滤过功能降低导致水钠潴留所致。

2. 临床表现

结缔组织疏松部位水肿，如眼睑、双下肢呈凹陷性水肿，腹水、胸腔积液等。

3. 护理措施

（1）营养支持：低盐、低脂，优质蛋白饮食，限制水、钠摄入。

（2）纠正水及电解质平衡紊乱：监测血清电解质的变化，如血钾、血钠、血钙、血磷、血 BUN、血肌酐、血红蛋白等的变化，发现异常及时通知医生处理。

（3）严格记录液体出入量，包括服药时的饮水量。遵医嘱使用利尿药和血管扩张药，观察利尿效果；定期测体重和腹围，观察水肿减轻情况。

（4）定时测量生命体征，血压变化、意识改变等。

（六）外周血灌流量改变的护理

1. 相关因素

与血管痉挛有关。

2. 临床表现

雷诺现象，手指、脚趾变紫，皮疹、破溃等。

3. 护理措施

（1）注意保暖，勿直接接触冷水，睡前用温水泡手、脚。但水温不宜过高，以免烫伤，水温以 43 ℃为宜；天冷时外出应戴手套。接触冰冷物品时注意防护。

（2）当指、趾有破溃时应做好创面护理，保持创面干燥，禁用水泡，防感染，必要时外涂药膏。

（3）根据医嘱应用活血化瘀的药物治疗，促进血液循环。

（七）知识缺乏的护理

1. 相关因素

（1）缺乏对疾病的认知及自我保健知识。

（2）缺乏有关疾病知识的信息来源。

（3）与文化程度有关。

2. 临床表现

（1）发病时第一就诊时间未到专科治疗，从而延误治疗或误诊。

（2）看病治病未能持之以恒，擅自停药、改药，导致病情复发或加重。

3. 护理措施

（1）做好与患者沟通，了解患者信息并给予疾病相关知识宣教，使其对疾病有一定的了解与认知，能正视疾病。

（2）根据患者疾病发展的不同阶段做好相应的健康教育，如定期为患者举办知识讲座，有利于患者系统地学习疾病的相关知识，可运用多媒体、录像等进行直观、形象、生动的讲授，使患者掌握疾病发展期、恢复期及康复期的相关自我保健及注意事项。

（3）疾病活动期间必须卧床休息，积极治疗；工作和生活中要避免重体力劳动，过度疲劳；娱乐要适当，生活规律，保证充足的睡眠，有利于疾病的康复。

（4）鼓励患者积极参加病友会，交流治疗信息和自我护理知识。促进患者自愿采纳有利于健康的生活方式和行为，消除和减轻影响健康的危险因素，有利于疾病的治疗和防护，提高生活质量。

（5）鼓励患者及其家属自学，根据自己的需求通过对书籍、报纸、杂志等的学习以获取相关知识。

（八）焦虑（恐惧）的护理

1. 相关因素

（1）与病情反复、迁延不愈、多脏器功能损害等有关。

（2）经济问题。

2. 临床表现

（1）敏感、多虑、自卑、易激动、悲观、抑郁甚至偏执，不能面对患病的现实，害怕、紧张、恐惧等。

（2）担心不能工作，影响日常生活、学习以及生育等。

3. 护理措施

（1）帮助患者接受事实，患者因患系统性红斑狼疮，疾病反复发作，又需长期治疗，同时长期患病给家庭带来负担，因此心理压力较大。医护人员应表示同情和理解，尊重患者，采用温和的态度细心地为患者提供护理，并宣教相关知识，如疾病的发生、发展过程，各种治疗、检查、护理手段的目的和意义，以及目前诊疗技术的提高，免疫学、药理学和分子生物学的发展，使疾病的预后有很大的改善等，说明并非不治之症。帮助患者正确认识疾病，接受患病的现实，树立乐观情绪，建立战胜疾病的信心。

（2）告知可能的治疗效果和自我护理方法，请治疗效果好的患者现身说法，介绍治疗护理体会，增加患者的信心，消除恐惧。请亲友共同配合，帮助患者度过最困难的时期，战胜疾病。

（3）告知患者在病情控制后完全可以适当参加一些力所能及的工作，学生可以复学。女性患者在医生指导下还可以生育。

（4）对病情重、住院时间较长、丧失治疗信心的患者，应从生活上多关心，情绪是影响病情的另一个关键因素，帮助患者积极调整心态，及时消除丧失治疗信心的负面情绪。

（5）家庭在 SLE 治疗中担负着一个重要的角色，治疗是一个长期的过程，亲人的理解和支持，对于患者是否能建立长期治疗的信心是至关重要的，对于患者自己来说，也应该努力地处理好家庭关系，为自己创造一个良好的家庭环境。家庭亲友的关怀、体贴和精神鼓励对病情的稳定能起到积极的作用。

（九）潜在并发症——狼疮脑病的护理

1. 相关因素

与免疫复合物沉积所致的血管炎影响到中枢神经系统有关。

2. 临床表现

定向、识别障碍，不能计算及记忆丧失，癫痫，无菌性脑膜炎，周围神经病变，偏瘫、运动性失语，忧虑或狂躁等精神异常，躁动，幻想、幻听，失眠，意识障碍，脑卒中等。

3. 护理措施

（1）护理巡视时观察患者的言行举止，患者出现头痛、头晕、幻觉、兴奋、反应迟钝、突然出现肢体麻木等，应考虑狼疮性脑病的可能，对上述表现持续时间长、频繁发作的患者，应警惕癫痫发作，并及时通知医生，做好抢救准备。备好氧气、开口器、镇静药等，及时记录神志、意识、瞳孔变化。

（2）保持呼吸道通畅，控制抽搐，一旦发生抽搐，应立即去枕平卧，头偏向一侧，按压人中，高流量吸氧，使用开口器，防止舌咬伤，及时清理口腔分泌物，迅速建立静脉通道，必要时遵医嘱应用镇静药。任何不良刺激都可诱发癫痫的再次发作，因此，要保持病房环境安静，有条件者住单人病房，护理操作要轻柔，减少刺激。

（3）做好安全防护措施，24 小时陪护，双侧加用床栏，对于有躁动者应用约束带。锐器及坚硬物品应远离患者，以防伤人或自伤。

（4）做好患者的基础护理，满足生活需求，加强巡视，做好家属的宣教工作，不可随意带患者外出或如厕、沐浴等。

（十）潜在并发症——多脏器功能衰竭的护理

1. 相关因素

与多种因素的作用引起机体细胞和体液免疫调节功能的紊乱，导致多脏器组织炎症性损伤有关。

2. 临床表现

肾衰竭，呼吸衰竭，心力衰竭，出血，脾、淋巴结肿大等多脏器功能受损。

3. 护理措施

（1）肾功能不全者：准确记录液体出入量，观察肢体水肿情况，控制体液的摄入。

（2）肺部感染：观察体温变化，注意有无寒战、咳嗽、咳脓性痰液、胸痛、胸闷、呼吸困难等，留取痰标本送检。病室要定期通风透气并做空气消毒。

（3）消化系统：腹胀、腹痛、腹泻、恶心、呕吐等胃肠道症状，观察呕吐物及大便颜色，注意有无消化道出血。

（4）血小板减少时除注意消化道出血，还要防止颅内出血，严密观察患者生命体征，若患者突然视物模糊、头晕、头痛、呼吸急促、喷射性呕吐，甚至昏迷，提示颅内出血可能，应及时与医生联系，并协助处理。①立即去枕平卧、头偏向一侧。②随时吸出呕吐物或口腔分泌物，保持呼吸道通畅。③吸氧。④遵医嘱快速静滴或静注 20% 甘露醇、地塞米松、呋塞米等，以降低颅内压。⑤观察并记录患者的生命体征、意识状态及瞳孔大小。

（5）眼睛：观察有无视物模糊，经常检查眼底等，应减少活动，尽量让患者卧床休息，嘱患者不要揉擦眼睛，以免引起眼出血。

（十一）潜在药物不良反应的护理

1. 相关因素

治疗药物种类较多，长期用药，药物的不良反应多。

2. 临床表现

高血压，糖尿病，变态反应，消化道症状，肝、肾功能受损，血细胞减少，感染等。

六、健康指导

（一）心理指导

1. 多虑恐惧

当患者确诊后，常常出现焦虑、恐惧、绝望、束手无策等不愉快情绪，从而惧怕红斑狼疮的诊断，到数家医院反复检查，反复询问医务人员。有时在他人面前故意谈笑自若，掩饰自己的焦虑与恐惧。在这种心态的支配下，可以出现失眠、食欲缺乏、肌肉紧张、出汗、面色苍白、脉搏加快、血压上升等。告知患者这种心态不仅增加生理和心理上的痛苦，而且影响治疗效果，只有正视疾病，积极治疗才能早日康复。

2. 害怕孤独

患者对红斑狼疮这一病症了解较少，当知道自己患病后会有各种各样的害怕心理，害怕死亡，害怕孤独或与亲人分离，怕给别人增加负担，怕丧失功能，甚至害怕看病，害怕各种治疗对自己不利，担心别人会远离自己，怕受到冷落、鄙视，心事重重，敏感多疑，有孤独感，期盼亲人陪伴，总担心自己的病情会加重，无法治好。这些情绪都是因为患者对疾病的不了解所致的。SLE 的确是一种顽固性疾病，但绝不是不治之症，随着医学的不断发展，有更多的新药物和方法应用于临床，前景是乐观的。

3. 悲观抑郁

红斑狼疮患者多为年轻女性，由于面部红斑或长期服用激素药物引起体态变化，出现悲观情绪，言寡行独，厌恶交往，抑郁苦闷，常常被失望、无援、孤立的感情所包围，对事业及人生失去信心。护士应多与患者沟通，告知其只要病情稳定了，激素减量后自然会恢复到生病以前的样子，更何况外表与健康哪个更重要呢？

总之，要让患者认识到精神、心理因素对健康的重要性，良好的情绪可以增进免疫功能，反之，恶劣的心境会加重免疫功能的紊乱。所以，乐观、积极的生活状态有利于恢复健康。

（二）饮食指导

1. SLE 患者饮食

无特殊禁忌。宜清淡、低盐、低脂肪、优质蛋白饮食，但某些食物，如芹菜、香菜、无花果、蘑菇、烟熏食物、海鲜、豆荚等可诱发红斑狼疮，应尽可能避免食用。

2. 低盐饮食

多食香蕉、苹果、橙子、西红柿等含钾丰富的水果蔬菜。如患者已有肾衰竭、高血钾则不能进食上述含钾高的食物，同时患糖尿病患者还需限制主食及甜食。

3. 长期服用激素治疗的饮食

可引起钙磷代谢紊乱，骨钙丢失，造成骨质疏松，严重时可造成无菌性骨坏死，因此平时除多吃含钙食物外，还应服用钙剂。

4. 慎用保健品

如人参、西洋参、绞股蓝及其复方制剂，因含人参皂苷，既能提高人体的细胞免疫功能，又能提高人体的体液免疫，这对非红斑狼疮患者来说，确实有强身健体、延年益寿的功效，但对红斑狼疮患者，由于这类保健品提高了免疫球蛋白，使免疫复合物增多，激活了抗核抗体，从而可加重或诱发红斑狼疮。

5. 避免食用含雌激素的药品和食品

如胎盘、脐带、蜂王浆、蛤蟆油等，某些女性避孕药含有雌激素，而雌激素正是红斑狼疮发病的重要因素之一。

6. 保证优质蛋白的摄入

狼疮肾炎患者由于蛋白质流失较多，需要增加优质蛋白，如鸡、鸭、蛋、鱼、虾、牛奶等动物蛋白的摄入。

（三）作息指导

1. 合理安排工作、休息和娱乐

SLE 是一种自身免疫性疾病，其病情活动和稳定的基础取决于体内免疫系统平衡，而疲劳会使免疫功能发生紊乱，对维持免疫系统的平衡极为不利。所以，SLE 患者要合理安排工作、休息和娱乐，不让自己的精力和体力过度透支，生活要有规律，晚上早睡，看电视、上网等都要适当。

2. 适度锻炼

适度的锻炼有助于 SLE 患者增强体质，提高抵抗力。但是 SLE 不能劳累，要选择适合患者的运动，如散步、打太极拳等。进行户外活动时应尽量选择早晚紫外线弱的时候外出，避免紫外线很强时外出，以免加重皮损。

（四）用药指导

（1）服药的依从性。药物发挥作用的前提是必须在血液内维持一定的浓度，浓度低起不到作用，浓度高则会产生不良反应。服用激素的最佳时机是早上七点半左右，这时服用对人体的不良反应最小。

（2）使用激素药的观察。

（3）稳定期可以辅以中药治疗。

（五）红斑狼疮患者结婚、妊娠指导

（1）红斑狼疮患者只要配合医生治疗，大多预后良好，可像正常人一样学习、工作和生活。虽然现今的医疗水平还无法治愈此病，但还是能让患者享受生活的乐趣，在疾病稳定期可结婚生育。

（2）红斑狼疮患者妊娠必须慎重。对疾病活动期或有内脏损害的患者必须避免妊娠；对无明显内脏损害，病情轻而且病情稳定，渴望生育的患者，可以考虑妊娠；激素减量致 5～10 mg/d 及其以下，病情稳定 1 年以上，可在风湿病科医生和产科医生指导下妊娠、生产。

（3）若肾功能损害或多系统受损患者已妊娠，宜做治疗性流产。

（4）已妊娠的患者，为使妊娠期顺利，患者最好在红斑狼疮专科门诊及妇产科门诊同时定期随访，检查疾病的活动、有无妊娠并发症及胎儿发育情况。如发现病情有急剧加重趋势，应尽早终止妊娠；如有轻度疾病活动，应适当加用糖皮质激素治疗。在临产期应早日住进产科病房，加强观察治疗，以保母婴平安。

（六）出院指导

（1）避免各种诱发因素，如受凉、感冒、过度劳累等。要保持乐观的情绪，生活规律，

劳逸结合，注意保暖，教育患者尽量避免去公共场所，以免引起呼吸道感染。

（2）合理用药。对肼屈嗪、普鲁卡因胺、青霉胺、抗生素及磺胺类药要合理使用，防止诱发或加重红斑狼疮。

（3）注意皮肤护理。有皮损患者避免使用化妆品，避免日光暴晒和紫外线照射，对阳光敏感者尤应如此。外出活动最好安排在早上或晚上，尽量避免上午 10 点至下午 16 点日光强烈时外出。外出时撑遮阳伞，可戴宽边帽子，并穿长袖衣及长裤，暴露部位涂防晒霜，不可日光浴。

（4）注意个人卫生。学会皮肤护理，切忌挤压皮肤斑丘疹，预防皮损处感染。

（5）做好生育指导。

（6）坚持治疗。在医生指导下用药或逐渐减少药量；勿自行减药，以免引起疾病"反跳"加重病情；定期复查血常规、血生化、肾功能、各项免疫指标、尿常规等。

（7）避免精神压力。SLE 患者常有沉重的精神负担，嘱家属给予患者以精神安慰和生活照顾。并细心观察、尽早识别疾病的变化，如患者出现水肿、高血压及血尿等可能是肾脏损害的相应表现，应及时就诊。

（8）正确认识疾病。就目前的治疗手段而言，SLE 并不能完全根治，只能有效地控制，使其处于稳定期。而稳定只是相对而言，所以要定期门诊复查，与医生保持定期联系，以便及时发现问题，及时调整治疗方案。

（冯晓航）

第三节　多发性肌炎与皮肌炎

多发性肌炎（PM）是一种以对称性肢带肌、颈肌、咽肌无力为主要临床表现，以及纤维变性和间质炎性改变为病理特征的特发性、非化脓性肌病。多发性肌炎属弥漫性结缔组织病中的特发性炎性肌病范畴，除骨骼以外，体内多种脏器可受累，伴发肿瘤或其他结缔组织疾病；伴有皮肤损害者称为皮肌炎（DM）。

一、临床表现与诊断

1. 一般症状

多数为隐袭或慢性起病，首发症状有发热、食欲缺乏、乏力、倦怠、肌痛或肌无力，少数呈急性、突然发病。

2. 肌肉病变

表现为肌无力、肌痛及压痛和肌萎缩。其中，以对称性进行性肌无力最为突出。近段肢带肌、颈肌和咽肌为常见受累肌群。上肢带肌受累时抬臂、举臂抬头困难，严重者不能梳头和穿衣；双下肢带肌受累时，下肢无力，表现为步行障碍，不耐久立，起立困难，上台阶困难，步态不稳；颈肌受累时，屈颈、抬头均感困难；若动眼、咽、喉、食管、膈、肋间等肌肉受累时，可发生复视、斜视、发音障碍、声嘶及构音不清、吞咽困难、呛咳、反流和误吸等；呼吸肌受累时，有呼吸费力感、劳力性呼吸困难等。

3. 皮肤病变

DM 的皮疹有 1/4 与肌炎同时出现，1/2 先于肌炎。DM 的皮疹有如下几类。

（1）Gortron 征：掌指关节和近端指间关节、跖趾关节及肘关节、膝关节伸侧，为紫红色斑丘疹，边界清楚，覆有鳞屑，日久后中心萎缩，色素减退。为 DM 特异性皮疹，发生率为 70%，有特异性但与疾病活动无关。在甲根皱襞可见毛细血管扩张和瘀斑，有诊断价值。

（2）向阳性皮疹：眶周出现紫红色水肿性红斑，以上睑为主，对称分布，早期出现此皮疹患者约有 50%，也是 DM 特异性皮疹之一。

（3）暴露部位皮疹：皮损逐渐向前额、头部、颊部、耳部、颈部及上胸部 V 字区扩散。此皮疹具特异性，与疾病的活动有关。

（4）皮肤异色病样皮疹：约占 40%，主要分布于额头、上胸部等暴露部位，为多发角化性小丘疹、斑点状色素沉着、毛细血管扩张、轻度皮肤萎缩及色素脱失，与疾病活动无关。

（5）恶性红斑：在 DM 皮损基础上的一种慢性、火红色、弥漫性红斑，以头面部为著，常提示并发有恶性肿瘤。DM-PM 患者发生肿瘤的频率为 5%～8.5%，是人群肿瘤发生率的 5～11 倍。以肺、卵巢、乳腺及胃恶性肿瘤为多，也可并发于肉瘤、白血病、恶性淋巴瘤及结肠癌等。

（6）技工手：1/3 患者双手外侧和掌面皮肤出现角化、裂纹、脱屑，与职业性技工操作者的手相似。

4. 其他症状

（1）关节病变：20% 伴发关节病变，程度多较轻，为对称性、非侵蚀性，以手小关节为主。关节疼痛，因肌肉挛缩，引起关节畸形，活动障碍。20%～30% 出现雷诺现象。

（2）消化道病变：可出现腹胀、便秘或腹泻等肠功能紊乱症状，部分患者可有肝、脾肿大。

（3）肺部病变：如间质性肺炎、肺纤维化、肺功能下降、肺功能损伤，常为主要死亡原因。

（4）心脏病变：室性心律失常，可有心动过速或过缓，心脏扩大，心肌损害，房颤或心力衰竭。

（5）肾脏病变：常有持续肌红蛋白尿，可见血尿、蛋白尿及管型尿等，多数患者肾脏功能正常，偶见肾衰竭。

5. 小儿皮肌炎

小儿皮肌炎较多发性肌炎多 10～20 倍。约 40% 在起病 1 年内出现皮下钙盐沉着症。大多数患儿对糖皮质激素类药物治疗反应良好，肌力可恢复到正常或接近正常。约 10% 患儿死于胃肠道穿孔或肺部并发症。

6. 结缔组织病伴发多发性肌炎

结缔组织病伴发多发性肌炎或皮肌炎，即所谓重叠综合征。一般是在 PM 或 DM 基础上，再重叠明确诊断的硬皮病、类风湿关节炎、系统性红斑狼疮、结节性多动脉炎或干燥综合征等。

二、治疗

（一）一般治疗

急性期卧床休息，并适当进行肢体被动运动，以防肌肉萎缩，症状控制后适当锻炼。给予高热量、高蛋白饮食，避免感染。

（二）药物治疗

目的在于控制症状，可使病情缓解，防止并发症。但长期疗效及对生存率的影响尚不肯定。

1. 糖皮质激素

糖皮质激素是本病的首选治疗药物。初期应用的剂量是否合适及长期治疗是否足量是本病治疗的关键。轻者中小剂量即可，重者须用大剂量维持或冲击治疗。一般情况下，肌力和肌酶谱在治疗 2 周后相继得到改善，间质性肺炎、关节病变、咽部及食管上段病变引起的吞咽困难也可能有所好转，约 20% 的患者激素治疗无效。

2. 免疫抑制药

糖皮质激素疗效欠佳，不耐受或出现并发症及激素减量时复发的患者宜加用免疫抑制药，可以增强疗效，减少激素用量，防止并发症。对重症或病程较长的患者，开始即可考虑激素与免疫抑制药联合治疗。近年发现，激素加用小剂量氨甲蝶呤（每天 5 ~ 7.5 mg）疗效显著，不良反应较小。

3. 抗疟药

羟基氯喹和磷酸氯喹对皮肤损害有一定的疗效，0.125 ~ 0.25 g/d，4 周后改为隔天口服。

4. 蛋白同化激素

苯丙酸诺龙，每隔 5 ~ 7 天肌内注射 25 mg。

5. 其他药物

（1）青霉胺：对肌痛者效果比较好，每天 250 mg，治疗 3 ~ 6 个月开始见效。

（2）非甾体抗炎药：对关节、肌肉疼痛有效。

（3）免疫调节药：转移因子、胸腺素、大剂量免疫球蛋白等有辅助治疗作用。

（4）适量补充复方氨基酸、维生素 E、维生素 C 等。

三、护理措施

（一）躯体移动障碍（活动无耐力）的护理

1. 相关因素

（1）与肌肉炎症导致肌肉无力或肌肉萎缩有关。

（2）与关节疼痛导致肢体活动受限有关。

2. 临床表现

（1）不能自行翻身、起坐或站立，不能举手、抬腿，不能梳头和穿衣，不耐久立，起立困难，上台阶困难，步态不稳，屈颈、抬头均感困难。

（2）不能久坐或站立，步行障碍，活动后感疲乏无力，甚至无力自行如厕或进食。

3. 护理措施

（1）肌炎主要累及肌肉组织，应注意评估患者的肌力情况。肌力分为 6 级。

0 级：肌肉对刺激不发生任何收缩反应。

1 级：肌肉对刺激可有轻微的收缩。

2级：肌力很差，不能克服重力而抬起。

3级：肌力出现抗重力能力，可以抬起（离开床面）。

4级：肌力较好，能抵抗阻力。

5级：肌力正常。

（2）注意休息，生活规律。特别是急性期要绝对卧床，减少活动，以避免肌肉的损伤和疼痛。

（3）病情缓解，血清肌酶下降后，逐渐在床上或下床活动，慢性、轻症的患者可进行适当的锻炼，进行肢体运动防止肌肉挛缩，结合按摩、推拿、水疗等方法可以增强躯体活动能力和生活自理能力。

（4）预防压疮发生，按压疮预防常规护理。

（5）注意患者安全，下床走路时防跌跤，需陪护。

（6）抬头困难时翻动患者应托住颈部和头部，否则易出现意外，如颈部骨折、呛咳或窒息。

（二）皮肤完整性受损的护理

1. 相关因素

（1）与皮肤血管炎症、毛细血管扩张有关。

（2）与免疫功能缺陷引起皮肤受损有关。

2. 临床表现

皮肤出现眶周紫红色水肿样皮疹、红斑；Gottron 斑丘疹；皮肤异色病样皮疹等。

3. 护理措施

（1）有皮疹时勿用刺激性洗洁剂，最好用温水清洗，防止皮肤破损处感染。皮肌炎患者避免日晒（皮肤护理参照系统性红斑狼疮护理章节），护士在安排病床时勿安排在靠窗的病床，防日光照射。

（2）皮疹护理按盘状红斑狼疮皮损护理及应用外用药。

（3）注意观察皮疹所伴发的其他病情变化和症状，如有无伴发肿瘤。

（4）有雷诺现象时注意保暖。外出戴手套；冬天尽可能用热水洗漱，用热水袋时，水温不宜过热，一般以 43～45 ℃ 为宜，因四肢末梢循环较差，以免烫伤；并防止利器刺伤皮肤。

（5）注意口腔、会阴黏膜、皮肤及大小便护理，以防继发感染。

（三）气体交换功能受损的护理

1. 相关因素

（1）肺间质纤维化、缺氧所致。

（2）呼吸肌受累。

（3）肺部感染。

2. 临床表现

咳嗽、咳痰，胸闷、气急、呼吸困难（呼吸费力感，劳力性呼吸困难），肺功能下降，最终可因呼吸衰竭而死亡。

3. 护理措施

（1）根据缺氧情况给氧，或调解氧流量。

（2）定期进行痰细菌培养，予以抗感染治疗。

（3）监测动脉血气，观察缺氧情况。必要时面罩吸氧、高浓度吸氧或呼吸机辅助呼吸。

（4）患者睡觉时抬高头部，以利于呼吸。

（5）根据病情控制输液速度，一般 30 ~ 60 滴/分。

（6）为患者提供安静舒适的环境，减少刺激；限制探视人员，为患者翻身时动作轻稳、勿用力过大，限制活动等，以减少氧耗量。

（四）吞咽功能障碍的护理

1. 相关因素

（1）与食管上端横纹肌运动不协调有关。

（2）与咽、喉、食管、膈、肋间等肌肉受累有关。

2. 临床表现

发音障碍、发音不清；吞咽困难，进食时呛咳。

3. 护理措施

（1）调节饮食，宜摄入高维生素、高糖、高蛋白质和低盐饮食、低脂肪易消化软食。

（2）有吞咽困难患者进食流质饮食易呛咳，从而导致吸入性肺炎，因此饮食以软食为主。

（3）有呛咳者注意进食的速度，不可过快，以免水或食物呛入气管。

（4）进食时抬高床头 30° ~ 45°或半卧位，吞咽困难时给予软食、流质饮食，必要时予鼻饲，保证营养与热量的摄入。

（五）疼痛的护理

1. 相关因素

（1）与肌肉炎症、肌纤维细胞炎性破坏有关。

（2）与肌细胞内容物溢出、肌酶升高有关。

2. 临床表现

肌痛，疼痛性质为刺痛、灼痛、胀痛、酸痛、钝痛、刀割痛、撕裂痛等，疼痛部位是肌肉炎症部位。

3. 护理措施

（1）当疼痛影响休息时应适当给予非麻醉药的止痛药，指导患者放松，分散注意力等。详见类风湿关节炎。

（2）注意观察肌肉疼痛的部位、性质，关节疼痛症状，是否伴有发热及其他症状。

（3）正确评估疼痛程度，参照类风湿关节炎护理。

（六）便秘的护理

1. 相关因素

与腹部肌肉和肠道平滑肌受累有关。

2. 临床表现

引起排便无力和肠蠕动减弱而致便秘。

3. 护理措施

（1）出现排便异常：如便秘时，多食水果、蔬菜，少食辛辣食物。

（2）予以缓泻药：润肠通便，必要时予以开塞露纳肛或灌肠。

（3）排便指导：养成良好的排便习惯，是治疗便秘（FC）非常重要的环节。指导患者排便要有规律，每日1次，最好定时在晨起后或进食后排便，久而久之就可建立正常的排便条件反射，同时要缩短排便时间，以10分钟内为宜。不要抑制便意，避免用力排便。应进行适当的体育运动，进行腹部的自我保健按摩，促进肠道的蠕动。要避免久站久坐，保持规律作息，避免熬夜和过劳。

（4）心理护理：经常出现便秘患者往往产生紧张、焦虑甚至抑郁等情绪，故应加强心理健康宣教，有效地减轻患者心理压力。

（七）恐惧的护理

1. 相关因素

（1）疾病久治不愈，复发。

（2）缺氧，呼吸困难。

（3）病情恶化导致生命危险。

2. 临床表现

患者或其家属紧张不安、害怕、易激动；不配合治疗或拒绝治疗。

3. 护理措施

（1）心理护理：①患者的心理变化，与其性格、病情、病程、疗效、经济实力、社会地位、家庭关系等因素有关系，护理中要观察和了解这些情况，有针对性采取个性化的护理措施；②病程长，反复发作，并伴有不同程度的皮肤损害，且治疗缺乏特异性，影响患者人际交往及日常生活，治疗上应用激素及免疫抑制药不良反应较多，患者容易产生厌烦情绪，对治疗缺乏信心，焦虑甚至恐惧，因此护士要耐心倾听患者的主诉，细致地解答患者提出的问题，说明可能发生的不良反应及应对措施。

（2）介绍成功病例以增强患者治疗信心：向患者列举本病成功治疗的病例，以增强其战胜疾病的信心，更好地配合治疗。早期诊断、合理治疗，本病可获得长时间缓解，可从事正常的工作、学习。

（3）争取亲友关怀和支持：向患者家属介绍本病的发病机制及临床表现、治疗及护理措施，让家属参与拟定治疗方案，让家属多陪伴患者，多关心患者，让患者心理、情感上得到安慰。

（4）在患者面前勿议论病情，做各种治疗前先向患者及其家属告知解释，以免患者紧张。

（八）潜在并发症——药物不良反应的护理

1. 相关因素

多种药物的应用（抗生素、激素、免疫制剂、非甾体抗炎药等）。

2. 临床表现

二重感染、高血压、骨坏死、出血性膀胱炎、白细胞降低、恶心、呕吐、出血等。

3. 护理措施

（1）讲解疾病治疗所需用药的作用和不良反应及用药的必要性。

（2）药物治疗过程中需严密观察病情变化，观察肌酶谱和肌力等变化以确定疗效，并监测血常规、电解质、肝功能等，以防止并发症发生。

（3）环磷酰胺、硫唑嘌呤和氨甲蝶呤治疗者须每周检查血常规和肝功能情况。环磷酰胺治疗时主要有骨髓抑制、血细胞减少、出血性膀胱炎、卵巢毒性、诱发肿瘤等不良反应。用药期间需监测血常规及肝、肾功能。

（4）在维持用药期间，不可任意增减药量，特别是皮质激素或免疫抑制药，注意观察药物不良反应及所致的并发症。

（5）对因治疗的同时辅以对症和支持治疗，坚持合理用药，尽量避免药源性疾病发生。

（九）潜在并发症——呼吸衰竭的护理

1. 相关因素

与呼吸肌受累、肺部弥散功能、通气功能障碍有关。

2. 临床表现

咳嗽、咳痰、胸闷、气急、呼吸困难，严重者需要呼吸机辅助呼吸。

（十）潜在并发症——窒息的护理

1. 相关因素

与喉、食管、膈、肋间等肌肉受累有关。

2. 临床表现

胸闷、烦躁不安、气急、面色苍白、口唇发绀、大汗淋漓等。

3. 护理措施

（1）病情观察：密切观察患者有无胸闷、烦躁不安、口唇发绀、面色苍白等窒息的前兆症状，定时监测体温、心率、呼吸、血压。

（2）保持呼吸道通畅：及时吸痰。

（3）窒息的抢救：出现窒息征象时，应立即取头低脚高俯卧位，脸侧向一边，轻拍背部有利于分泌物的排出，并迅速抠出或吸出口、咽、喉、鼻部分泌物。无效时行气管插管或气管切开，解除呼吸道阻塞。

（4）心理支持：医护人员陪伴床边，安慰患者，防止患者屏气或声门痉挛，鼓励患者轻轻咳出积在气管内的分泌物，及时帮助患者去除污物。必要时遵医嘱给予镇静药，解除患者紧张情绪。

（5）抢救准备：床旁备气管切开包，并准备好吸引器、氧气、鼻导管、止血药、呼吸兴奋药、升压药等抢救设备和药品，随时做好抢救准备工作。

四、健康指导

（一）心理指导

多发性肌炎因丧失劳动能力及自理能力，一般患者常出现焦虑、抑郁等不良情绪，护士应多与患者交流沟通，生活上给予照顾，并动员家属对患者的关心。应该让患者看到，多数多发性肌炎患者在正规治疗后病情能够得到控制，症状得到缓解，生活质量有所提高。

（二）饮食指导

（1）对咀嚼和吞咽困难者给予半流质或流质饮食，少量缓慢进食，以免呛咳引起吸入性肺炎，必要时给予鼻饲。

（2）多食营养丰富的蔬菜、水果及粗纤维的食物，保持大便通畅。

（三）作息指导

（1）急性期有肌痛、肌肉肿胀和关节疼痛者应绝对卧床休息，以减轻肌肉负荷和损伤。

（2）稳定期应鼓励患者有计划地进行锻炼，活动量由小到大，对肌无力的肢体应协助被动运动，并可配合按摩、推拿、理疗等治疗方法，缓解肌肉萎缩，帮助恢复肌力。

（四）用药指导

（1）让患者了解疾病治疗所需用药的作用和不良反应及用药的必要性。

（2）药物治疗过程中需严密观察病情变化，观察肌酶谱和肌力等变化以确定疗效，并监测血常规、电解质、肝功能等，以防止并发症发生。

（3）注意并发症的观察和疗效。在医生指导下，根据病情及实验室检查指标调整用药种类和剂量。

（五）出院指导

（1）将本病的严重性及预后及时向患者家属，必要时向本人交代，消除恐惧，取得患者的积极配合。

（2）外出活动时，戴凉帽、护套等防护措施，避免日光直射、暴晒是预防皮损的有效手段。

（3）尽量避免寒冷、受冻、感染、应激（创伤、手术、妊娠）等刺激，避免一切免疫接种、药物等诱因，以防诱发或加重病情；冬天外出戴口罩，可起到保暖和预防感冒作用。

（4）妊娠和分娩可导致病情恶化或复发，故育龄期妇女应避孕。

（5）保持良好心情，合理安排生活，劳逸结合。必要时可做气功及按摩、理疗以促进肌力恢复。

（6）定期或不定期复查，包括临床体征和实验室检查，注意有无病情活动及恶性肿瘤发生。

（7）遵医嘱执行治疗方案，规则服药，不能自行加减药量或停药。

（张敏敏）

第四节　强直性脊柱炎

强直性脊柱炎（AS）是以骶髂关节及脊柱中轴关节慢性炎症为主，也可累及内脏及其他组织的慢性、进展性风湿性疾病，属血清阴性脊柱关节病的一种。本病好发于青少年男性，常累及骶髂关节，引起脊柱强直和纤维化，影像学检查是临床诊断的关键。

一、病因与发病机制

迄今未有定论，最早认为本病是多基因遗传病，后来也有研究提示为寡基因病。一般认为与某些微生物（如泌尿生殖道沙眼衣原体、某些肠道病原菌）与易感者自身组织具有共同抗原，引发异常免疫应答，造成组织损伤而引起疾病。

二、病理

AS 的基本病变是局部复发性、非特异性炎症，纤维化甚至骨化。初期主要表现为局部淋巴细胞、浆细胞及少数多核白细胞浸润。炎症过程引起附着点侵蚀、附近骨髓炎症、水肿乃至造血细胞消失，进而肉芽组织形成，最后受累部位钙化、新骨形成。在此基础上又发生新的附着点炎症、修复，如此多次反复，出现椎体方形变、韧带钙化、脊柱"竹节样"变、胸廓活动受限等临床表现。

三、临床表现

强直性脊柱炎起病缓慢且隐匿。全身症状轻微，少数重症患者临床表现为发热、食欲缺乏或不明原因的贫血和消瘦。

1. 骶髂关节受累

骶髂关节是最早受累的关节之一，临床表现为腰骶痛或不适、局部压痛、臀部疼痛和晨僵。

2. 脊柱及椎间关节受累

典型病变是由腰椎向上蔓延至胸椎和颈椎，表现为不同程度的腰背部疼痛和活动受限，以晨起为甚，休息或静止后加重，活动后缓解。夜间痛是患者突出症状之一，严重者可于睡眠中痛醒，下床活动后方可重新入睡。腰颈部关节各方向活动受限，局部脊突有压痛，椎旁肌肉紧张，腰椎生理弯曲逐渐消失，胸椎凸起畸形，直至晚期出现脊柱强直。晚期可引起骨折，颈椎骨折可致死。

3. 外周关节受累

常见受累的是非对称性的髋关节、膝关节、踝关节受累。髋关节受累表现为局部和腹股沟处疼痛，活动受限，是强直性脊柱炎致残的主要原因之一。

4. 肌腱端炎

肌腱端炎是 AS 特征性病变，表现为足弓、足跟、脊柱旁、髂嵴、坐骨结节等肌腱或韧带的附着点疼痛和局部压痛。

强直性脊柱炎关节外表现为葡萄膜炎、结膜炎、肺上叶纤维化、升主动脉根和主动脉瓣病变以及心脏传导系统异常。

四、辅助检查

1. 血液检查

活动期可有红细胞沉降率、C 反应蛋白、免疫球蛋白（尤其是 IgA）升高。多数患者的人类白细胞抗原 B27（HLA-B27）阳性。

2. 影像学检查

影像学检查是诊断本病的关键依据，MRI 能更早发现骶髂关节炎。

五、治疗

本病的治疗目的是缓解症状、延缓病情进展和保持关节功能。治疗根据患者的病情严重程度和患者的期望值而定。包括非药物治疗、药物治疗和手术治疗。

1. 非药物治疗

功能锻炼和水疗、超短波等物理治疗方法，可起到解痉、消炎、镇痛和改善血液循环的作用，是延缓病情进展和促进健康最有效的方法。

2. 药物治疗

本病对非甾体抗炎药，如双氯芬酸、萘丁美酮等反应良好，是缓解疼痛、晨僵和改善关节活动度的一线药物；抗风湿药常用柳氮磺吡啶和氨甲蝶呤；糖皮质激素不作首选药物，生物制剂可显著改善病情。

3. 手术治疗

对髋关节僵直和脊柱严重畸形的患者可以选用矫形手术。

六、护理措施

（一）一般护理

1. 饮食护理

宜多进食含植物蛋白和微量元素多的食物，如大豆、黄豆等，寒冷地区和季节可适当服用姜汤。

2. 休息与运动

鼓励患者坚持脊柱、胸廓、髋关节等医疗运动。游泳是最适合本病的全身运动。运动后持续疼痛 2 小时不恢复，表示运动过量，应减少运动量。

（二）病情观察

密切观察关节疼痛和晨僵的持续时间和程度，注意活动受限的部位、范围，是否伴有发热、咳嗽和呼吸困难等症状。

（三）对症护理

1. 姿态护理

（1）患者在行走和坐卧时保持正确的姿势，不能为避免疼痛而放任，否则会加重畸形。

（2）为保持关节的活动度，应经常进行颈、胸、腰各个关节的前屈、后仰和左右扭转活动。

（3）为保持胸廓的活动度，应经常进行深呼吸和扩胸运动。

（4）为保持膝关节的活动度，应经常进行下蹲活动。

2. 疼痛护理

避免疼痛部位受压，给患者创造安静的环境，合理应用非药物性镇痛措施：如松弛术、皮肤刺激疗法（冷敷、热敷、加压、震动等）、分散注意力。也可以采用水疗、超短波等物理疗法缓解疼痛，必要时遵医嘱给予非甾体抗炎药镇痛。

3. 用药护理

服用非甾体抗炎药时观察有无头晕和胃肠道不良反应。

（四）心理护理

本病是长期性、反复发作性疾病，经过一段时间治疗后效果不明显，或者治疗前的症状再次出现，患者很容易急躁、灰心，中途停止或放弃治疗，所以要帮助患者树立坚持治疗战胜疾病的信心。

七、健康指导

1. 疾病知识指导

向患者及其家属讲解本病的相关知识，帮助患者认识本病，保持乐观心态，积极配合治疗和做好自我护理。日常生活中，避免吸烟、受寒、疲劳、感染和剧烈运动等诱因。指导患者注意行、立、坐、卧正确姿势，尽可能保持最佳的功能位置。睡眠时使用硬板床，应低枕仰卧。

2. 运动指导

指导患者坚持锻炼，但应避免跑步、冲撞和接触性运动。

（1）脊柱和髋关节运动：活动前可以先按摩松懈椎旁肌肉，避免肌肉损伤。每日 2 次，进行脊柱和髋关节的屈曲与伸展锻炼，活动量以不引起第 2 天关节症状加重为准。

（2）肢体和局部肌肉牵拉运动：散步、瑜伽、挺直躯干及伸展、俯卧撑和形体操。

（3）维持胸廓活动度的运动：游泳、深呼吸和扩胸运动。

（张敏敏）

第七章

血液科疾病护理

第一节　血栓性血小板减少性紫癜

血栓性血小板减少性紫癜（TTP）是一种少见的血栓性微血管疾病，伴有微血管病性溶血性贫血。该病由 Moschowitz 在 1925 年首先提出。其临床特征主要表现为血小板减少性紫癜、中枢神经系统异常、微血管病性溶血性贫血、发热以及肾功能衰竭，具备前面三项临床特征的 TTP 患者占 70%～80%，称为三联征，约有 30% 的 TTP 患者同时具备以上 5 项临床特征，称为五联征。

流行病学调查显示 TTP 的发病率为 $1/10^6$，发病年龄为 10～40 岁，女性多于男性，男女发病比例为 1：3。本病发病急，病情凶险，如果没有得到及时有效的治疗，患者的死亡率可以达到 50% 以上。

一、病因

目前对于 TTP 的病因尚未明确，多数 TTP 患者没有明显的病因，少数患者有感染、药物过敏、妊娠、免疫性疾病、中毒以及遗传等因素存在。

1. 感染

可见于细菌、立克次体、流感病毒、呼吸道及肠道病毒、单纯疱疹病毒、Coxsackie B、肺炎支原体等感染，近年来也有与 HIV 感染有关的 TTP 的报道。

2. 药物过敏

有部分患者发病前使用了抗生素如青霉素类、磺胺类，以及碘、四环素、苯妥英钠、氯喹、阿司匹林、普鲁卡因胺，还有口服避孕药、注射疫苗等，有些抗肿瘤的化疗药物如环孢素、丝裂霉素以及骨髓移植都可诱发 TTP。

3. 妊娠

研究表明，治疗性流产以及分娩后期都容易发生 TTP。

4. 免疫性疾病

如风湿性关节炎、类风湿关节炎、脊柱炎、系统性红斑狼疮、干燥综合征、多动脉炎等也可诱发 TTP。

5. 中毒

漆类、染料、一氧化碳、蜜蜂叮咬以及狗咬伤等可诱发 TTP。

6. 遗传

有报道显示同一家族中有几个人发生了 TTP，也有报道姐妹二人均在妊娠期发病，提示该疾病有家族遗传倾向。

二、发病机制

关于 TTP 的发病机制目前还没有定论。有的学者认为该病可能起源于内皮细胞受损，从而促进血小板在血管内聚集而形成血栓，也有的学者认为由于血小板聚集能力过强，形成了血小板栓子，黏附在血管内皮，从而引起继发性改变。目前认为 TTP 可能的发病机制主要有以下几个方面。

1. 内皮细胞损坏

内皮细胞损坏主要包括内皮细胞抗栓功能减退、von Willebrand 因子（vWF）异常和氧化剂的损伤。由于内皮细胞受损，导致由内皮细胞产生或合成的多种生物活性物质减少，如前列环素（PGI_2）减少，正常情况下 PGI_2 能抑制诱导的血小板聚集。由于血液中的 PGI_2 浓度降低，纤溶活性减弱，导致了血管收缩加强，血小板聚集和凝固性增加，从而产生了血栓。

2. 促血小板聚集的因子增多

由于血小板聚集能力过强，形成了血小板栓子，这些栓子黏附于血管内皮，从而引起一系列的微血管改变。

3. 免疫学说

有报道指出，TTP 发病时血小板表面的相关免疫球蛋白（PAIgG）增高，当治疗好转时降低。血小板表面附着有 IgG 时易遭到单核-巨噬细胞系统的破坏，致使血液循环中血小板减少。

4. 小血管病变

有文献报道 TTP 可并发系统性红斑狼疮、多发性结节性动脉炎、类风湿关节炎、类风湿脊柱炎等疾病，这些疾病的特点是都有不同程度的血管炎病变。

5. 弥散性血管内凝血（DIC）

有学者对 TTP 患者体内的血浆凝血酶-抗凝血酶Ⅲ复合物（TAT）和纤溶酶-α_2-抗纤溶酶复合物（PAP）进行研究，发现当患者疾病得到缓解后，其体内的 PAP 和 TAT 值均明显下降。

三、分类

根据 TTP 的病因可将其分为遗传性 TTP 和获得性 TTP。而获得性 TTP 又可以根据其是否有明确的诱发因素分为原发性（特发性）TTP 和继发性 TTP。

1. 原发性 TTP

原发性 TTP 指的是没有明显诱因发病的成人，根据其病情的缓急分为急性型 TTP、慢性型 TTP 和反复发作型。

（1）急性型 TTP：最为多见，疾病进展迅速，呈爆发性，7～14 天出现典型的症状，死亡率高。常见死亡原因为脑血管意外、出血或心肺肾功能衰竭。

（2）慢性型 TTP：较少见，缓解和恶化相继发生，病程可持续数月或数年。

（3）反复发作型：由于治疗的进展，可反复发作 1～5 次，平均可存活 9～12 年。

2. 继发性 TTP

（1）妊娠并发 TTP：大多数发生于子痫、先兆子痫或先兆子痫之前，也有的发生在生产后第 1 个星期内。其发病机制可能与循环免疫复合物增高有关。

（2）感染引起的 TTP。

（3）肿瘤转移引起的 TTP。有的淋巴瘤患者，在发病 2～6 个月后可以引发 TTP。

（4）药物如抗肿瘤药物、奎宁、免疫抑制剂等应用引起的 TTP。

（5）免疫性疾病引起的 TTP。

四、临床表现

TTP 患者起病急，病情进展迅速。根据患者的临床表现可分为：同时具有血小板减少、微血管病性溶血性贫血、中枢神经系统症状的三联征和与三联征同时存在并伴有肾脏损伤和发热症状的五联征。

1. 血小板减少引起的出血

出血部位以皮肤、黏膜为主，表现为散在的瘀点、瘀斑或紫癜。还会出现鼻出血、视网膜出血、胃肠道出血和泌尿生殖系统出血，严重的患者还会出现颅内出血。出血的程度、范围与血小板减少的程度有关。

2. 中枢神经系统症状

典型的 TTP 患者首先出现神经系统症状，严重者往往有不同程度的意识紊乱、头痛和（或）失语、口齿不清、眩晕、惊厥、痉挛、视力障碍、感觉异常、知觉障碍、定向障碍、嗜睡、精神错乱、谵妄、昏迷、脑神经麻痹等。神经系统表现的多变性也是本病的特点之一，神经系统的异常表现与脑循环障碍有关，其严重程度也与疾病的预后密切相关。

3. 微血管病性溶血性贫血

TTP 患者会有不同程度的贫血，主要原因是当血流通过有病变的微血管时，红细胞由于受到机械性损伤而破裂，从而引起不同程度的贫血、黄疸、间接胆红素增高，少数患者还会伴有肝脾肿大。

4. 肾脏损害

肾脏损害主要表现为蛋白尿、镜下血尿和管型尿，肉眼血尿较少见。大多数患者会伴有轻中度的肾损害，极少数患者由于肾脏血管广泛受累，肾皮质缺血坏死而引起少尿、无尿和急性肾功能衰竭。

5. 发热

50% 以上的患者会出现发热症状，发热可发生在疾病的不同时期。发热的原因可能与下列因素有关。

（1）继发感染。

（2）下丘脑体温调节中枢功能紊乱。

（3）组织坏死。

（4）溶血产物的释放。

（5）内源性致热源的释放：由于异常的内皮细胞和（或）抗原抗体反应激活单核-巨噬细胞系统所导致。

6. 其他

由于血栓的形成导致不同器官血液循环障碍可以引起以下疾病。

（1）心肌出血坏死，并发各种心律失常、心肌梗死和心力衰竭。

（2）呼吸功能不全，血栓影响了肺功能的正常进行而引发。

（3）淋巴结肿大、皮肤坏死、皮疹、动脉周围炎、高血压等。

（4）腹痛、肝脾肿大、急性胰腺炎。

（5）肌肉关节疼痛、胸膜炎、雷诺现象等结缔组织病表现。

五、辅助检查

1. 血常规检查

外周血可见血小板减少，有不同程度的贫血表现，为正细胞正色素性贫血，1/3 的患者血红蛋白小于 60 g/L。95% 的患者血常规中可看到变形红细胞及其碎片。患者的白细胞数为正常或稍微增高，很少有患者的白细胞超过 20×10^9/L。

2. 骨髓象检查

多数患者的骨髓象正常，或呈增生性贫血骨髓象；巨核细胞数正常或增多，多数为幼稚巨核细胞，呈成熟障碍。

3. 溶血指标检查

直接 Coombs 试验往往为阴性，但继发性者少数可为阳性。血清胆红素增高，游离血红蛋白增高，结合珠蛋白下降及血红蛋白尿阳性，提示有血管内溶血。

4. 血清乳酸脱氢酶（LDH）检查

LDH 水平增高，其增高水平与溶血程度和临床病程一致，可以作为临床判断预后及疗效的重要指标。

5. 出凝血检查

凝血时间、部分凝血活酶时间、凝血因子时间一般正常，少数患者检查结果延长。凝血因子 V、Ⅷ 均正常。

6. 免疫血清学检查

SLE 细胞、抗核因子、类风湿因子可为阳性。补体大多数正常。

7. 肾功能检查

可见镜下血尿、蛋白尿，血肌酐、尿素氮增高，少数患者可达到急性肾功能衰竭的标准。

六、诊断依据

（1）临床表现为三联征或五联征。

（2）血小板计数低于 100×10^9/L。

（3）有微血管病性溶血的异常化验结果。

七、治疗

1. 血浆疗法

（1）血浆置换（PE）：血浆置换为首选的治疗方法。自 1976 年开始使用血浆置换术治疗 TTP 以来，TTP 的预后大为改善，提高了 TTP 患者的生存率。目前主张一旦确诊应及早进行血浆置换术，常规用量为每天 40~80 mL/kg 的新鲜冷冻血浆，疗程 5~7 天。

血浆置换的机制可能跟以下因素有关：去除了体内的促血小板聚集物，补充了正常抗聚集物，抑制了血管内皮细胞的凋亡。

血浆置换的适应证：继发性的 TTP、家族性的 TTP、急性发作期的 TTP 均为首选治疗方法。

血浆置换的使用原则：早期、足量、优质、联合。禁止为患者输注血小板。

血浆置换的不良反应：过敏反应、枸橼酸钠相关毒性、与静脉穿刺相关的并发症。

（2）血浆输注（PI）：单纯的血浆输注方法简单易行，适用于紧急抢救或基层医院的救治，但血浆输注的疗效没有血浆置换明显，并且输注大量的血浆会加重心、肾的负担，引起心、肾功能不全。

2. 肾上腺皮质激素

单独使用肾上腺皮质激素类的药物治疗 TTP 效果较差，应该联合血浆置换一起使用。一般用泼尼松 60~80 mg/d，不超过 200 mg/d。对于不能口服的患者也可用相应剂量的氢化可的松或地塞米松静脉滴注。

3. 免疫抑制剂

Pallavicini（1994）提出当 TTP 患者使用血浆置换术和常规药物治疗无效时，可以使用长春新碱静脉注射，每周 2 mg。临床上也有的患者对环孢素和免疫球蛋白的治疗有效。

4. 抗血小板药物

常用阿司匹林（600~2 400 mg/d）、双嘧达莫（400~600 mg/d）、吲哚美辛（消炎痛）等药物，可在综合治疗 TTP 中起辅助作用，待完全缓解后作维持治疗。

5. 脾脏切除术

目前脾脏切除术主要用于血浆置换无效或多次复发病情得不到控制的 TTP 患者。

6. 成分输血

当患者出现严重贫血时可以为其输注压积红细胞或洗涤红细胞，减轻患者的贫血状态。因为血小板的输注可以加重血小板的聚集和微血管的血栓，所以只有在血小板严重减少、危及患者生命的时候，才考虑输注血小板，并且血小板的输注最好在患者应用血浆置换治疗后谨慎进行。

八、护理措施

（一）心理护理

TTP 起病急，病情发展迅速，死亡率高。目前血浆置换术为首选治疗方法，疗效好，但治疗费用高，并且患者及其家属对血浆置换不了解，感到陌生、恐惧。要及时地疏导患者的不良情绪，讲解治疗的方法、操作的过程，取得患者及其家属的配合。

（二）出血的预防和护理

指导患者卧床休息，避免情绪激动。观察患者的皮肤黏膜、大小便情况，了解患者出血的情况。密切观察患者的神志变化，如有变化应及时处理，防止颅内出血造成的危害。严格地交接班。

（三）预防感染

病房内应保持适宜的温、湿度，每日开窗通风 2 次，每日空气消毒 2 次。保持皮肤清洁、卫生。严格执行无菌操作，预防感染。

（四）血浆置换的护理

（1）做好血浆置换的准备工作，向患者讲解其配合的要点、操作的方法、目的及注意事项，消除其陌生感，使得血浆置换术顺利进行。熟识患者的状况，包括社会、生理和心理状态。选择合适的血管穿刺，减轻患者的痛苦。同时应该准备血浆置换术所需要的药品，保证患者的安全。

对于血管条件差的患者建议行股静脉插管，保证血液通道的畅通，使得血浆置换术顺利进行。

（2）血浆置换过程中严密观察患者的体温、脉搏、呼吸、血压变化，观察有无不良反应的发生，尤其是枸橼酸钠中毒，注意补充钙剂，防止枸橼酸钠中毒。一般每 200 mL 枸橼酸钠可补充 10% 葡萄糖酸钙 10 mL，可以通过静脉或口服给药。

（3）置换后的护理：观察穿刺部位有无出血、红肿。观察患者的意识状况。要严格交接班，对有股静脉插管的患者要注意其股静脉置管是否妥善固定，有无松脱现象，并注意股静脉插管的接头是否牢固。

血浆置换结束后，如患者不需要再行血浆置换术，可以考虑拔除股静脉置管，拔管后应按压穿刺部位 15～30 分钟，并用沙袋加压按压 1～2 小时，同时注意观察穿刺部位有无出血，股静脉置管拔管的当天不宜淋浴，防止穿刺部位感染。

九、健康指导

（1）TTP 发病较急，病情进展迅速，出血严重者需绝对卧床。缓解期应注意休息，避免过度劳累，避免外伤。

（2）保持大便通畅，勿用力排便，防止因腹压增高引起出血，同时避免剧烈咳嗽、打喷嚏。

（3）饮食应软而细，以高蛋白、高维生素、易消化饮食为主，避免进食辛辣刺激及油炸的食物，以免形成口腔血疱甚至诱发消化道出血。如有消化道出血，应注意饮食调节，必要时禁食，或进流食或冷流食，待出血情况好转，才可逐步过渡为少渣半流食、软饭、普食等。

（4）患者应养成良好的生活习惯，禁烟酒。

（5）对于发热的患者指导其多饮水，防止体内水分过多流失。

（刘　芳）

第二节　非霍奇金淋巴瘤

非霍奇金淋巴瘤（NHL）是恶性淋巴瘤的一大类型，除来源于中枢神经淋巴瘤组织的原始淋巴细胞淋巴瘤是来源于胸腺内前 T 细胞，以及组织细胞淋巴瘤以外，NHL 均来源于在接触抗原后处于不同转化或发育阶段，属于周围淋巴组织的 T 或 B 淋巴细胞的恶性淋巴瘤。

非霍奇金淋巴瘤男性比女性更多见，白人比其他种族也更多见，这种情况的原因不明，或部分可能是因为遗传因素种族差异在某些 NHL 亚型中非常明显，如网状组织淋巴瘤在西方国家占很大比例而在发展中国家很少见。新加坡于 1996 年对 1968—1992 年的 1988 例 NHL 病例进行分析：中国人和马来西亚人的 NHL 发病率都呈增长趋势，每年在美国，约有 5 万例 NHL 发病，在所有肿瘤中占 4%，而且每年在所有肿瘤引起的死亡人群中 NHL 占 4%。在过去几十年，NHL 的发病率呈持续稳定性升高，每年约增长 3%，比大部分肿瘤增长快，部分原因与 AIDS 流行有关，另外也可能与其他未知的原因有关。

一、病因

大多数情况下非霍奇金淋巴瘤为散发疾病，病因不明。但是，流行病学研究揭示非霍奇金淋巴瘤主要的风险因素与环境因素、化学物质、饮食因素、免疫状态、病毒感染和细菌感染有关。已知 EB 病毒与高发区 Burkitt 淋巴瘤和结外 T/NK 细胞淋巴瘤鼻型有关，成人 T 细胞淋巴瘤/白血病与人类亲 T 细胞病毒 I 型感染密切关联；胃黏膜相关淋巴组织淋巴瘤是由幽门螺杆菌感染的反应性病变起始而引起的恶性变，放射线接触如核爆炸及核反应堆意外的幸存者；接受放疗和化疗的肿瘤患者非霍奇金淋巴瘤发病危险增高；艾滋病及某些遗传性获得性免疫缺陷疾病或自身免疫性疾病如共济失调-毛细血管扩张症联合免疫缺损综合征、类风湿关节炎、系统性红斑狼疮、低 γ 球蛋白血症以及长期接受免疫抑制剂治疗（如器官移植等）所致免疫功能异常均与非霍奇金淋巴瘤发病有关。

二、临床表现

（一）症状

1. 以淋巴结肿大为首发症状

多数见于浅表淋巴结，NHL 较 HL 少见。受累淋巴结以颈部最多见，其次是腋窝、腹股沟。一般多表现为无痛性、进行性淋巴结肿大，早期可活动，晚期多个肿大淋巴结，易发生粘连并融合成块。

部分 NHL 患者为深部淋巴结起病，以纵隔淋巴结肿大较常见，如纵隔大 B 细胞淋巴瘤。肿大的淋巴结可压迫上腔静脉，引起上腔静脉综合征；也可压迫气管、食管、喉返神经产生相应的症状如呼吸困难、吞咽困难和声音嘶哑等；原发于腹膜后淋巴结的恶性淋巴瘤也以 NHL 多见，可引起长期不明原因的发热，临床诊断比较困难。

韦氏环也是发生结外淋巴瘤的常见部位，NHL 多见，发生部位最多见于软腭、扁桃体，其次为鼻腔、鼻窦，鼻咽部和舌根较少见，常伴随膈下侵犯，患者可表现为咽痛、咽部异物感、呼吸不畅和声音嘶哑等。原发于脾和肝的 NHL 较少见，但 NHL 并发肝、脾浸润者较常见，尤以脾脏受累更为多见，临床表现为肝脾肿大、黄疸等，少数患者可发生门脉高压，需与肝硬化鉴别。

2. 器官受累的表现

除淋巴组织外，NHL 可发生于身体任何部位，其中以原发于胃肠道 NHL 最为常见，累及胃、十二指肠时患者可表现为上腹痛、呕吐等；发生于小肠、结肠等部位时患者常伴有慢性腹泻、脂肪泻、肠梗阻等表现；累及肾脏导致肾炎。

原发于皮肤的 NHL 并不常见（如蕈样真菌病），但 NHL 累及皮肤较常见，包括特异性和非特异性两种表现。特异性表现有皮肤肿块、结节、浸润斑块、溃疡、丘疹等；非特异性表现有酒精痛、皮肤瘙痒、带状疱疹、获得性鱼鳞癣、干皮症、剥脱性红皮病、结节性红斑、皮肤异色病等。

3. 全身症状

淋巴瘤患者常有全身无力、消瘦、食欲减退、盗汗及不规则发热等全身症状。临床上也有少数患者仅表现为持续性发热，较难诊断。

（二）体征

非霍奇金淋巴瘤体征早期不明显，中晚期常有不明原因的浅表淋巴结肿大、持续性体温升高等体征。

三、辅助检查

1. 实验室检查

（1）外周血：早期患者血常规多正常，继发自身免疫性溶血或肿瘤累及骨髓可发生贫血、血小板减少及出血。9% ~16% 的患者可出现白血病转化，常见于弥漫型小淋巴细胞性淋巴瘤、滤泡型淋巴瘤、淋巴母细胞性淋巴瘤及弥漫型大细胞淋巴瘤等。

（2）生化检查：可有红细胞沉降率、血清乳酸脱氢酶、β_2-微球蛋白及碱性磷酸酶升高，单克隆或多克隆免疫球蛋白升高，以上改变常可作为肿瘤负荷及病情检测指标。

（3）红细胞沉降率：红细胞沉降率在活动期增快、缓解期正常，为测定缓解期和活动期较为简单的方法。

（4）骨髓象：早期正常，晚期浸润骨髓时骨髓象可发生变化如找到淋巴瘤细胞，此时可称为淋巴瘤白血病。

2. 病理活检

是诊断 NHL 及病理类型的主要依据。

3. 免疫学表型检测

（1）单克隆抗体免疫表型检查可识别淋巴瘤细胞的细胞谱系及分化水平，用于诊断及分型，常用的单克隆抗体标记物包括 CD45（白细胞共同抗原），用于鉴定其白细胞来源。

（2）CD19、CD20、CD22、CD45RA、CD5、CD10、CD23、免疫球蛋白轻链 κ 及 γ 等用于鉴定 B 淋巴细胞表型。

（3）CD2、CD3、CD5、CD7、CD45R0、CD4、CD8 等鉴定 T 淋巴细胞表型。

（4）CD30 和 CD56 分别用于识别间变性大细胞淋巴瘤及 NK 细胞淋巴瘤，CD34 及 TdT 常见于识别淋巴母细胞淋巴瘤表型。

4. 遗传学检查

90% 的非霍奇金淋巴瘤存在非随机性染色体核型异常，常见为染色体易位、部分缺失和扩增等。不同类型的非霍奇金淋巴瘤多有各自的细胞遗传学特征。非霍奇金淋巴瘤是发生于单一亲本细胞的单克隆恶性增殖，瘤细胞的基因重排高度一致。IgH 基因重排常作为 B 细胞淋巴瘤的基因标志，TCR γ 或 β 基因重排常作为 T 细胞淋巴瘤的基因标志，阳性率均可达 70% ~80% 。细胞遗传学及基因标志可用于非霍奇金淋巴瘤的诊断、分型及肿瘤微小病变的检测。

5. 影像学检查

胸部正侧位片，腹盆腔 CT 扫描，胸部 CT 扫描，全消化道造影，胸腹部 MRI，脑、脊髓 MRI，胸腹部彩超，淋巴结彩超，骨扫描，淋巴造影术和胃肠镜检查。

四、诊断与鉴别诊断

（一）诊断

本病的确诊有赖于组织学活检（包括免疫组化检查及分子细胞遗传学检查）。这些组织学、免疫学和细胞遗传学检查不仅可确诊，还可做出分型诊断，这对于了解该病的恶性程度、估计预后及选择正确的治疗方案都至关重要。凡无明显原因的淋巴结肿大，应考虑到本病，有的患者浅表淋巴结不大，但有较长期的发热、盗汗，体重下降等症状也应考虑到本病。

（二）鉴别诊断

不少正常健康人也可在颈部、腹股沟及某些浅表部位触及肿大的淋巴结，应注意鉴别。但应与以下具体疾病相鉴别。

1. 慢性淋巴结炎

一般的慢性淋巴结炎多有感染灶。急性期感染如足癣感染可致同侧腹股沟淋巴结肿大，或伴红肿、热痛等急性期表现或只有淋巴结肿大伴疼痛，急性期过后，淋巴结缩小，疼痛消失。通常慢性淋巴结炎的淋巴结肿大较小，0.5~1.0 cm，质地较软、扁而活动性好，而恶性淋巴瘤的淋巴结肿大具有较大、丰满、质韧的特点，必要时切除活检。

2. 淋巴结结核

为特殊性慢性淋巴结炎，肿大的淋巴结以颈部多见，多伴有肺结核，如果伴有结核性全身中毒症状，如低热、盗汗、消瘦、乏力等与恶性淋巴瘤不易区别；淋巴结结核之淋巴结肿大，质地较硬，表面不光滑，或质地不均匀或因干酪样坏死而呈囊性，或与皮肤粘连，活动度差，PPD 试验呈阳性反应。但要注意恶性淋巴瘤患者可以患有结核病，可能是由于较长期抗肿瘤治疗导致机体免疫力下降，从而罹患结核等疾患，因此临床上应提高警惕。凡病情发生改变时，应尽可能再次取得病理或细胞学证据，以免误诊误治。

3. 结节病

多见于青少年及中年人，多侵及淋巴结，可以有多处淋巴结肿大，常见于肺门淋巴结对称性肿大或有气管旁及锁骨上淋巴结受累，淋巴结多在 2 cm 直径以内，质地一般较硬，也可伴有长期低热。结节病的确诊需取活检，可找到上皮样结节，Kvein 试验在结节病 90% 呈阳性反应，血管紧张素转换酶在结节病患者的淋巴结及血清中均升高。

4. 急性化脓性扁桃体炎

除有不同程度的发热外，扁桃体多为双侧红、肿、痛，且其上附有脓苔，扪之质地较软，炎症控制后扁桃体可缩小。而恶性淋巴瘤侵及扁桃体可双侧也可单侧，也可不对称的肿大，扪之质地较硬韧，稍晚则累及周围组织，有可疑时可行扁桃体切除或活检行病理组织学检查。

5. 组织细胞性坏死性淋巴结炎

该病在中国多见，多见于青壮年，临床表现为持续高热，但周围血白细胞数不高，用抗生素治疗无效，酷似恶性网织细胞增生症。组织细胞性坏死性淋巴结炎的淋巴结肿大，以颈部多见，直径多在 1~2 cm，质中或较软，不同于恶性淋巴瘤的淋巴结。确诊需行淋巴结活检，本病经过数周后热退而愈。

6. 中央型肺癌侵犯纵隔、胸腺

有时可与恶性淋巴瘤混淆，诊断有赖于肿块活检。

7. 霍奇金淋巴瘤

非霍奇金淋巴瘤的临床表现与霍奇金淋巴瘤十分相似，只有组织病理学检查才能将两者明确区别。

五、治疗

非霍奇金淋巴瘤的治疗目前崇尚个体化治疗。

六、护理措施

（一）对症护理

患者发热时按发热护理常规执行；呼吸困难时给予高流量氧气吸入，半卧位，适量镇静剂；骨骼浸润时要减少活动，防止外伤，发生病理性骨折时根据骨折部位作相应处理。

（二）日常及饮食护理

早期患者可适当活动，有发热、明显浸润症状时应卧床休息以减少消耗，保护机体。给予高热量、高蛋白、丰富维生素、易消化食物，多饮水，以增强机体对化疗、放疗承受力，促进毒素排泄。保持皮肤清洁，每日用温水擦洗，尤其要保护放疗照射区域皮肤，避免一切刺激因素如日晒、冷热、各种消毒剂、肥皂、胶布等对皮肤的刺激，内衣选用吸水性强而柔软的棉织品，宜宽大。放疗、化疗时应观察治疗效果及不良反应。

（三）病情观察

观察全身症状如贫血、乏力、消瘦、盗汗、发热、皮肤瘙痒、肝脾肿大等。观察淋巴结肿大所累及范围、大小。严密观察有无深部淋巴结肿大引起的压迫症状，如纵隔淋巴结肿大引起咳嗽、呼吸困难、上腔静脉压迫症，腹膜后淋巴结肿大可压迫输尿管引起肾盂积水。观察有无骨骼浸润，警惕病理性骨折、脊髓压迫症发生。

（四）健康指导

注意个人清洁卫生，做好保暖，预防各种感染。加强营养，提高抵抗力。遵医嘱坚持治疗，定期复诊。

（刘　芳）

第三节　霍奇金淋巴瘤

霍奇金淋巴瘤（HL）是恶性淋巴瘤的一个独特类型。其特点为：临床上病变往往从一个或一组淋巴结开始，逐渐由邻近的淋巴结向远处扩散。原发于结外淋巴组织的少见；瘤组织成分多样，但都含有一种独特的瘤巨细胞即 Reed-Sternmberg 细胞（R-S 细胞）；R-S 细胞来源于 B 淋巴细胞。

霍奇金淋巴瘤在欧美各国发病率高（1.6~3.4）/10万；在我国发病率较低，男性（0~0.6）/10万，女性（0.1~0.4）/10万。

一、病因

霍奇金淋巴瘤病因不明，可能与以下因素有关：EB病毒的病因研究最受关注，约50%患者的R-S细胞中可检出EB病毒基因组片段；与细菌因素、环境因素、遗传因素和免疫因素也有关。

二、临床表现

霍奇金淋巴瘤（HL）主要侵犯淋巴系统，年轻人多见，早期临床进展缓慢，主要表现为浅表淋巴结肿大。与NHL病变跳跃性发展不同，HL病变沿淋巴结引流方向扩散。由于病变侵犯部位不同，其临床表现各异。

（一）症状

1. 初发症状与淋巴结肿大

慢性、进行性、无痛性浅表淋巴结肿大为最常见的首发症状，中国医学科学院肿瘤医院5101例HL统计表明，HL原发于淋巴结内占78.2%，原发于结外占20.2%。结内病变以颈部和膈上淋巴结肿大最为多见，其次见于腋下和腹股沟淋巴结，其他部位较少受侵。有文献报道，首发于颈部淋巴结者可达60%~80%。淋巴结触诊质韧、饱满、边缘清楚，早期可活动，晚期相互融合，少数与皮肤粘连可出现破溃等表现；体积大小不等，大者直径可达数十厘米，有些患者淋巴结可随发热而增大，热退后缩小。根据病变累及的部位不同，可出现相应淋巴结区的局部症状和压迫症状；结外病变则可出现累及器官的相应症状。

2. 全身症状

主要为发热、盗汗和体重减轻，其次为皮肤瘙痒和乏力。发热可以表现为任何形式，包括持续低热、不规则间歇性发热或偶尔高热，抗感染治疗多无效。约15%的HL患者表现为周期性发热，也称为Murchison-Pel-Ebstern热。其特点为：体温逐渐上升，波动于38~40℃数天，不经治疗可逐渐降至正常，经过10天或更长时间的间歇期，体温再次上升，如此周而复始，并逐渐缩短间歇期。患者发热时周身不适、乏力和食欲减退，体温下降后立感轻快。盗汗、明显消瘦和皮肤瘙痒均为较常见的症状，瘙痒初见于局部，可渐发展至全身，开始轻度瘙痒、表皮脱落、皮肤增厚，严重时可因抓破皮肤引起感染和皮肤色素沉着。饮酒痛为另一特殊症状，即饮酒后出现肿瘤部位疼痛，常于饮酒后数分钟至几小时内发生，机制不清。

3. 压迫症状

深部淋巴结肿大早期无明显症状，晚期多表现为相应的压迫症状：如纵隔淋巴结肿大，可以压迫上腔静脉，引起上腔静脉压迫综合征；也可压迫食管和气管，引起吞咽受阻和呼吸困难；或压迫喉返神经引起麻痹声嘶等；病变也可侵犯肺和心包。腹腔淋巴结肿大，可挤压胃肠道引起肠梗阻；压迫输尿管可引起肾盂积水，导致尿毒症。韦氏环（包括扁桃体、鼻咽部和舌根部）肿大，可有破溃或疼痛，影响进食、呼吸或出现鼻塞，肿块触之有一定硬度，常累及颈部淋巴结，抗感染治疗多无效。

4. 淋巴结外受累症状

原发结外淋巴瘤（PENL）由于受侵部位和器官不同而临床表现多样，并缺乏特异性症状、体征，容易造成误诊或漏诊。有人曾报道 PENL 误诊率高达50%～60%，直接影响正确诊断与治疗，应引起足够重视。原发于结外的 HL 是否存在一直有争议，HL 结外受累率明显低于 NHL，以脾脏、肺脏等略多见。

（1）脾脏病变：脾原发性淋巴瘤占淋巴瘤发病率不到1%，且多为 NHL，临床诊断脾脏原发 HL 应十分小心，HL 脾脏受累较多见，约占1/3。临床上判断 HL 是否累及脾脏可依据查体及影像学检查，确诊往往要采用剖腹探查术和脾切除，但由于是有创操作，多数患者并不接受此方式，临床也较少采用。

（2）肝脏病变：首发于肝的 HL 极罕见，随病程进展，晚期侵犯肝者较多见，可出现黄疸、腹腔积液。因肝脏病变常呈弥漫性，CT 检查常不易诊断；有时呈占位性病变，经肝穿刺活检或剖腹探查可确诊。临床表现为肝脏弥漫性肿大，质地中等硬度，少数可扪及结节，肝功能检查多正常，严重者可有肝功能异常。

（3）胃肠道病变：HL 仅占胃肠道 ML 的 1.5% 左右。其临床表现与胃肠道其他肿瘤无明显区别。病变多累及小肠和胃，其他如食管、结肠、直肠、胰腺等部位较少见。临床症状常为腹痛、腹部包块、呕吐、呕血、黑便等。胃 HL 可形成较大肿块，X 线造影显示广泛的充盈缺损和巨大溃疡。与胃 HL 相比，小肠 HL 病程较短，症状也较明显，80% 表现为腹痛；晚期可有小肠梗阻表现，甚至发生肠穿孔和肠套叠。

（4）肺部病变：HL 累及肺部较 NHL 常见，以结节硬化型（NS）多见，女性和老年患者多见。病变多见于气管或主支气管周围淋巴结，原发 HL 累及肺实质或胸膜，病变压迫淋巴管或致静脉阻塞时可见胸腔积液。临床患者可表现呼吸道和全身症状，如刺激性干咳、黏液痰、气促和胸闷、呼吸困难、胸痛、咯血，少数可出现声音嘶哑或上腔静脉综合征；约一半患者出现体重减轻、发热、盗汗等症状。由于肺 HL 形态多变，应注意与放疗及化疗所致的肺损伤，以及肺部感染相区别。肺原发 HL 极少见，必须有病理学典型 HL 改变，病变局限于肺，无肺门淋巴结或仅有肺门小淋巴结以及排除其他部位受侵才可诊断。

（5）心脏病变：心脏受侵极罕见，但心包积液可由邻近纵隔 HL 直接浸润所致。可出现胸闷、气促、上腔静脉压迫综合征、心律失常及非特异性心电图等表现。

（6）皮肤损害：皮肤 HL 多继发于系统性疾病，原发者罕见。有报道 HL 并发皮肤侵犯的发生率为 0.5%，而原发性皮肤霍奇金淋巴瘤（PCHL）约占霍奇金淋巴瘤的 0.06%。HL 累及皮肤通常表明病变已进入第Ⅳ期，预后很差。而 PCHL 临床进展缓慢，一般不侵及内脏器官，预后相对较好。

（7）骨骼、骨髓病变：骨的 HL 甚少见，占 0%～5%。见于疾病进展期血源性播散，或由于局部淋巴结病变扩散到邻近骨骼。多见于胸椎、腰椎、骨盆，肋骨和颅骨次之，病变多为溶骨性改变。临床主要表现为骨骼疼痛，部分病例可有局部发热、肿胀或触及软组织肿块。HL 累及骨髓较 NHl 少见，文献报道为 9%～14%，但在尸检中可达 30%～50%。多部位穿刺可提高阳性率。

（8）神经系统病变：多见于 NHL，HL 少见。HL 引起中枢神经系统损害多发生在晚期，其中以脊髓压迫最常见，也可有脑内病变。临床可表现为头痛、颅内压增高、癫痫样发作、脑神经麻痹等。

（9）泌尿系统病变：HL较NHL少见。肾脏受侵多为双侧结节型浸润，可引起肾肿大、高血压及尿毒症。原发于膀胱的病变也很少见。

（10）其他部位损害：少见部位还有扁桃体、鼻咽部、胸腺、前列腺、肾上腺等器官，而生殖系统恶性淋巴瘤几乎皆为NHL。类脂质肾病的肾脏综合征是一种霍奇金淋巴瘤的少见表现，偶尔伴有免疫复合物沉积于肾小球，临床上表现为血尿、蛋白尿、低蛋白血症、高脂血症、水肿。

（二）体征

以慢性、进行性、无痛性淋巴结肿大为主要体征。

三、辅助检查

1. 血液和骨髓检查

HL常有轻或中等贫血，少数白细胞轻度或明显增加，伴中性粒细胞增多。约1/5患者嗜酸性粒细胞升高。骨髓被广泛浸润或发生脾功能亢进时，可有全血细胞减少。骨髓涂片找到RS细胞是HL骨髓浸润依据。骨髓浸润大多由血行播散而来，骨髓穿刺涂片阳性率仅为3%，但活检法可提高至9%～22%。

NHL白细胞数多正常，伴有淋巴细胞绝对和相对增多。晚期并发急性淋巴瘤细胞白血病时可呈现白血病样血常规和骨髓象。

2. 化验检查

疾病活动期有红细胞沉降率加快，血清乳酸脱氢酶活性增高。乳酸脱氢酶升高提示预后不良。当血清碱性磷酸酶活力或血钙增加，提示骨骼累及。B细胞NHL可并发抗人球蛋白试验阳性或阴性的溶血性贫血，少数可出现单克隆IgG或IgM。必要时可行脑脊液检查。

3. 彩超检查

浅表淋巴结的检查，腹腔、盆腔淋巴结检查。

4. 胸部X线摄片检查

了解纵隔增宽、肺门增大、胸腔积液及肺部病灶情况。

5. 胸部、腹腔和盆腔的CT检查

胸部CT可确定纵隔与肺门淋巴结肿大。CT阳性符合率65%，阴性符合率92%。因为淋巴造影能显示结构破坏，而CT仅从淋巴结肿大程度上来判断。但CT不仅能显示腹主动脉旁淋巴结，而且能显示淋巴结造影所不能检查到的脾门，肝门和肠系膜淋巴结等受累情况，同时还显示肝、脾、肾受累的情况，所以CT是腹部检查首选的方法。CT阴性而临床怀疑时，才考虑做下肢淋巴结造影。彩超检查准确性不及CT，重复性差，受肠气干扰较严重，但在无CT设备时仍不失是一种较好的检查方法。

6. 胸部、腹腔和盆腔的MRI检查

MRI检查只能查出单发或多发结节，对弥漫浸润或粟粒样小病灶难以发现。一般认为有两种以上影像学诊断同时显示实质性占位病变才能确定肝脾受累。

7. PET-CT检查

PET-CT检查可以显示淋巴瘤或淋巴瘤残留病灶，是一种根据生化影像来进行肿瘤定性诊断的方法。

8. 病理学检查

（1）淋巴结活检、印片：选取较大的淋巴结，完整地取出，避免挤压，切开后在玻片上做淋巴结印片，然后置固定液中。淋巴结印片 Wright's 染色后做细胞病理形态学检查，固定的淋巴结经切片和 HE 染色后作组织病理学检查。深部淋巴结可依靠 B 超或 CT 引导下细针穿刺涂片做细胞病理形态学检查。

（2）淋巴细胞分化抗原检测：测定淋巴瘤细胞免疫表型，可以区分 B 细胞或 T 细胞免疫表型，NHL 大部分为 B 细胞免疫表型。还可根据细胞表面的分化抗原了解淋巴瘤细胞的成熟程度。

（3）染色体易位检查：有助 NHL 分型诊断。t（14；18）是滤泡细胞淋巴瘤的标记，t（8；14）是 Burkitt 淋巴瘤的标记，t（11；14）是外套细胞淋巴瘤的标记，t（2；5）是 kH$^+$（CD30$^+$）间变性大细胞淋巴瘤的标记，3q27 异常是弥漫性大细胞淋巴瘤的染色体标志。

（4）基因重排检查：确诊淋巴瘤有疑难者可应用 PCR 技术检测 T 细胞受体（TCR）基因重排和 B 细胞 H 链的基因重排，还可应用 PCR 技术检测 bcl-2 基因等为分型提供依据。

9. 剖腹探查

一般不易接受，但必须为诊断及临床分期提供可靠依据时，如发热待查病例，临床高度怀疑淋巴瘤，彩超发现有腹腔淋巴结肿大，但无浅表淋巴结或病灶可供活检的情况下，为肯定诊断，或准备单用扩大照射治疗 HL 前，为明确分期诊断，有时需要剖腹探查，在取淋巴结标本同时切除脾做组织病理学检查。

四、诊断

霍奇金淋巴瘤的诊断主要依靠淋巴结肿大的临床表现和组织活检结果。霍奇金淋巴瘤的诊断应包括病理诊断和临床分期诊断。

1. 结节性淋巴细胞为主型霍奇金淋巴瘤（NLPHL）病理诊断要点

（1）满足 HL 的基本标准，即散在大细胞＋反应性细胞背景。

（2）至少有一个典型的大结节。

（3）必须见到 L&H 细胞。

（4）背景中的细胞是小淋巴细胞和组织细胞，没有嗜中性粒细胞和嗜酸性粒细胞。

（5）L&LH 细胞总是呈 LCA$^+$、CD20$^+$、CD15、CD30$^-$，L&H 细胞周围有大量 CD3$^+$ 和 CD57$^+$ 细胞围绕。

2. 经典型霍奇金淋巴瘤 CHL 病理诊断要点

（1）散在大细胞＋反应性细胞背景。

（2）大细胞（HRS 细胞）：主要为典型 RS 细胞、单核型和多核型 RS 细胞。

（3）混合性反应性背景：中性粒细胞、嗜酸性粒细胞、组织细胞和浆细胞等。

（4）弥漫性为主，可有结节样结构，但无硬化纤维带包绕和包膜增厚。

（5）HRS 细胞总是 CD30$^+$，多数呈 CD15$^+$，少数呈 CD20$^+$，极少数出现 EMA$^+$。

（6）绝大多数有 EBV 感染，即 EBER$^+$ 和 LMPI$^+$。

五、治疗

目前 HL 的治疗主要是根据患者的病理分型、预后分组、分期来进行治疗选择，同时还要考虑患者的一般状况等综合因素，甚至还要考虑经济、社会方面的因素，最终选择最理想的方案。综合治疗是治疗 HL 的发展方向，对中晚期 HL 单纯放疗疗效不理想，常以化疗为主，辅以放疗。复发性、难治性霍奇金淋巴瘤的治疗已较多考虑造血干细胞移植。

1. 早期霍奇金淋巴瘤的治疗

早期霍奇金淋巴瘤的治疗近年来有较大进展，主要是综合治疗代替了放疗为主的经典治疗。早期霍奇金淋巴瘤是指 I、II 期患者，其治疗方针以往以放疗为主，国内外的经验均证明了其有效性，可获得 70% ~90% 的 5 年总生存率。近年来国外的大量研究表明，综合治疗（化疗加受累野照射）可以获得更好的无病生存率，大约提高 15%，但总生存率相似，预期可以明显减轻放疗的远期不良反应。因此，目前化疗结合受累野照射的方法是治疗早期霍奇金淋巴瘤的基本原则。但是国内尚没有大组病例的相关研究资料。

2. 进展期、复发性和难治性霍奇金淋巴瘤的治疗

（1）进展期患者成为复发性和难治性 HL 的风险因素：进展期（III、IV 期）HL 患者，疗效不如早期患者，更容易变为复发性和难治性患者。20 世纪 90 年代哥伦比亚研究机构对 711 例 HL 患者进行研究，虽然发现进展期患者复发率和难治性发生率较早期高，但分析后发现有 7 个风险因素对预后影响明显，包括：男性，年龄 >45 岁，IV 期，血红蛋白 <105 g/L，白细胞计数 >15×10^9/L，淋巴细胞计数 <0.6×10^9/L 或淋巴细胞分类 <8%，血浆蛋白 <40 g/L。其中 0~1 个风险因素的进展期患者成为复发性和难治性 HL 的风险小于 20%，而 4 个或更多风险因素的进展期患者成为复发性和难治性 HL 的风险大于 50%。

（2）复发性和难治性霍奇金淋巴瘤：解救治疗的疗效与患者年龄、复发部位、复发时疾病严重程度、缓解持续时间和 B 症状有关。

1）放疗缓解后复发病例的解救治疗：初治用放疗达到完全缓解（CR）后，复发患者对解救化疗敏感，NCI 长期随访资料表明放疗达 CR 后复发患者经解救化疗，90% 达到第二次 CR，70% 以上可长期无病存活，疗效与初治病例相似。所以放疗缓解后复发病例一般不首选大剂量化疗（HDCT）和自体干细胞移植（ASCT）。研究证实，用 ABVD 方案解救疗效优于 MOPP 方案。

2）解救放疗（SRT）：对于首程治疗未用放疗的复发患者，若无全身症状，或仅有单个孤立淋巴结区病变及照射野外复发的患者 SRT 治疗有效。SRT 对化疗失败后 HL 患者的局部病灶效果好，长期缓解率高；对于不适合大剂量化疗加自体干细胞移植的患者，SRT 仍是一个很好的选择。

3）复发性和难治性霍奇金淋巴瘤的解救方案：目前尚不能确定复发性和难治性 HL 的多种解救方案中哪个解救方案更好。有报道 Mini-BEAM 方案（卡莫司汀、依托泊苷、阿糖胞苷、美法仑）反应率 84%，Dexa-BEAM 方案（地塞米松、卡莫司汀、依托泊苷、阿糖胞苷、美法仑）反应率 81%，DHAP 方案（顺铂、大剂量阿糖胞苷、地塞米松）反应率 89%。Mini-BEAM 方案的疗效肯定，但是此方案影响干细胞动员，一般在 HDC/HSCT 之前要进行最低限度的标准剂量化疗，其原因是安排干细胞采集和移植之前需要使淋巴瘤得到控制；促进有效外周血干细胞的采集。Koln 研究组认为在应用大剂量化疗前使用标准剂量的解救方案疗效最佳，如大剂量 BEAM 化疗前应用 3~4 个疗程 Dexa-BEAM。其他常用的药物包括依托泊苷、铂化物和异环磷酰胺，这些药物既有抗 HL 疗效，又具有较好的干细胞动员效果。

3. 大剂量化疗和放疗加造血干细胞移植（HDC/HSCT）在治疗霍奇金淋巴瘤中的应用

霍奇金淋巴瘤经标准的联合化疗、放疗可获良好疗效，5 年生存率已达 70%，50% 的中晚期患者也可获长期缓解。但仍有部分患者经标准治疗不能达 CR，或治疗缓解后很快复发，预后不佳。现代的观点认为霍奇金淋巴瘤首次缓解时间的长短至关重要。如 > 12 个月，接受常规挽救性方案治疗常可再次获得缓解；如 < 12 个月，则再次缓解的机会大大下降。美国国立肿瘤研究所（NCI）的一项长期随访发现初次缓解时间长的复发患者，85% 可获再次缓解，24% 存活 11 年以上；而首次缓解时间短的复发患者，仅 49% 获得再次缓解，11% 存活 11 年。其他一些研究中初治不能缓解或短期复发者几乎无长期无病生存，实际生存率为 0% ~ 8%。

近年来 APBSCT 已逐渐代替 ABMT，因外周血干细胞的采集已变得较为容易；采集过程痛苦较轻，可避免全身麻醉；可以门诊进行干细胞的采集；造血重建和免疫重建较 ABMT 快；采集的费用降低，降低了住院移植的费用；适用于以前进行过盆腔照射和骨髓受侵的患者。

六、护理措施

（一）基础护理

积极预防口腔、皮肤、呼吸道及肠道感染的发生，加强口腔及皮肤护理，保持病室环境清洁、舒适，经常通风，限制探视人数，严格无菌操作，保持皮肤清洁，定时测体温，预防感染的发生。

（二）饮食护理

嘱患者加强营养，进食高热量、高蛋白、丰富维生素、易消化饮食，多饮水，避免进食油炸、生冷、油腻及容易产气的食物。

（三）休息与活动

指导患者保持充足的睡眠与休息，早期患者可适当活动，有发热、明显浸润症状时应卧床休息以减少消耗，胸闷、气促者应遵医嘱给予抗生素、激素治疗及氧气吸入，并根据患者病情采取舒适体位。

（四）心理护理

做好家属和患者的心理护理，告知患者淋巴瘤是可以治愈的疾病，消除恐惧感，提高治愈信心，使患者积极主动配合治疗。

（五）放、化疗观察与护理

（1）放疗期间应注意观察患者皮肤及黏膜的反应，若出现皮肤发红、瘙痒等不适及时给予处理。

（2）化疗期间应注意保护患者的血管，防止化疗药物外渗损伤皮肤。化疗前要做好患者的心理疏导，化疗期间要注意观察化疗药物的不良反应，及时发现，及时处理。

（六）淋巴结肿大的护理

（1）纵隔淋巴结受累时，根据患者的情况采取舒适卧位，呼吸困难时取半卧位，并给予高流量氧气吸入。床旁备气管切开包。

（2）咽淋巴结病变时，鼓励患者进食流质饮食，对于严重吞咽困难的患者，给予鼻饲饮食。对于鼻塞的患者经口呼吸，应注意保护口腔黏膜。

（翟欢惬）

第四节　贫血

一、概述

贫血是指外周血中单位体积内血红蛋白（Hb）浓度、红细胞计数（RBC）和（或）血细胞比容（HCT）低于相同年龄、性别和地区正常值低限的一种常见的临床症状。贫血不是一种独立的疾病，治疗上主要是对症、对因治疗。我国血液病学专家认为在我国海平面地区，成年男性 Hb 小于 120 g/L，成年女性（非妊娠）Hb 小于 110 g/L，孕妇 Hb 小于 100 g/L 为贫血。

（一）分类

1. 根据贫血发病机制及其病因分类

可将贫血分为红细胞生成减少性贫血、红细胞破坏过多性贫血和失血性贫血 3 类。

（1）红细胞生成减少性贫血：红细胞的生成减少主要是由于造血干细胞异常（如再生障碍性贫血、纯红细胞再生障碍性贫血、骨髓增生异常综合征、白血病、多发性骨髓瘤等）、造血调节异常（如白血病、淋巴瘤、多发性骨髓瘤、慢性肾功能不全、严重肝病等）与造血原料不足或利用障碍（如叶酸或维生素 B_{12} 缺乏或利用障碍、缺铁或铁的利用障碍等）三大因素所引起，任何一个因素发生异常，均可导致红细胞生成减少而导致贫血。

（2）红细胞破坏过多性贫血：可见于各种原因引起的溶血，主要是由于红细胞本身的缺陷，导致红细胞寿命缩短，如地中海贫血、遗传性球形红细胞增多症；也可由于化学、物理以及生物等因素导致红细胞大量破坏，如自身免疫性溶血、脾功能亢进、人工瓣膜术后等。

（3）失血性贫血：常见于各种原因引起的急性失血和慢性失血。慢性失血性贫血往往并发缺铁性贫血。失血性贫血可分为出凝血性疾病（如免疫性血小板减少性紫癜、血友病和严重肝病等）和非出凝血性疾病（如外伤、肿瘤、结核、支气管扩张、消化性溃疡、痔和妇科疾病等）两类。

2. 根据血红蛋白浓度分类

可将贫血分为轻度、中度、重度和极重度，见表 7-1。

3. 根据红细胞形态分类

可分为大细胞性贫血、正常细胞性贫血和小细胞低色素性贫血 3 类，见表 7-2。

4. 根据骨髓红系增生情况分类

可分为骨髓增生性贫血和骨髓增生不良性贫血，见表 7-3。

表 7-1　贫血按血红蛋白浓度分类

类型	血红蛋白浓度/（g/L）	临床表现
轻度	>90	症状轻微
中度	60~90	活动后感心悸、气促
重度	30~60	静息状态下仍感心悸、气促
极重度	<30	常并发贫血性心脏病

表7-2 贫血按红细胞形态分类

类型	MCV/fL	MCHC/%	常见疾病
大细胞性贫血	>90	32~35	巨幼细胞性贫血、骨髓增生异常综合征
正常细胞性贫血	80~90	32~35	再生障碍性贫血、急性失血性贫血、溶血性贫血
小细胞低色素性贫血	<80	<32	缺铁性贫血、铁粒幼细胞性贫血

注：MCV：平均红细胞体积；MCHC：平均红细胞血红蛋白浓度。

表7-3 贫血按骨髓增生程度分类

分类	相关疾病
骨髓增生性贫血	再生障碍性贫血
骨髓增生不良性贫血	除再生障碍性贫血以外的贫血

（二）临床表现

贫血的临床表现与5个因素有关，分别是贫血的病因，贫血时血容量下降的程度，贫血导致血液携氧能力下降的程度，发生贫血的速度，以及血液、循环和呼吸等系统对贫血的代偿和耐受能力。

1. 皮肤黏膜表现

困倦、疲乏和软弱无力是贫血最常见和最早出现的症状，而皮肤、黏膜苍白是贫血最突出的体征，常为患者就诊的主要原因。其产生的机制主要是在贫血的状态下，机体为保证重要器官的供血、供氧（如心、脑、肾），皮肤黏膜供血相对减少。

2. 神经系统表现

由于脑组织缺血、缺氧，无氧代谢增强，能量合成减少，患者常会出现头昏、耳鸣、头痛、失眠、多梦、记忆减退、注意力不集中等。小儿贫血时可哭闹不安、躁动甚至影响智力发育。

3. 循环系统表现

轻度贫血无明显表现，仅活动后引起呼吸加快、加深，并有心悸、心率加快。贫血越严重，活动量越大，症状越明显。重度贫血时，即使在平静状态也可能有气短甚至端坐呼吸。长期贫血，心脏超负荷增加且供氧不足，会导致贫血性心脏病，此时不仅有心率变化，还可有心律失常、心绞痛和心功能不全，甚至造成全心衰竭。

4. 呼吸系统表现

轻度贫血患者平静时无明显表现，活动后会引起呼吸加深加快，重度贫血时，即使平静状态也可能出现气短，若并发心力衰竭导致肺瘀血，患者会出现咳嗽、咳痰甚至是端坐呼吸。

5. 消化系统表现

贫血本身就可以影响消化系统，导致患者出现食欲不振、恶心、腹泻、便秘、舌炎等。

6. 泌尿生殖系统表现

由于肾脏、生殖系统缺氧，部分患者可出现轻度蛋白尿及尿浓缩功能减退，表现为夜尿增多。长期贫血影响睾酮的分泌，减弱男性特征；对女性，因影响雌性激素的分泌而导致月经异常，如闭经或月经过多。

（三）辅助检查

1. 血常规检查

血常规检查可以确定患者有无贫血。血红蛋白和红细胞计数可以为患者贫血的严重程度提供依据。MCV、MCHC 有助于贫血的形态学分类及其病因诊断。网织红细胞计数可用于鉴别诊断及判断疗效。外周血涂片可以观察红细胞、白细胞及血小板数量与形态的改变，以及有无异常细胞和疟原虫等。

2. 骨髓检查

骨髓检查包括骨髓活检和骨髓细胞涂片。骨髓活检反映骨髓造血组织的结构、增生程度、细胞成分和形态变化；骨髓细胞涂片提示骨髓细胞的增生程度、细胞成分、比例和形态变化。

（四）治疗

1. 药物治疗

如巨幼细胞性贫血补充叶酸或维生素 B_{12}，缺铁性贫血积极补充铁剂等。

2. 病因治疗

积极寻找病因，去除原发病（如功能性子宫出血、消化性溃疡出血等），才能达到纠正贫血并彻底治愈的目的。

3. 对症支持治疗

输血是纠正贫血的有效治疗措施，重度贫血患者、老年或并发心肺功能不全的贫血患者应输红细胞，改善体内缺氧状况，纠正贫血；急性大量失血患者应及时输注红细胞及血浆，迅速恢复血容量并纠正贫血；贫血并发出血者，应根据出血的机制采取相应的止血治疗，例如，血小板过低应输注血小板，弥散性血管内凝血应纠正凝血机制障碍等。

（五）护理措施

1. 休息与活动

根据患者的贫血程度和造成贫血的基础疾病，指导患者合理安排休息与活动，减少机体的耗氧量。轻度贫血者，应注意休息，避免过度疲劳；中度贫血者，应多休息，在病情允许的情况下可以进行适当的活动，若出现心慌、气促应立即停止活动；重度贫血者多伴有贫血性心脏病，缺氧症状明显，指导吸氧，可采取半坐卧位来缓解患者的呼吸困难和缺氧状况。

2. 饮食护理

指导患者进食高蛋白、高维生素、清淡易消化饮食，如猪肝、瘦肉、奶制品、豆类、大米、苹果、绿叶蔬菜等。巨幼细胞性贫血患者可以通过多饮茶来补充叶酸、维生素 B_{12}。但缺铁性贫血患者不宜饮茶，因为饮茶不利于人体对铁剂的吸取，可以适当补充酸性食物以利于铁剂的吸取。

3. 输血护理

遵医嘱输注压积红细胞，以减轻贫血和机体的缺氧状况。在输血前必须由两名护士认真做好核对工作，输血时注意控制输血的速度，注重患者的主诉，密切观察有无输血反应，若出现输血反应则立即停止输血，通知医生并配合医生做出相应的处理。

二、缺铁性贫血

缺铁性贫血（IDA）是指机体对铁的需求与供给失衡，导致体内贮铁耗尽，继之红细胞内铁缺乏从而引起的使血红素合成量减少而形成的一种小细胞低色素性贫血。缺铁性贫血是最常见的贫血。需铁量增加而铁摄入不足、铁吸收障碍、铁丢失过多等均可引起缺铁性贫血，患者可有乏力、易倦、头晕、感染等症状，儿童可表现为生长发育迟缓、智力低下，应积极防治。

据世界卫生组织调查，成年男性缺铁性贫血发病率为 10%，女性为 20%，孕妇为 40%，以妇女、儿童铁缺乏和缺铁性贫血的发生率较高。

（一）病因与发病机制

1. 病因

（1）需铁量增加而铁摄入不足：多见于婴幼儿、青少年、妊娠期和哺乳期妇女。婴幼儿需铁量较加，若不补充蛋类、肉类等含铁量较高的辅食，易造成缺铁。青少年偏食易导致缺铁。女性月经增多、妊娠或哺乳，需铁量增加，若不补充高铁食物，易造成缺铁性贫血。

（2）铁吸收障碍：常见于胃大部切除术后，胃酸分泌不足且食物快速进入空肠，绕过铁的主要吸收部位（十二指肠），使铁吸收减少。此外，多种原因造成的胃肠道功能紊乱，如长期不明原因的腹泻、慢性肠炎、克罗恩病等均可因铁吸收障碍而发生缺铁性贫血。

（3）铁丢失过多：慢性长期铁丢失而得不到纠正会造成缺铁性贫血。如：慢性胃肠道失血（包括痔疮、胃十二指肠溃疡、食管裂孔疝、消化道息肉、胃肠道肿瘤、寄生虫感染、食管胃底静脉曲张破裂等），月经量过多（宫内放置节育环、子宫肌瘤及月经失调等妇科疾病）、咯血和肺泡出血（肺含铁血黄素沉着症、肺出血-肾炎综合征、肺结核、支气管扩张、肺癌等），血红蛋白尿（阵发性睡眠性血红蛋白尿、冷抗体型自身免疫性溶血、心脏人工瓣膜等）及其他（遗传性出血性毛细血管扩张症、慢性肾功能衰竭行血液透析、多次献血等）。

2. 发病机制

（1）缺铁对铁代谢的影响：当体内贮铁减少，不足以补偿功能状态的铁时，铁代谢指标发生异常，包括贮铁指标（铁蛋白、含铁血黄素）减低、血清铁和转铁蛋白饱和度减低、总铁结合力和未结合铁的转铁蛋白升高、组织缺铁、红细胞内缺铁。转铁蛋白受体表达于红系造血细胞膜表面，其表达量与红细胞内 Hb 合成所需的铁代谢密切相关，当红细胞内铁缺乏时，转铁蛋白受体脱落进入血液，成为血清可溶性转铁蛋白受体（sTfR）。

（2）缺铁对造血系统的影响：红细胞内缺铁，血红素合成障碍，大量原卟啉不能与铁结合成为血红素，以游离原卟啉（FEP）形式积累在红细胞内或与锌原子结合成为锌原卟啉（ZPP），血红蛋白生成减少，红细胞胞质少、体积小，发生小细胞低色素性贫血。严重时，粒细胞、血小板的生成也受影响。

（3）缺铁对组织细胞代谢的影响：组织缺铁，细胞中含铁酶和铁依赖酶活性降低，进而影响患者精神、行为、体力、免疫功能及患儿的生长发育和智力。缺铁可引起黏膜组织病变和外胚叶组织营养障碍。

（二）临床表现

1. 缺铁原发病表现

如妇女月经量多，消化道溃疡、肿瘤、痔疮导致的黑便、血便、腹部不适，肠道寄生虫感染导致的腹痛、大便性状改变，血管内溶血导致的血红蛋白尿等。

2. 贫血表现

表现为乏力、易倦，头晕、头痛、眼花、耳鸣，心悸、气短，苍白、心率增快，食欲不振、恶心、腹胀、便秘或腹泻，月经不调、性功能减退，多尿、少量蛋白尿，肝脾肿大等。

3. 组织缺铁表现

表现为精神行为异常，如烦躁、易怒、注意力不集中、异食癖；体力、耐力下降；易感染；儿童生长发育迟缓、智力低下；口腔炎、舌炎、舌乳头萎缩、口角皲裂、吞咽困难；毛发干枯、脱落；皮肤干燥、皱缩；指（趾）甲缺乏光泽、脆薄易裂，重者指（趾）甲变平，甚至凹下呈勺状（反甲）。

（三）辅助检查

1. 血常规检查

呈小细胞低色素性贫血。平均红细胞体积（MCV）小于 80 fL，平均红细胞血红蛋白含量（MCH）小于 27 pg，平均红细胞血红蛋白浓度（MCHC） <0.32。血片中可见红细胞体积小、中心浅染区扩大。网织红细胞计数多正常或轻度增高。白细胞和血小板计数可正常或减低。

2. 骨髓象检查

增生活跃或明显活跃，以红系增生为主，粒系、巨核系无明显异常。红系中以中、晚幼红细胞为主，其体积小、核染色质致密、胞质少、边缘不整齐，有血红蛋白形成不良表现。

3. 铁代谢检查

骨髓涂片用亚铁氰化钾（普鲁士蓝反应）染色后，在骨髓小粒中无深蓝色的含铁血黄素颗粒，在幼红细胞内铁小粒减少或消失，铁粒幼细胞少于 0.15；血清铁蛋白降低（<12 μg/L）；血清铁降低（<8.95 μmol/L），总铁结合力升高（>64.44 μmol/L），转铁蛋白饱和度降低（<15%）。sTfR 浓度超过 8 mg/L。

4. 其他检查

主要涉及与缺铁性贫血的原因或原发病诊断的相关检查，如大便常规、尿常规、肝肾功能、凝血功能、胃镜、肠镜及妇科 B 超等。

（四）治疗

根除病因，补足贮铁。

1. 病因治疗

婴幼儿、青少年和妊娠期妇女营养不良引起的缺铁性贫血，应改善饮食；月经过多引起的缺铁性贫血应看妇科调理月经；寄生虫感染引起的缺铁性贫血应驱虫治疗；恶性肿瘤引起的缺铁性贫血应手术或放、化疗；上消化道溃疡引起的缺铁性贫血应进行抑酸治疗等。

2. 补铁治疗

（1）治疗性铁剂有无机铁剂和有机铁剂两类。无机铁剂以硫酸亚铁为代表，有机铁剂则包括右旋糖酐铁、葡萄糖酸亚铁、山梨醇铁、富马酸亚铁和多糖铁复合物等。无机铁剂的不良反应较有机铁剂明显。

（2）首选口服铁剂。如：硫酸亚铁 0.3 g，每日 3 次；或右旋糖酐铁 50 mg，每日 2～3 次。餐后服用，胃肠道反应小且易耐受。进食谷类、乳类和茶，抑制铁剂吸收，鱼、肉类、维生素 C 可加强铁剂吸收。口服铁剂有效的表现先是外周血网织红细胞增多，高峰出现在开始服药后 5～10 天，2 周后血红蛋白浓度上升，一般 2 个月左右恢复正常。铁剂治疗应在血红蛋白恢复正常后持续 4～6 个月，待贮铁指标正常后停药。

（3）若口服铁剂不能耐受或胃肠道正常解剖部位发生改变而影响铁的吸收，可用铁剂肌内注射。右旋糖酐铁是最常用的注射铁剂，首次给药须用 0.5 mL 作为试验剂量，若 1 小时后无过敏反应，可给足量治疗，第 1 天给 50 mg，以后每天或隔天给 100 mg，直至总需量。注射用铁的总需量按公式计算：（需达到的血红蛋白浓度－患者的血红蛋白浓度）×0.33×患者体重（kg）。

（五）护理措施

1. 病情观察

观察患者原发病及贫血的症状和体征，生命体征的变化，了解红细胞计数、血红蛋白浓度和网织红细胞，铁代谢的指标变化等。

2. 饮食护理

导致铁摄入不足的主要原因是不良的饮食习惯，如偏食、挑食等，因此，应指导患者养成良好的饮食习惯，避免挑食、偏食，定时、定量，细嚼慢咽，减少进食刺激性强的食物。鼓励患者多吃含铁丰富且易吸收的食物，如动物肉类、肝脏、血，以及蛋黄、海带、菠菜、豆制品和富含维生素 C 的食物等，尽可能避免同时进食或饮用可减少食物中铁吸收的食物或饮料，如浓茶、咖啡、牛奶等。

3. 用药护理

（1）口服铁剂的护理：口服铁剂常见的不良反应有恶心、呕吐、胃部不适和黑便等胃肠道反应，因此为预防和减轻不良反应，可以指导患者餐后或者餐中服用。为保证铁剂能够有效吸收，应避免与牛奶、茶、咖啡和抗酸药（碳酸钙和硫酸镁）同时服用，可以服用维生素 C、乳酸或稀盐酸等酸性药物或食物。口服液体铁剂时需使用吸管，避免牙齿染黑，服用铁剂期间大便会变成黑色，因此须向患者做好解释工作。强调要按剂量、疗程服药，定期复查，以保证治疗能够有效地进行。

（2）注射铁剂的护理：注射铁剂的不良反应主要有注射部位疼痛、形成硬结，皮肤发黑和过敏反应。为避免不良反应，可以采取以下的措施：首次用药需用 0.5 mL 的试验剂量进行深部肌内注射，同时备用肾上腺素，做好急救的准备，若 1 小时后无过敏反应，即可按医嘱给予常规剂量治疗。抽取药液后，更换注射器针头，注射铁剂时，应采用"Z"形注射法或留空气注射法，行深部肌内注射，并经常更换部位，可以有效地减少或避免局部疼痛和硬结形成。

4. 心理护理

向患者讲解缺铁性贫血的病因、临床表现、相关的治疗与护理等，提高患者及其家属对疾病的认识，耐心解释缺铁性贫血是可以治愈的，且治愈后对身体无不良影响，神经及精神症状是暂时的，在积极治疗消除病因后，不良症状均会消失，安慰患者，解除其心理压力。

5. 健康指导

提倡均衡饮食，荤素结合，保证足够的热量、蛋白质、维生素和铁的摄入。家庭烹饪时，可以使用铁制器皿，从中也可以得到一定量的无机铁。积极防治原发病，如慢性胃炎、消化性溃疡、长期腹泻、痔疮或月经量过多等。学会自我监测病情，例如，静息状态下呼吸与心跳频率的变化，能否平卧，有无水肿、尿量减少等，若自觉症状加重，应及时就医。

三、巨幼细胞性贫血

巨幼细胞性贫血（MA）是指由于叶酸和（或）维生素 B_{12} 缺乏或某些影响核苷酸代谢药物的作用，导致细胞核脱氧核苷酸（DNA）合成障碍所引起的贫血。在我国，叶酸缺乏多见于陕西、山西、河南等地进食新鲜蔬菜、肉类较少的人群。而在欧美，维生素 B_{12} 缺乏或有内因子抗体者多见。

（一）病因与发病机制

1. 叶酸缺乏的原因

（1）摄入减少：主要原因是食物加工不当，如烹调时间过长或温度过高，破坏大量叶酸；其次是偏食，缺少富含叶酸的蔬菜、肉蛋类食物。

（2）需要量增加：婴幼儿、青少年、妊娠期和哺乳期妇女需要量增加而未及时补充；甲状腺功能亢进症、慢性感染、肿瘤等消耗性疾病患者，叶酸的需要量也增加。

（3）吸收障碍：腹泻、小肠炎症、肿瘤和手术及某些药物（抗癫痫药物、柳氮磺吡啶）、乙醇等均会影响叶酸的吸收。

（4）利用障碍：抗核苷酸合成药物如甲氨蝶呤、甲氧苄啶、氨苯蝶啶、氨基蝶呤和乙胺嘧啶等均可干扰叶酸的利用；一些先天性酶缺陷（甲基 FH4 转移酶，N，N-甲烯基 FH4 还原酶，FH2 还原酶和亚氨甲基转移酶）可影响叶酸的利用。

2. 维生素 B_{12} 缺乏的原因

（1）摄入减少：完全素食者因维生素 B_{12} 摄入减少导致维生素 B_{12} 缺乏。

（2）吸收障碍：这是维生素 B_{12} 缺乏最常见的原因。可见于：①内因子缺乏，如恶性贫血、胃切除、胃黏膜萎缩等；②胃酸和胃蛋白酶缺乏；③胰蛋白酶缺乏；④肠道疾病；⑤先天性内因子缺乏或维生素 B_{12} 吸收障碍；⑥药物（对氨基水杨酸、新霉素、二甲双胍、秋水仙碱和苯乙双胍等）影响；⑦肠道寄生虫（如阔节裂头绦虫病）或细菌大量繁殖可消耗维生素 B_{12}；⑧利用障碍，如先天性 TCⅡ缺乏引起维生素 B_{12} 输送障碍；⑨麻醉药氧化亚氮可将钴胺氧化而抑制甲硫氨酸合成酶。

（二）临床表现

1. 血液系统表现

起病缓慢，常有面色苍白、乏力、耐力下降、头昏、心悸等贫血症状。重者全血细胞减少，反复感染和出血。少数患者可出现轻度黄疸。

2. 消化系统表现

口腔黏膜、舌乳头萎缩，舌面呈"牛肉样舌"，可伴舌痛。胃肠道黏膜萎缩可引起食欲不振、恶心、腹胀、腹泻或便秘。

3. 神经系统表现和精神症状

因脊髓侧束和后束有亚急性联合变性，可出现对称性远端肢体麻木，深感觉障碍如振动感和运动感消失；共济失调或步态不稳；锥体束征阳性，肌张力增加，腱反射亢进。患者味觉、嗅觉降低，视力下降，出现黑矇征；重者可有大小便失禁。叶酸缺乏者有易怒、妄想等精神症状。维生素 B_{12} 缺乏者有抑郁、失眠、记忆力下降、谵妄、幻觉、妄想，甚至精神错乱、人格变态等。

（三）辅助检查

1. 血常规检查

呈大细胞性贫血，MCV、MCH 均增高，MCHC 正常。网织红细胞计数可正常。严重者全血细胞减少。血片中可见红细胞大小不等、中央淡染区消失，有大椭圆形红细胞、点彩红细胞等；中性粒细胞核分叶过多（五叶核占 5% 以上或出现六叶以上的细胞核），也可见巨杆状核粒细胞。

2. 骨髓象检查

骨髓增生活跃，骨髓铁染色常增多，红系增生显著，胞体大，核大，核染色质疏松细致，胞质较胞核成熟，呈"核幼质老"。粒系可见巨中、晚幼粒细胞，巨杆状核粒细胞，成熟粒细胞分叶过多；巨核细胞体积增大，分叶过多。

3. 血清维生素 B_{12}、叶酸及红细胞叶酸含量测定

血清维生素 B_{12}、叶酸及红细胞叶酸含量为诊断叶酸及维生素 B_{12} 缺乏的重要指标。红细胞叶酸浓度小于 227 nmol/L（100 ng/mL），血清叶酸浓度小于 6.8 nmol/L（3 ng/mL），血清维生素 B_{12} 浓度小于 74 pmol/L（100 ng/mL）可诊断为贫血。

4. 其他检查

如胃液分析、内因子抗体测定、维生素 B_{12} 吸收试验等，对恶性贫血的临床诊断有参考价值。

（四）治疗

1. 原发病的治疗

有原发病（如胃肠道疾病、自身免疫病等）的巨幼细胞性贫血，应积极治疗原发病；用药后继发的巨幼细胞性贫血，应酌情停药。

2. 补充缺乏的营养物质

（1）叶酸缺乏者口服叶酸，每次 5~10 mg，每日 2~3 次，直至贫血表现完全消失。若无原发病，不需维持治疗；如同时有维生素 B_{12} 缺乏，则需同时注射维生素 B_{12}，否则可加重神经系统损伤。

（2）维生素 B_{12} 缺乏者肌内注射维生素 B_{12}，每次 500 μg，每周 2 次；无维生素 B_{12} 吸收障碍者可口服维生素 B_{12} 片剂 500 μg，每日 1 次；若有神经系统表现，治疗维持半年到 1 年；恶性贫血患者，治疗维持终身。

（五）护理措施

1. 饮食护理

改变不良的饮食习惯，避免挑食，长期素食，多进食富含叶酸和维生素 B_{12} 的食物，如水果、蔬菜、谷类、动物肉类、动物肝及禽蛋等，婴幼儿和妊娠妇女根据需要量及时补充。为了避免食物中叶酸的破坏，在烹饪时不宜温度过高或者时间过长。对于食欲降低或吸收不良的患者可以指导其少吃多餐、细嚼慢咽，以及进食清淡易消化的饮食。

2. 用药护理

根据医嘱正确用药，并注意观察药物疗效及不良反应，肌内注射维生素 B_{12} 偶有过敏反应，甚至休克，需密切观察并及时处理。在治疗过程中，要特别关注老年患者、心血管疾病

患者、进食过少者，需密切观察血钾的含量，血钾低于下限时，需及时补充。同时还应观察患者用药后的自觉症状和外周血常规的变化。

3. 健康指导

向患者讲解巨幼细胞性贫血的病因、临床表现、对机体的危害性、相关检查的目的，提高患者及其家属对疾病的认识，从而减轻心理负担，积极主动地参与疾病的治疗。当患者四肢麻木无力，出现末梢神经炎时，应注意保暖，活动、行走时需有人陪伴，预防跌倒，避免受伤。婴幼儿要及时添加辅食，孕妇和处于发育期的青少年要多进食富含叶酸的蔬菜、水果和富含维生素 B_{12} 的动物性食物。指导患者学会自我监测，如皮肤、黏膜情况和神经、精神症状，贫血症状明显时要注意卧床休息，保证充足的睡眠。同时要注意口腔和皮肤的清洁。

四、再生障碍性贫血

再生障碍性贫血（AA，简称再障）是一种骨髓造血功能衰竭症，主要表现为骨髓造血功能低下、全血细胞减少和贫血、出血、感染综合征。临床上骨髓穿刺及骨髓活检等检查用于确诊再障。再障罕有自愈者，一旦确诊，应积极治疗。再障年发病率在欧美为（4.7 ~ 13.7）/10 万，日本为（14.7 ~ 24.0）/10 万，我国为 7.4/10 万，总体来说亚洲的发病率高于欧美。发病年龄呈现 10 ~ 25 岁及大于 60 岁两个发病高峰，没有明显的男女性别差异。

（一）病因与发病机制

1. 病因

（1）药物及化学因素：药物及化学因素为再障最常见的致病因素。已知具有高度危险性的药物有抗癌药、抗癫痫药、氯霉素、磺胺药、保泰松、阿司匹林、异烟肼等，其中以氯霉素最多见，但近年来随着氯霉素应用的减少，其在再障发病中的意义已不突出，氯霉素是否引发再障与剂量和疗程无关，而与个体的敏感性有关，后果较为严重，此种情况还见于应用磺胺类药及接触杀虫剂。化学物质以苯及其衍生物最常见，如油漆、塑料、杀虫剂等，这类化学物品的致病作用与剂量有关，只要接受了足够的剂量，任何人都有发病的危险。长期与苯及其衍生物接触者，比一次性大剂量接触的危险性更大。

（2）物理因素：如长期接触电离辐射，如 X 射线、γ 射线及其他放射性物质。

（3）病毒感染：风疹病毒、EB 病毒、流感病毒和肝炎病毒均可引起再障。其中病毒性肝炎与再障的关系较为明确，主要与丙型肝炎有关，其次是乙型肝炎，临床上又称为病毒性肝炎相关性再障，预后较差。

（4）其他因素：少数阵发性睡眠性血红蛋白尿、系统性红斑狼疮、慢性肾功能衰竭等可演变成再障。

2. 发病机制

传统学说认为，在一定遗传背景下，再障作为一组异质性"综合征"可能通过 3 种机制发病：原发性、继发性造血干/祖细胞（"种子"）缺陷、造血微环境（"土壤"）及免疫（"虫子"）异常。目前认为 T 淋巴细胞功能亢进在原发性获得性再障发病机制中占重要地位，再障是 T 淋巴细胞介导的以造血系统为靶器官的自身免疫性疾病。

（二）临床表现

再障的临床表现与全血细胞减少有关，主要为进行性贫血、出血、感染，但多无肝、脾、淋巴结肿大。具体见表7-4。

表7-4 重型再障和非重型再障的临床表现

分类	重型再障（SAA）	非重型再障（NSAA）
起病与进展	起病急，进展快	起病缓慢，进展慢
首发症状	感染、出血	贫血为主，偶有出血
感染的严重程度	重	轻
感染的表现	多有急性发热，难以有效控制	高热少见且易控制
败血症	常见，主要死因之一	少见
感染的部位	依次为呼吸道、消化道、泌尿生殖道和皮肤黏膜	上呼吸道、口腔、牙龈
主要致病菌	革兰阴性杆菌、金黄色葡萄球菌、真菌	革兰阴性杆菌及各类球菌
出血的严重程度	重，不易控制	轻，易控制
出血的部位	早期皮肤黏膜可见出血，严重时颅内出血而致死	皮肤黏膜为主，内脏出血少见，极个别可出现颅内出血
贫血的严重程度	重，多呈进行性加重	轻，慢性过程
贫血的表现	症状明显，易发生心力衰竭	轻，少有心力衰竭发生
病程与预后	病程短，预后差，多于1年内死亡	病程长，预后较好，少数死亡

（三）辅助检查

1. 血常规检查

SAA 呈重度全血细胞减少，网织红细胞绝对值低于正常，其中网织红细胞小于 1.0%，绝对值小于 $15 \times 10^9/L$，中性粒细胞小于 $0.5 \times 10^9/L$，白细胞计数小于 $2 \times 10^9/L$，血小板计数小于 $20 \times 10^9/L$。NSAA 也呈全血细胞减少，但是较 SAA 好。

2. 骨髓象检查

骨髓象为确诊再障的主要依据，骨髓涂片可见较多脂肪滴。SAA 骨髓增生低下或极度低下，粒细胞、红细胞和巨核细胞明显减少，淋巴细胞和非造血细胞比例明显增高。NSAA 骨髓细胞增生降低，粒细胞、红细胞和巨核细胞减少，淋巴细胞相对增多。

（四）治疗

1. 控制感染

因感染造成高热的患者，应多次进行血液、尿液、大便的细菌培养和药敏试验，并根据检验结果给予相应的抗生素。对于重症患者，为控制病情、防止感染加重，多主张早期、足量、联合用药。若发生真菌感染可以同时给予抗真菌治疗。

2. 纠正贫血

当患者血红蛋白低于 $60\ g/L$ 时可遵医嘱给予输血治疗，并指导吸氧，改善患者的缺氧状况。

3. 控制出血

可根据患者的情况选用不同的止血方法和止血药物，如女性月经过多可以肌内注射丙酸睾酮。当患者血小板计数小于 $20 \times 10^9/L$，和（或）出现全身紫癜、出血点、内脏出血、颅内出血等，指导其输注血小板。若效果不佳可以改输与 HLA 配型相配的血小板。

4. 免疫抑制剂治疗

抗胸腺细胞免疫球蛋白/抗淋巴细胞免疫球蛋白（ATG/ALG）具有抑制 T 淋巴细胞或非特异性自身免疫反应的作用，主要用于 SAA 的治疗。ATG（兔）3 ~ 5 mg/（kg·d），连用 5 天；ALG（马）10 ~ 15 mg/（kg·d），连用 5 天，用药前需要做过敏试验，在用药过程中可以使用糖皮质激素以防止过敏反应的发生，静脉滴注 ATG 需维持 12 ~ 16 小时。环孢素（CsA）适用于任何类型的再障，剂量为 6 mg/（kg·d），疗程一般在 1 年以上，使用时应根据患者的具体情况，调整剂量和疗程。

5. 雄激素类药物

雄激素类药物为目前治疗再障的首选药物，适用于全部再障。常见的雄激素类药物有：①丙酸睾酮 100 mg 肌内注射，每天或隔天使用 1 次；②达那唑，每日 0.2 g，每日 3 次；③十一酸睾酮（安特尔），每日 40 ~ 120 mg，每日 3 次。疗程与剂量根据患者的效果和不良反应调整。

6. 造血细胞因子

造血细胞因子主要用于 SAA，一般在免疫抑制治疗后使用。常用的药物包括粒细胞集落刺激因子、促红细胞生成素和白细胞介素 3 等。

7. 造血干细胞移植

对于 40 岁以下、无感染及其他并发症、有合适供体的 SAA 患者，可考虑造血干细胞移植。

（五）护理措施

1. 病情监测

密切观察患者的体温变化，若出现发热，应及时报告医生，准确、及时地给予抗生素治疗，并配合医生做好血液、痰液、尿液及大便等标本的采集工作。

2. 预防感染

定时开窗通风，保持病房内空气新鲜，注意保暖，防止受凉感冒，限制人员探视，避免到人群密集的地方。由于高热状态下唾液分泌较少及长期使用抗生素等，易造成细菌在口腔内滋长，因此必须注意口腔清洁，饭前、饭后、睡前、晨起时漱口。保持皮肤清洁干燥，勤换衣裤，勤剪指甲，避免造成皮肤、黏膜的损伤，睡前使用 1 : 5 000 的高锰酸钾溶液坐浴，每次 15 ~ 20 分钟，保持大便的通畅，避免用力排便、咳嗽，女性患者同时要注意会阴部的清洁。

3. 饮食护理

鼓励患者进食高热量、高蛋白、富含维生素的清淡易消化食物，必要时遵医嘱静脉补充营养，对于发热的患者应鼓励多饮水。

4. 用药护理

丙酸睾酮为油剂，不易吸收，局部注射时可形成硬块，因此注射时采取深部、缓慢、分层肌内注射，并且要更换注射部位。长期应用雄激素类药物可对肝脏造成损害，用药期间应定期检查肝功能。ATG/ALG 治疗过程中可能会出现过敏反应，因此，在用药过程中应注意观察患者的病情变化，若出现不良反应应及时通知医生，配合医生进行相应的处理。定期检查血常规，了解血常规变化，必要时遵医嘱给予刺激因子。当患者输血时，要认真核对，密切观察患者有无不良反应，如出现过敏反应应立即停止输血，通知医生后给予相应的处理。

5. 心理护理

再障患者常会出现一系列的负面情绪，注意观察患者的情绪及行为，注重患者的主诉，给予相应的心理疏导。向患者及其家属解释雄激素类药物应用的目的、不良反应，说明待病情好转后，随着药物剂量的减少，不良反应会逐渐消失，鼓励患者与亲友、病友多交谈，保持心情愉悦，减少孤独感，增强信心，积极配合治疗。

6. 健康指导

指导患者保证充足的睡眠和休息，学会自我监测，是否出现头晕、心慌、气促，皮肤黏膜有无出血，有无便血、血尿等，若出现上述症状或者症状呈进行性加重，应及时告知医生及护士。若血小板过低时应绝对卧床休息，预防跌倒，防止出血。

五、溶血性贫血

溶血性贫血（HA）是指红细胞寿命缩短、破坏加速，而骨髓造血功能代偿不足时发生的一类贫血。骨髓有相当于正常造血能力 6~8 倍的代偿潜力，当红细胞破坏增加而骨髓造血功能足以代偿时，可以不出现贫血，称为溶血性疾病。

（一）病因与发病机制

1. 病因

（1）红细胞自身异常所致的溶血性贫血。

1）红细胞膜异常：①遗传性红细胞膜缺陷，如遗传性球形细胞增多症、遗传性椭圆形细胞增多症、遗传性棘形细胞增多症、遗传性口形细胞增多症等；②获得性血细胞膜糖基磷脂酰肌醇（GPI）锚连膜蛋白异常，如阵发性睡眠性血红蛋白尿（PNH）。

2）遗传性红细胞酶缺乏：①戊糖磷酸途径酶缺陷，如葡萄糖-6-磷酸脱氢酶（G-6-PD）缺乏症等；②无氧糖酵解途径酶缺陷，如丙酮酸激酶缺乏症等。

3）遗传性珠蛋白生成障碍：①珠蛋白肽链结构异常不稳定血红蛋白病，血红蛋白病 S、血红蛋白病 D、血红蛋白病 E 等；②珠蛋白肽链数量异常地中海贫血。

4）血红素异常：①先天性红细胞卟啉代谢异常，如红细胞生成性血卟啉病，根据生成的卟啉种类，又分为原卟啉型、尿卟啉型和粪卟啉型；②铅中毒影响血红素合成可发生溶血。

（2）红细胞外部异常所致的溶血性贫血。

1）免疫性溶血性贫血：①自身免疫性溶血性贫血，温抗体型或冷抗体型（冷凝集素型、D-L 抗体型），原发性或继发性（如 SLE、病毒或药物等）；②同种免疫性溶血性贫血，如血型不符的输血反应、新生儿溶血性贫血等。

2）血管性溶血性贫血：①微血管病性溶血性贫血，如血栓性血小板减少性紫癜、溶血尿毒症综合征（TTPlHUS）、弥散性血管内凝血（DIC）、败血症等；②瓣膜病如钙化性主动脉瓣狭窄及人工心瓣膜、血管炎等；③血管壁受到反复挤压，如行军性血红蛋白尿。

3）生物因素：如蛇毒、疟疾、黑热病等。

4）理化因素：如大面积烧伤、血浆中渗透压改变和化学因素（如苯肼、亚硝酸盐类等中毒），可因引起获得性高铁血红蛋白血症而溶血。

2. 发病机制

（1）红细胞破坏、血红蛋白降解。

1）血管内溶血：血型不合输血、输注低渗溶液或阵发性睡眠性血红蛋白尿时，溶血主要在血管内发生。受损的红细胞发生溶血，释放游离血红蛋白形成血红蛋白血症。血红蛋白有时可引起肾小管阻塞、细胞坏死。游离血红蛋白能与血液中的结合珠蛋白相结合，结合体分子质量大，不能通过肾小球排出，而是由肝细胞从血中清除。未被结合的游离血红蛋白能够从肾小球滤出，形成血红蛋白尿排出体外。部分血红蛋白在近端肾小管被重吸收，在近曲小管上皮细胞内分解为卟啉、铁及珠蛋白。反复血管内溶血时，铁以铁蛋白或含铁血黄素的形式沉积在上皮细胞内。如近曲小管上皮细胞脱落随尿排出，即形成含铁血黄素尿。

2）血管外溶血：见于遗传性球形细胞增多症和温抗体型自身免疫性溶血性贫血等，起病缓慢。受损红细胞主要在脾脏由单核-巨噬细胞系统吞噬消化，释出的血红蛋白分解为珠蛋白和血红素。珠蛋白被进一步分解利用，血红素则分解为铁和卟啉。铁可再利用，卟啉则分解为游离胆红素，后者经肝细胞摄取，与葡萄糖醛酸结合形成结合胆红素从胆汁中排出。胆汁中结合胆红素经肠道细菌作用，被还原为粪胆原，大部分随大便排出。少量粪胆原又被肠道重吸收进入血循环，重吸收的粪胆原多再次通过肝细胞重新随胆汁排泄到肠腔中去，形成"粪胆原的肠肝循环"，小部分粪胆原通过肾随尿排出，称为尿胆原。巨幼细胞性贫血、骨髓增生异常综合征等因造血有缺陷，幼红细胞在成熟前已在骨髓内破坏，称为无效性红细胞生成或原位溶血，可伴有溶血性黄疸，是一种特殊的血管外溶血。

（2）红系代偿性增生：循环红细胞减少，可引起骨髓红系代偿性增生。此时外周血网织红细胞比例增加。血涂片检查可见有核红细胞，在严重溶血时还可见到幼粒细胞。骨髓涂片检查显示骨髓增生，红系比例增高，以中幼和晚幼红细胞为主，粒红比例可以倒置。

（3）红细胞有缺陷或寿命缩短：可通过针对各类溶血性贫血发病机制的实验室检查来发现红细胞缺陷。红细胞的寿命可以用放射性核素 Cr 标记红细胞的方法进行测定。

（二）临床表现

急性溶血性贫血短期内在血管内大量溶血，起病急骤，临床表现为严重的腰背及四肢酸痛，伴头痛、呕吐、寒战，随后出现高热、面色苍白、血红蛋白尿和黄疸。严重者出现周围循环衰竭和急性肾功能衰竭。

慢性溶血性贫血临床表现有贫血、黄疸、脾肿大。长期高胆红素血症可并发胆石症和肝功能损害。慢性重度溶血性贫血时，长骨部分的黄髓可以变成红髓。儿童时期骨髓都是红髓，严重溶血时骨髓腔可以扩大，X 线摄片示骨皮质变薄、骨骼变形。髓外造血可致肝、脾肿大。

（三）辅助检查

1. 血常规检查

红细胞计数和血红蛋白有不同程度的下降；网织红细胞比例明显增加，甚至可见有核红细胞。

2. 尿液检查

急性溶血的尿液颜色加深，可呈浓茶色或酱油色；尿胆原呈强阳性而尿胆素呈阴性，这是溶血性贫血的特殊表现；血管内溶血的隐血试验可为阳性，甚至是强阳性，但无镜下或肉眼血尿。

3. 血清胆红素测定

总胆红素水平增高，游离胆红素含量增高，结合胆红素/总胆红素小于20%。

4. 骨髓象检查

骨髓增生活跃或极度活跃，以红系增生为主，可见大量幼稚红细胞，以中幼或晚幼细胞为主，形态多正常。

（四）治疗

1. 病因治疗

去除病因和诱因极为重要。如冷抗体型自身免疫性溶血性贫血应注意防寒保暖；蚕豆病患者应避免食用蚕豆和使用具有氧化性质的药物；药物引起的溶血，应立即停药；感染引起的溶血，应给予积极抗感染治疗；继发于其他疾病者，要积极治疗原发病。

2. 糖皮质激素和其他免疫抑制剂

如自身免疫性溶血性贫血、新生儿同种免疫溶血病、阵发性睡眠性血红蛋白尿等，给予每日泼尼松（强的松）1 mg/kg，每日清晨顿服，或氢化可的松每日 200～300 mg，静脉滴注；如自身免疫性溶血性贫血可用环磷酰胺、硫唑嘌呤或达那唑等。

3. 脾切除术

脾切除术适应证：①遗传性球形红细胞增多症经脾切除有良好疗效；②自身免疫性溶血性贫血应用糖皮质激素治疗无效时，可考虑脾切除；③地中海贫血伴脾功能亢进者可做脾切除；④其他溶血性贫血，如丙酮酸激酶缺乏、不稳定血红蛋白病等，也可考虑做脾切除，但效果不肯定。

4. 输血

贫血明显时，输血是主要疗法之一。但在某些溶血情况下，输血也具有一定的危险性，例如，给自身免疫性溶血性贫血患者输血可发生溶血反应，给阵发性睡眠性血红蛋白尿患者输血也可诱发溶血，大量输血还可抑制骨髓自身的造血功能，所以应尽量少输血。有输血必要者，最好输红细胞或用生理盐水洗涤3次后的红细胞。一般情况下，若能控制溶血，可借自身造血功能纠正贫血。

5. 其他治疗

并发叶酸缺乏者，口服叶酸制剂；因长期血红蛋白尿而有缺铁表现者应补铁。但对PNH患者补充铁剂时应谨慎，因铁剂可诱使PNH患者发生急性溶血。

（五）护理措施

1. 病情监测

密切观察患者的生命体征、神志、自觉症状的变化，注意贫血、黄疸有无加重，尿量、尿色有无改变，记录24小时出入量。及时了解各项检查结果，一旦出现少尿甚至无尿，要及时通知医生，并配合医生进行相应的处理。

2. 饮食护理

避免进食一切可能加重溶血的食物或药物，不宜吃酸性食物，宜吃碱性食物，如豆腐、海带、奶类及各种蔬菜、水果等，鼓励患者多喝水，勤排尿，促进溶血后所产生的毒性物质排泄，同时也有助于减轻药物引起的不良反应。

3. 用药护理

遵医嘱正确用药，注意观察及预防药物的不良反应，如应用糖皮质激素注意预防感染；应用环孢素定期检查肝、肾功能等。

4. 输血的护理

输血前，由两名护士认真核对患者的床号、姓名、住院号、血型，交叉配血结果，血制品有效期，血袋号，血量，血液种类。输血时，必须严格执行操作规程，密切观察病情，及时发现各种不良反应，并协助医生处理。

5. 健康指导

向患者及其家属介绍疾病的相关知识，使患者增强预防意识，避免加重溶血的发作；加强输血管理，预防输异型血而导致溶血的发生；避免接触或服用可以引发溶血的化学物质和药物；阵发性睡眠性血红蛋白尿患者禁食酸性食物，禁止使用某些药物，如维生素 C、阿司匹林、磺胺等。鼓励患者进行体育锻炼，增强体质和抗病能力，保证充足的休息和睡眠。溶血发作期间应卧床休息，注意保暖，多饮水，进食高蛋白、高维生素食物。

（席爱雪）

第五节　急性白血病

急性白血病（AL）是造血系统的恶性疾病，俗称"血癌"。是造血干细胞的恶性克隆性疾病，增殖的白血病细胞因失控、分化障碍、凋亡受阻而停止在细胞发育不同阶段，主要特点是骨髓中异常的原始细胞及幼稚细胞（白血病细胞）大量增殖（>30%），并抑制正常造血功能，广泛浸润肝、脾、淋巴结等各种脏器。表现为贫血、出血、感染和浸润等征象。白血病约占癌症总发病率的 5%。急性白血病分为急性髓细胞白血病（AML）和急性淋巴细胞白血病（ALL），AML 实际是一种中、老年病；ALL 最常见于儿童，以 15 岁以下儿童为主。

一、病因

人类白血病的病因与化学因素、物理因素、遗传因素、病毒感染有关，导致骨髓中异常的原始细胞及幼稚细胞（白血病细胞）大量增殖并抑制正常造血，广泛浸润肝、脾、淋巴结等各种脏器。某些血液病最终可能发展为白血病，如骨髓增生异常综合征（MDS）、淋巴瘤、多发性骨髓瘤、阵发性睡眠性血红蛋白尿症等。

二、临床表现

急性白血病起病急缓不一。急者可表现为突然高热，类似"感冒"，也可表现为严重出血。起病缓慢者常表现为面色苍白、皮肤紫癜、月经过多或拔牙后出血不止而就诊时发现。

1. 正常骨髓造血功能受抑制表现

贫血、发热、感染、出血。

2. 白血病细胞增殖浸润表现

淋巴结、肝脾肿大，骨骼、关节、眼部粒细胞白血病形成的粒细胞肉瘤常累及骨膜，中枢神经系统白血病（CNSL）、急性淋巴细胞白血病常侵犯睾丸，特别是儿童。睾丸出现无痛性肿大，多为一侧性。

三、治疗

1. 紧急处理高白细胞血症

血白细胞 $>100×10^9/L$，造成小血管血流淤滞及血管壁浸润，易发生局部血栓形成及出血，尤易损伤肺、脑，致急性呼吸衰竭或脑出血，常迅速死亡。治疗选用羟基脲，也可同时进行白细胞分离术。

2. 支持治疗

采取纠正贫血，预防及治疗感染，预防及控制出血，减轻化疗不良反应等措施。化疗后患者骨髓抑制，导致贫血、粒细胞缺乏、血小板减少等，易出现各种感染、贫血、出血，积极给予输成分血，使用抗细菌、抗病毒、抗真菌联合药物，皮下注射粒细胞集落刺激因子、促红细胞生成素、血小板生成素等。

3. 抗白血病治疗

（1）第一阶段：诱导缓解治疗。体内白血病细胞降至 10^9 左右时，临床及血液学即达到完全缓解（CR）的标准，无临床症状，与白血病有关的体征消失，血常规正常，骨髓达正常增生程度，原始细胞 $<5\%$，至少持续 4 周。

（2）第二阶段：缓解后治疗。完全缓解后体内至少残存 $10^6 \sim 10^9$ 的白血病细胞，即使骨髓中原始细胞为 0，也还有不少白血病细胞残存在体内，因此完全缓解后必须继续治疗，以防止复发。包括强化巩固、维持治疗和中枢神经系统白血病防治。

（3）第三阶段：条件成熟后行造血干细胞移植。

四、护理措施

（一）预见性护理

1. 有出血倾向的患者

避免磕碰，用软毛刷刷牙，保持鼻腔湿润，禁止用手抠鼻腔，避免出血。观察生命体征及不适主诉，如头痛、耳鸣、牙龈出血、腹痛等，注意有无腹部压痛、皮肤及黏膜出血等，观察出血倾向，一旦出血，即刻报告医生处理。

2. 潜在感染的患者

（1）保护性隔离，粒细胞及免疫功能低下者入住单人病房，避免交叉感染，有条件者置于超净单人病室、层流室或单人无菌层流床。保持空气新鲜，房间定期紫外线照射。限制探视，工作人员及探视者在接触患者之前应洗手、戴口罩。

（2）注意个人卫生，保持口腔清洁，进食前后用温开水或呋喃西林液、苯扎氯铵溶液漱口。宜用软毛刷刷牙，以免损伤口腔黏膜引起出血和继发感染。黏膜真菌感染者可用制霉菌素漱口、氟康唑或依曲康唑涂搽患处。勤换衣裤，每日沐浴有利于汗液排泄，减少毛囊炎和皮肤疖肿发生。保持排便通畅，便后温水或盐水清洁肛门，以防止肛周脓肿形成。有痔核的患者，便后用 1 : 5 000 高锰酸钾坐浴。女患者在月经期间，要特别注意外阴部清洁，防止阴道和泌尿道感染。

（3）各种侵入性操作应严格实无菌技术原则，定时更换注射部位，各种管道或伤口敷料按规范要求定时更换，防止感染。

3. 有中枢神经系统浸润的患者

观察颅内压增高的表现，如神志、瞳孔、恶心、呕吐、肢体活动等，限制入量，必要时脱水治疗，警惕、预防脑疝的发生。

（二）心理护理

（1）患者入院后，常因紧张、恐惧心理，出现失眠、焦虑。护士应热情接待患者，主动介绍病区人员、规章制度、环境，帮助患者建立战胜疾病的信心。

（2）提供安全、舒适的身心整体护理，鼓励、倾听患者倾诉，对各种疑虑及时给予答复。

（3）给予患者及其家属健康教育，包括家庭自我护理知识。

（4）对于敏感、心理承受力差的患者，注重实施保护性医疗措施。

（5）对抑郁的患者，严防意外事件发生。

（三）出血护理

1. 鼻出血

鼻部冷敷，1∶1 000 肾上腺素棉球填塞压迫止血，严重时用油纱条、膨胀吸收性明胶海绵条后鼻道填塞止血。

2. 牙龈出血

保持口腔卫生，饭后漱口或口腔护理，避免刷牙损伤黏膜，可用凝血酶棉球填塞止血。

3. 消化道出血

出现头晕、心悸、脉搏细速、出冷汗、血压下降时应及时抢救，给予止血和补充血容量。

4. 头面部出血

卧床休息，减少活动，遵医嘱对症治疗。

5. 颅内出血

平卧位，高流量吸氧，保持呼吸道通畅，遵医嘱应用止血药物及降低颅内压药物，头部可给予冰袋或冰帽，严密观察病情，及时、准确进行护理记录。

（四）贫血护理

限制患者活动，卧床休息，注意安全，补充足够营养，有心悸、气促的患者可给予氧气吸入，做好输血护理。

（五）高热护理

高热者在头部、颈部、两侧腋窝及腹股沟等处置冰袋降温或遵医嘱给予药物降温，采取降温措施半小时后测量体温。于晨起、睡前、饭后协助患者漱口或用湿棉球擦洗，保持口腔卫生，口唇干裂者涂润唇油保护，退热时应防止患者着凉，注意保持皮肤清洁，及时更换衣裤，保持床单位平整、清洁、干燥。

（六）感染护理

急性白血病患者免疫力低下，易感染。感染是导致死亡的重要原因，所以护士必须重视环境及患者的卫生，病房、墙壁、地面、床头柜等每天用消毒剂擦拭；观察感染的早期表现：每天检查口腔及咽喉部，注意有无牙龈肿胀、咽红、吞咽疼痛感，皮肤有无破损、红肿，外阴、肛周有无异常改变等，发现感染先兆及时处理。对并发感染者可针对病原选用2~3种有效抗生素口服、肌内注射或静脉滴注。

（七）化疗护理

（1）进食清淡、易消化的饮食。

（2）少食多餐，进餐前后2小时避开应用化疗药物。

（3）预防性使用止吐药。

（4）化疗时注意静脉保护，严格遵守用药的次序、时间、剂量，观察化疗药物疗效及不良反应。

（八）浸润症状护理

（1）白血病细胞浸润眼部时注意有无复视或失明。

（2）观察有无牙龈增生、肿胀，局部皮肤隆起、变硬、皮下结节等口腔和皮肤浸润表现。

（3）白血病细胞浸润中枢神经系统症状，如头痛、头晕等。

（4）睾丸无痛性单侧肿大。

（九）口腔溃疡护理

（1）避免食用生冷、过热、坚硬、带骨刺、刺激性食物。

（2）进食后漱口，必要时做口腔护理。

（十）饮食护理

（1）观察呕吐的程度，制订合理饮食。

（2）给予高营养饮食，补充机体消耗，提高对化疗的耐受性。

（3）进餐时提供安全、舒适、清洁环境。

（十一）健康教育

通过对患者实施有计划、连续、身心整体护理，密切护患关系，关心和解决患者的健康问题，满足患者合理需要关心和解决，使患者处于良好的身心状态，积极配合治疗。

（1）指导、教会出院患者自我护理，避免接触有害物质。

（2）鼓励患者积极与疾病做斗争，克服悲观绝望情绪，树立信心，配合治疗。

（3）告知患者坚持用药，定期强化治疗，巩固和维持疗效，定期复诊，病情变化时及时就诊。

（4）嘱患者加强营养，提高抵抗力。饮食合理搭配，摄入蛋白质及维生素含量高的食物，多吃新鲜水果，忌烟酒。

（5）化疗期间或化疗后应减少或避免探视，不到公共场所活动。

（6）讲解生活环境要求，地面清洁消毒、室内紫外线照射消毒，保持室内空气新鲜。

（7）讲解生活常识。①每日用生理盐水、苯扎氯铵溶液或呋喃西林溶液漱口，防止口腔感染。保持大小便通畅，注意肛周清洁，排便后用高锰酸钾溶液坐浴。②生活起居规律，慎避寒暑，劳逸结合，调情志，忌郁怒，保持心情舒畅，使机体处于良好状态，"正气存内，邪不可干"。另外在工作中接触电离辐射及有毒化学物质（苯类及其衍生物）的工作人员，应加强防护措施，定期进行身体检查。禁止应用对骨髓细胞有损害的药物如氯霉素、乙双吗啉等。

（刘　莹）

第八章

神经内科疾病护理

第一节　短暂性脑缺血发作

我国短暂性脑缺血发作（TIA）的专家共识中建议由于脊髓缺血诊断临床操作性差，暂推荐定义为：脑或视网膜局灶性缺血所致的、未伴急性梗死的短暂性神经功能障碍。

TIA 临床症状一般持续 10～15 分钟，多在 1 小时内，不超过 24 小时，不遗留神经功能缺损症状和体征，结构性影像学（CT、MRI）检查无责任病灶。

TIA 好发于 50～70 岁，男性多于女性，患者多伴有高血压、动脉粥样硬化、糖尿病或高脂血症等脑血管病的危险因素。

一、临床表现

TIA 起病突然，历时短暂，症状和体征出现后迅速达高峰，持续时间为数秒至数分钟、数小时，24 小时内完全恢复正常而无后遗症。各个患者的局灶性神经功能缺失症状常按一定的血管支配区而反复刻板地出现，多则一日数次，少则数周、数月甚至数年才发作 1 次，椎-基底动脉系统 TIA 发作较频繁。根据受累的血管不同，临床上将 TIA 分为两大类：颈内动脉系统和椎-基底动脉系统 TIA。

1. 颈内动脉系统 TIA 表现

症状多样，以大脑中动脉支配区 TIA 最常见。常见的症状有患侧上肢和（或）下肢无力、麻木、感觉减退或消失，也可有失语、失读、失算、书写障碍，偏盲较少见，瘫痪通常以上肢和面部较重。短暂的单眼失明是颈内动脉分支眼动脉缺血的特征性症状，为颈内动脉系统 TIA 所特有。如果发作性偏瘫伴有瘫痪对侧的短暂单眼失明或视觉障碍，则临床上可诊断为失明侧颈内动脉短暂性脑缺血发作。上述症状可单独或合并出现。

2. 椎-基底动脉系统 TIA 表现

有时仅表现为头昏、视物模糊、走路不稳等含糊症状而难以诊断，局灶性症状以眩晕为最常见，一般不伴有明显的耳鸣。若有脑干、小脑受累的症状如复视、构音障碍、吞咽困难、交叉性或双侧肢体瘫痪等感觉障碍、共济失调，则诊断较为明确，大脑后动脉供血不足可表现为皮质性盲和视野缺损。倾倒发作为椎-基底动脉系统 TIA 所特有，患者突然双下肢失去张力而跌倒在地，而无可觉察的意识障碍，患者可即刻站起，此乃双侧脑干网状结构缺血所致。枕后部头痛、猝倒，特别是在急剧转动头部或上肢运动后发作，上述症状均提示椎-基底动脉系供血不足并有颈椎病、锁骨下动脉盗血征等存在的可能。

3. 共同症状

症状既可见于颈内动脉系统，也可见于椎-基底动脉系统。这些症状包括构音困难、同向偏盲等。发作时单独表现为眩晕（伴或不伴恶心、呕吐）、构音困难、吞咽困难、复视者，最好不要轻易诊断为 TIA，应结合其他临床检查寻找确切的病因。上述 2 种以上症状并发出现，或交叉性麻痹伴运动、感觉、视觉障碍及共济失调，即可诊断为椎-基底动脉系统 TIA 发作。

4. 发作时间

TIA 的时限短暂，持续 15 分钟以下，一般不超过 30 分钟，少数也可达 12 ~ 24 小时。

二、辅助检查

1. CT 和 MRI 检查

多数无阳性发现。恢复几天后，MRI 可有缺血性改变。

2. TCD 检查

了解有无血管狭窄及动脉硬化程度。椎-基底动脉供血不足（VBI）患者早期发现脑血流量异常。

3. 单光子发射计算机断层显像（SPECT）检查

脑血流灌注显像可显示血流灌注减低区。发作期和缓解期均可发现异常。

4. 其他检查

血生化检查，血液成分或流变学检查等。

三、诊断

TIA 的诊断主要是依据患者及其家属提供的病史，而无客观检查的直接证据。临床诊断要点如下。

（1）突然、短暂的局灶性神经功能缺失发作，在 24 小时内完全恢复正常。

（2）临床表现完全可用单一脑动脉病变解释。

（3）发作间歇期无神经系统体征。

（4）常有反复发作史，临床症状常刻板地出现。

（5）起病年龄大多在 50 岁以上，有动脉粥样硬化症。

（6）脑部 CT 或 MRI 检查排除其他脑部疾病。

四、治疗

1. 病因治疗

对病因明显的患者，应针对病因进行积极治疗，如控制高血压、糖尿病、高脂血症，治疗颈椎病、心律失常、血液系统疾病等。

2. 抗血小板聚集治疗

抗血小板聚集剂可减少微栓子的发生，预防复发，常用药物有阿司匹林和噻氯匹定（抵克立得）。

3. 抗凝治疗

抗凝治疗适用于发作次数多，症状较重，持续时间长，且每次发作症状逐渐加重，又无明显禁忌证的患者，常用药物有肝素、低分子量肝素和华法林。

4. 危险因素的干预

控制高血压、糖尿病；治疗冠状动脉性疾病和心律不齐、充血性心力衰竭、瓣膜性心脏病；控制高脂血症；停用口服避孕药；停止吸烟；减少饮酒；适量运动。

5. 手术治疗

如颈动脉狭窄超过70%或药物治疗效果较差，反复发作者可进行颈动脉内膜剥脱术或者血管内支架及血管成形术。

6. 其他治疗

还可给予钙通道阻滞剂（如尼莫地平、氟桂利嗪）、脑保护治疗和中医中药（如丹参、川芎、红花、血栓通等）治疗。

五、护理措施

（一）一般护理

发作时卧床休息，注意枕头不宜太高，以枕高 15~25 cm 为宜，以免影响头部的血液供应；转动头部时动作宜轻柔、缓慢，防止颈部活动过度诱发 TIA；平时应适当运动或进行体育锻炼，注意劳逸结合，保证充足睡眠。

（二）饮食护理

指导患者进食低盐低脂、清淡、易消化、富含蛋白质和维生素的饮食，多吃蔬菜、水果，戒烟酒，忌辛辣油炸食物和暴饮暴食，避免过分饥饿。并发糖尿病的患者还应限制糖的摄入，严格执行糖尿病饮食。

（三）症状护理

（1）对肢体乏力或轻偏瘫等步态不稳的患者，应注意保持周围环境的安全，移开障碍物，以防跌倒；教会患者使用扶手等辅助设施；对有一过性失明或跌倒发作的患者，如厕、沐浴或外出活动时应有防护措施。

（2）对有吞咽障碍的患者，进食时宜取坐位或半坐位，喂食速度宜缓慢，药物宜压碎，以利吞咽，并积极做好吞咽功能的康复训练。

（3）对有构音不清或失语症的患者，护士在实施治疗和护理活动过程中，注意言行不要有损患者自尊，鼓励患者用有效的表达方式进行沟通，表达自己的需要，并指导患者积极进行语言康复训练。

（四）用药护理

详细告知患者药物的作用机制、不良反应及用药注意事项，并注意观察药物疗效情况。①血液病，有出血倾向，严重的高血压和肝、肾疾病，消化性溃疡等均为抗凝治疗禁忌证。②抗凝治疗前需检查患者的凝血机制是否正常，抗凝治疗过程中应注意观察有无出血倾向，发现皮疹、皮下瘀斑、牙龈出血等立即报告医师处理。③肝素 50 mg 加入生理盐水 500 mL 静脉滴注时，速度宜缓慢，10~20 滴/分，维持 24~48 小时。④注意观察患者肢体无力或偏瘫程度是否减轻，肌力是否增加，吞咽障碍、构音不清、失语等症状是否恢复正常，如果上述症状呈加重趋势，应警惕缺血性脑卒中的发生；若为频繁发作的 TIA 患者，应注意观察每次发作的持续时间、间隔时间以及伴随症状，并做好记录，配合医师积极处理。

（五）心理护理

帮助患者了解本病治疗与预后的关系，消除患者的紧张、恐惧心理，保持乐观心态，积极配合治疗，并自觉改变不良生活方式，建立良好的生活习惯。

（六）安全护理

（1）使用警示牌提示患者，贴于床头呼吸带处，如小心跌倒、防止坠床等。

（2）患者在楼道内行走、如厕、沐浴需有人陪伴，穿防滑鞋，卫生员清洁地面后及时提示患者。

（3）呼叫器置于床头，告知患者出现头晕、肢体无力等表现及时通知医护人员。

（七）健康教育

（1）保持心情愉快、情绪稳定，避免精神紧张和过度疲劳。

（2）指导患者了解肥胖、吸烟酗酒及饮食因素与脑血管病的关系，改变不合理饮食习惯，选择低盐、低脂、充足蛋白质和丰富维生素饮食。少食甜食，限制钠盐，戒烟酒。

（3）生活起居有规律，养成良好的生活习惯，坚持适度运动和锻炼，注意劳逸结合，对经常发作的患者应避免重体力劳动，尽量不要单独外出。

（4）按医嘱正确服药，积极治疗高血压、动脉硬化、心脏病、糖尿病、高脂血症和肥胖症，定期监测凝血功能。

（5）定期门诊复查，尤其出现肢体麻木乏力、眩晕、复视或突然跌倒时应随时就医。

（张　婷）

第二节　脑梗死

脑梗死是指各种原因所致脑部血液供应障碍，导致局部脑组织缺血、缺氧性坏死软化而出现相应神经功能缺损的一类临床综合征。脑梗死又称缺血性脑卒中，包括脑血栓形成、脑栓塞和腔隙性脑梗死等。脑梗死是卒中最常见类型，占 70%～80%。好发于 60 岁以上的老年人，男女无明显差异。

脑梗死的基本病因为动脉粥样硬化，并在此基础上发生血栓形成，导致血液供应区域和邻近区域的脑组织血供障碍，引起局部脑组织软化、坏死；其次为血液成分改变和血流动力学改变等。本病常在静息或睡眠中起病，突然出现偏瘫、感觉障碍、失语、吞咽障碍和意识障碍等。其预后与梗死部位、疾病轻重程度以及救治情况有关。病情轻、救治及时，能尽早获得充分的侧支循环，则患者可以基本治愈，不留后遗症；重症患者，因受损部位累及重要的中枢，侧支循环不能及时建立，则常常留有失语、偏瘫等后遗症；更为严重者，常可危及生命。

一、动脉粥样硬化性血栓性脑梗死

（一）病因

血栓性脑梗死最常见病因为动脉粥样硬化，其次为高血压、糖尿病和血脂异常，另外，各种性质的动脉炎、高半胱氨酸血症、血液异常或血流动力学异常也可视为脑血栓形成的病因。

（二）临床表现

中老年患者多见，常于静息状态或睡眠中起病，约1/3患者的前驱症状表现为反复出现TIA。根据动脉血栓形成部位不同，出现不同的临床表现。

1. 颈内动脉形成血栓表现

病灶侧单眼一过性黑矇，偶可为永久性视物障碍（因眼动脉缺血）或病灶侧 Horner 征（因颈上交感神经节后纤维受损）；颈动脉搏动减弱，眼部或颈部血管杂音；对侧偏瘫、偏身感觉障碍和偏盲等（大脑中动脉或大脑中、前动脉缺血）；主侧半球受累可有失语症，非主侧半球受累可出现体象障碍；也可出现晕厥发作或痴呆。

2. 大脑中动脉形成血栓表现

（1）主干闭塞：①三偏症状，病灶对侧中枢性面舌瘫及偏瘫、偏身感觉障碍和偏盲或象限盲，上下肢瘫痪程度基本相等；②可有不同程度的意识障碍；③主侧半球受累可出现失语症，非主侧半球受累可见体象障碍。

（2）皮质支闭塞：①上分支包括至眶额部、额部、中央回、前中央回及顶前部的分支，闭塞时可出现病灶对侧偏瘫和感觉缺失，面部及上肢重于下肢，Broca 失语（主侧半球）和体象障碍（非主侧半球）；②下分支包括至颞极及颞枕部，颞叶前、中、后部的分支，闭塞时常出现 Wernicke 失语、命名性失语和行为障碍等，而无偏瘫。

（3）深穿支闭塞：①对侧中枢性上下肢均等性偏瘫，可伴有面舌瘫；②对侧偏身感觉障碍，有时可伴有对侧同向性偏盲；③主侧半球病变可出现皮质下失语。

3. 大脑前动脉形成血栓表现

（1）主干闭塞：发生于前交通动脉之前，因对侧代偿可无任何症状。发生于前交通动脉之后可有：①对侧中枢性面舌瘫及偏瘫，以面舌瘫及下肢瘫为重，可伴轻度感觉障碍；②尿潴留或尿急（旁中央小叶受损）；③精神障碍如淡漠、反应迟钝、欣快、始动障碍和缄默等（额极与胼胝体受累），常有强握与吸吮反射（额叶病变）；④主侧半球病变可见上肢失用，也可出现 Broca 失语。

（2）皮质支闭塞：①对侧下肢远端为主的中枢性瘫，可伴感觉障碍（胼周和胼缘动脉闭塞）；②对侧肢体短暂性共济失调、强握反射及精神症状（眶动脉及额极动脉闭塞）。

4. 大脑后动脉形成血栓表现

（1）主干闭塞：对侧偏盲、偏瘫及偏身感觉障碍（较轻），丘脑综合征，主侧半球病变可有失读症。

（2）皮质支闭塞：①因侧支循环丰富而很少出现症状，仔细检查可见对侧同向性偏盲或象限盲，而黄斑视力保存（黄斑回避现象）；双侧病变可有皮质盲；②主侧颞下动脉闭塞可见视觉失认及颜色失认；③顶枕动脉闭塞可见对侧偏盲，可有不定型的光幻觉痫性发作，主侧病损可有命名性失语；矩状动脉闭塞出现对侧偏盲或象限盲。

（3）深穿支闭塞：①丘脑穿通动脉闭塞产生红核丘脑综合征（病侧小脑性共济失调、意向性震颤、舞蹈样不自主运动，对侧感觉障碍）；②丘脑膝状体动脉闭塞可见丘脑综合征（对侧感觉障碍，深感觉为主，以及自发性疼痛、感觉过度、轻偏瘫，共济失调和不自主运动，可有舞蹈症、手足徐动症和震颤等锥体外系症状）；③中脑支闭塞出现韦伯综合征（同侧动眼神经麻痹，对侧中枢性偏瘫），或贝内迪克特综合征（同侧动眼神经麻痹，对侧不自主运动）。

（4）后脉络膜动脉闭塞：罕见，主要表现为对侧象限盲。

5. 基底动脉形成血栓表现

（1）主干闭塞：常引起脑干广泛梗死，出现脑神经、锥体束及小脑症状，如眩晕、呕吐、共济失调、瞳孔缩小、四肢瘫痪、肺水肿、消化道出血、昏迷、高热等，常因病情危重死亡。

（2）基底动脉尖综合征（TOB）：基底动脉尖端分出两对动脉即小脑上动脉和大脑后动脉，其分支供应中脑、丘脑、小脑上部、颞叶内侧及枕叶，故可出现以中脑病损为主要表现的一组临床综合征。①眼动障碍及瞳孔异常，一侧或双侧动眼神经部分或完全麻痹、眼球上视不能（上丘受累）及一个半综合征，瞳孔对光反射迟钝而调节反应存在（顶盖前区病损）。②意识障碍，一过性或持续数天，或反复发作（中脑或丘脑网状激活系统受累）。③对侧偏盲或皮质盲。④严重记忆障碍（颞叶内侧受累）。

（3）其他：中脑支闭塞出现 Weber 综合征（动眼神经交叉瘫）、Benedikt 综合征（同侧动眼神经麻痹、对侧不自主运动）；脑桥支闭塞出现米亚尔-谷布勒综合征（外展神经、面神经麻痹，对侧肢体瘫痪）、福维尔综合征（同侧凝视麻痹、周围性面瘫，对侧偏瘫）。

6. 椎动脉形成血栓表现

若双侧椎动脉粗细差别不大，当一侧闭塞时，因对侧供血代偿多不出现明显症状。当双侧椎动脉粗细差别较大时，优势侧闭塞多表现为小脑后下动脉闭塞综合征（瓦伦贝格综合征）。主要表现：①眩晕、呕吐、眼球震颤（前庭神经核受损）；②交叉性感觉障碍（三叉神经脊束核及对侧交叉的脊髓丘脑束受损）；③同侧 Horner 综合征（交感神经下行纤维受损）；④吞咽困难和声音嘶哑（舌咽神经、迷走神经受损）；⑤同侧小脑性共济失调（绳状体或小脑受损）。由于小脑后下动脉的解剖变异较大，临床常有不典型的临床表现。

（三）辅助检查

1. 血液检查

包括血常规、血流变、血糖、血脂、肾功能、凝血功能等。这些检查有助于发现脑梗死的危险因素并对病因进行鉴别。

2. 头颅 CT 检查

是最常用的检查。脑梗死发病24小时内一般无影像学改变，24小时后梗死区呈低密度影像。发病后尽快进行 CT 检查，有助于早期脑梗死与脑出血的鉴别。脑干和小脑梗死及较小梗死灶，CT 难以检出。

3. MRI 检查

与 CT 相比，此检查可以发现脑干、小脑梗死及小灶梗死。功能性 MRI，如弥散加权成像（DWI）可以早期（发病2小时以内）显示缺血组织的部位、范围，甚至可显示皮质下、脑干和小脑的小梗死灶，诊断早期梗死的敏感性为88%～100%，特异性为95%～100%。

4. 血管造影检查

DSA 和 MRA 可以发现血管狭窄、闭塞和其他血管病变，如动脉炎、动脉瘤和动静脉畸形等。其中 DSA 是脑血管病变检查的金标准，但因对人体有创且检查费用、技术条件要求高，临床不作为常规检查项目。

5. TCD 检查

对评估颅内外血管狭窄、闭塞、血管痉挛或侧支循环建立的程度有帮助。用于溶栓治疗监测，对判断预后有参考意义。

（四）诊断

根据以下临床特点可明确诊断。

（1）中、老年患者，存在动脉粥样硬化、高血压、高血糖等脑卒中的危险因素。

（2）静息状态下或睡眠中起病，病前有反复的 TIA 发作史。

（3）偏瘫、失语、感觉障碍等局灶性神经功能缺损的症状和体征在数小时或数日内达高峰，多无意识障碍。

（4）结合 CT 或 MRI 可明确诊断。应注意与脑栓塞和脑出血等疾病鉴别。

（五）治疗

治疗流程实行分期、分型的个体化治疗。

1. 超早期溶栓治疗

包括静脉溶栓和动脉溶栓治疗。静脉溶栓操作简便，准备快捷，费用低廉。动脉溶栓因要求专门（介入）设备，准备时间长，费用高而推广受到限制，其优点是溶栓药物用药剂量小，出血风险比静脉溶栓时低。

2. 脑保护治疗

如尼莫地平、吡拉西坦、维生素 E 及其他自由基清除剂。

3. 其他治疗

超早期治疗时间窗过后或不适合溶栓患者，可采用降纤、抗凝、抗血小板凝聚、扩血管、扩容、中医药、各种脑保护剂治疗，并及早开始康复训练。

（六）护理措施

1. 一般护理

急性期不宜抬高患者床头，宜取头低位或放平床头，以改善头部的血液供应；恢复期枕头也不宜太高，患者可自由采取舒适的主动体位；应注意患者肢体位置的正确摆放，指导和协助患者家属被动运动和按摩患侧肢体，鼓励和指导患者主动进行有计划的肢体功能锻炼，如指导和督促患者进行 Bobath 握手和桥式运动，做到运动适度、方法得当，防止运动过度而造成肌腱牵拉伤。

2. 生活护理

卧床患者应保持床单整洁和皮肤清洁，预防压疮的发生。尿便失禁的患者，应用温水擦洗臀部、肛周和会阴部皮肤，更换干净衣服和被褥，必要时撒肤疾散类粉剂或涂油膏以保护局部皮肤黏膜，防止出现湿疹和破损；对尿失禁的男患者可考虑使用体外导尿，如用接尿套连接引流袋等；留置导尿管的患者，应每日更换引流袋，接头处要避免反复打开，以免造成逆行感染，每 4 小时松开开关定时排尿，促进膀胱功能恢复，并注意观察尿量、颜色、性质是否有改变，发现异常及时报告医师处理。

3. 饮食护理

饮食以低脂、低胆固醇、低盐（高血压患者）、适量糖类、丰富维生素为原则。少食肥肉、猪油、奶油、蛋黄、带鱼、动物内脏及糖果甜食等；多吃瘦肉、鱼虾、豆制品、新鲜蔬菜、水果和含碘食物，提倡食用植物油，戒烟酒。

有吞咽困难的患者，药物和食物宜压碎，以利吞咽；教会患者用吸管饮水，以减轻或避免饮水呛咳；进食时宜取坐位或半坐位，予以糊状食物从健侧缓慢喂入；必要时鼻饲流食，并按鼻饲要求做好相关护理。

4. 安全护理

对有意识障碍和躁动不安的患者，床铺应加护栏，以防坠床，必要时使用约束带加以约束。对步行困难、步态不稳等运动障碍的患者，应注意其活动时的安全保护，地面保持干燥平整，防湿防滑，并注意清除周围环境中的障碍物，以防跌倒；通道和卫生间等患者活动的场所均应设置扶手；患者如厕、沐浴、外出时需有人陪护。

5. 用药护理

告知患者药物的作用与用法，注意观察药物的疗效与不良反应，发现异常情况，及时报告医师处理。

（1）使用溶栓药物进行早期溶栓治疗需经 CT 扫描证实无出血灶，患者无出血。溶栓治疗的时间窗为症状发生后 3 小时或 3~6 小时。使用低分子量肝素、巴曲酶、降纤酶、尿激酶等药物治疗时可发生变态反应及出血倾向，用药前应按药物要求做好皮肤过敏试验，检查患者凝血机制，使用过程中应定期查血常规和注意观察有无出血倾向，发现皮疹、皮下瘀斑、牙龈出血或女患者经期延长等立即报告医师处理。

（2）卡荣针扩血管作用性强，需缓慢静脉滴注，6~8 滴/分，100 mL 液体通常需 4~6 小时滴完。如输液速度过快，极易引起面部潮红、头晕、头痛及血压下降等不良反应。前列腺素 E 滴速为 10~20 滴/分，必要时加利多卡因 0.1 g 同时静脉滴注，可以减轻前列腺素 E 对血管的刺激，如滴注速度过快，则可导致患者头痛、穿刺局部疼痛、皮肤发红，甚至发生条索状静脉炎。葛根素连续使用时间不宜过长，以 7~10 天为宜。据报道此药连续使用时间过长时，易出现发热、寒战、皮疹等超敏反应，故使用过程中应注意观察患者有无上述不适。

（3）使用甘露醇脱水降颅内压时，需快速静脉滴注，常在 15~20 分钟内滴完，必要时还需加压快速滴注。滴注前需确定针头在血管内，因为该药漏在皮下，可引起局部组织坏死。甘露醇的连续使用时间不宜过长，因为长期使用可致肾功能损害和低血钾，故应定期检查肾功能和电解质。

（4）右旋糖酐 40 可出现超敏反应，使用过程中应注意观察患者有无恶心、苍白、血压下降和意识障碍等不良反应，发现异常及时通知医师并积极配合抢救。必要时，于使用前取本药 0.1 mL 做过敏试验。

6. 心理护理

疾病早期，患者常因突然出现瘫痪、失语等产生焦虑、情感脆弱、易激惹等情感障碍；疾病后期，则因遗留症状或生活自理能力降低而形成悲观抑郁、痛苦绝望等不良心理。应针对患者不同时期的心理反应予以心理疏导和心理支持，关心患者的生活，尊重他（她）们的人格，耐心告知病情、治疗方法及预后，鼓励患者克服焦虑或抑郁心理，保持乐观心态，积极配合治疗，争取达到最佳康复水平。

7. 健康教育

（1）保持正常心态和有规律的生活，克服不良嗜好，合理饮食。

（2）康复训练要循序渐进，持之以恒，尽可能做些力所能及的家务劳动，日常生活活动不要依赖他人。

（3）积极防治原发性高血压、糖尿病、高脂血症、心脏病。原发性高血压患者服用降压药时，要定时服药，不可擅自服用多种降压药或自行停药、换药，防止血压骤降骤升；使用降糖、降脂药物时，也需按医嘱定时服药。

（4）定期门诊复查，检查血压、血糖、血脂、心脏功能以及智力、瘫痪肢体、语言的恢复情况，并在医师的指导下继续用药和进行康复训练。

（5）如果出现头晕、头痛、视物模糊、言语不利、肢体麻木、乏力、步态不稳等症状时，请随时就医。

二、脑栓塞

脑栓塞是各种栓子随血流进入颅内动脉使血管腔急性闭塞，引起相应供血区脑组织坏死及功能障碍。根据栓子来源可分为：①心源性，占60%～75%，常见病因为慢性心房纤颤、风湿性心瓣膜病等；②非心源性，动脉粥样硬化斑块脱落、肺静脉血栓、脂肪栓、气栓、脓栓等；③来源不明，约30%的脑栓塞不能明确原因。

（一）临床表现

（1）可发生于任何年龄，以青壮年多见。

（2）多在活动中发病，发病急骤，数秒至数分钟达高峰。

（3）多表现为完全性卒中，意识清楚或轻度意识障碍；栓塞血管多为主干动脉，大脑中动脉、基底动脉尖常见。

（4）易继发出血。

（5）前循环的脑栓塞占4/5，表现为偏瘫、偏身感觉障碍、失语或局灶性癫痫发作等。

（6）后循环的脑栓塞占1/5，表现为眩晕、复视、交叉瘫或四肢瘫、共济失调、饮水呛咳及构音障碍等。

（二）辅助检查

1. 头颅 CT 检查

可显示脑栓塞的部位和范围。CT检查在发病后24～48小时内病变部位呈低密度影像。发生出血性梗死时，在低密度梗死区可见1个或多个高密度影像。

2. 脑脊液检查

大面积梗死脑脊液压力增高，如非必要，应尽量避免此检查。亚急性感染性心内膜炎所致脑脊液含细菌栓子，白细胞增多；脂肪栓塞所致脑脊液可见脂肪球；出血性梗死时脑脊液呈血性或镜检可见红细胞。

3. 其他检查

应常规进行心电图、胸部X线和超声心动图检查。疑为感染性心内膜炎时，应进行血常规和细菌培养等检查。心电图检查可作为确定心律失常的依据和协助诊断心肌梗死；超声心动图检查有助于证实是否存在心源性栓子。

（三）诊断

既往有风湿性心脏病、心房颤动及大动脉粥样硬化、严重骨折等病史，突发偏瘫、失语等局灶性神经功能缺损，症状在数秒至数分钟内达高峰，即可做出临床诊断。头颅CT和

MRI 检查可确定栓塞的部位、数量及是否伴发出血，有助于明确诊断。应注意与脑血栓形成和脑出血等鉴别。

（四）治疗

1. 原发病治疗

积极治疗引起栓子产生的原发病，如风湿性心脏病、颈动脉粥样硬化斑块、长骨骨折等，给予对症处理。心脏瓣膜病的介入和手术治疗、感染性心内膜炎的抗生素治疗和控制心律失常等，可消除栓子来源，防止复发。

2. 脑栓塞治疗

与脑血栓形成的治疗相同，包括急性期的综合治疗，尽可能恢复脑部血液循环，进行物理治疗和康复治疗等。因本病易并发脑出血，溶栓治疗应严格掌握适应证。

（1）心源性栓塞：因心源性脑栓塞容易复发，所以，急性期应卧床休息数周，避免活动量过大，减少再发的危险。

（2）感染性栓塞：感染性栓塞应用足量有效的抗生素，禁行溶栓或抗凝治疗，以防感染在颅内扩散。

（3）脂肪栓塞：应用肝素、低分子右旋糖酐、5% $NaHCO_3$ 及脂溶剂（如酒精溶液）等静脉点滴溶解脂肪。

（4）空气栓塞：指导患者采取头低左侧卧位，进行高压氧治疗。

3. 抗凝和抗血小板聚集治疗

应用肝素、华法林、阿司匹林，能防止被栓塞的血管发生逆行性血栓形成和预防复发。研究证据表明，脑栓塞患者抗凝治疗导致的梗死区出血，很少对最终转归带来不利影响。

当发生出血性梗死时，应立即停用溶栓、抗凝和抗血小板聚集的药物，防止出血加重，并适当应用止血药物、脱水降颅内压、调节血压等。脱水治疗过程应中注意保护心功能。

（五）护理措施

1. 个人卫生护理

个人卫生是脑栓塞患者自身护理的关键，如定时擦身，更换衣裤，晒被褥等。并且注意患者的口腔卫生也是非常重要的。

2. 营养护理

患者需要多补充蛋白质、维生素、纤维素和电解质等营养。如果有吞咽障碍尚未完全恢复的患者，可以吃软的固体食物。多吃新鲜的蔬菜和水果，少吃油腻不消化、辛辣刺激的食物。

3. 心理护理

老年脑栓塞患者生活处理能力较弱，容易出现情绪躁动的情况，甚至会有失去治疗信心的情况，此时患者应保持良好的心理素质，提升治疗病患的信心，以有利于疾病的治愈，身体的康复。

4. 健康教育

（1）疾病预防指导：对有发病危险因素或病史者，指导进食高蛋白、高维生素、低盐、低脂、低热量清淡饮食，多食新鲜蔬菜、水果、谷类、鱼类和豆类，保持能量供需平衡，戒烟、限酒；应遵医嘱规则用药，控制血压、血糖、血脂和抗血小板聚集；告知改变不良生活方式，坚持每天进行 30 分钟以上的慢跑、散步等运动，合理休息和娱乐；对有 TIA 发作史的患者，指导在改变体位时应缓慢，避免突然转动颈部，洗澡时间不宜过长，水温不宜过高，外出时有人陪伴，气候变化时注意保暖，防止感冒。

（2）疾病知识指导：告知患者及其家属本病的常见病因和控制原发病的重要性；指导患者遵医嘱长期抗凝治疗，预防复发；在抗凝治疗中定期门诊复诊，监测凝血功能，及时在医护人员指导下调整药物剂量。

（3）康复指导：告知患者及其家属康复治疗的知识和功能锻炼的方法，帮助分析和消除不利于疾病康复的因素，落实康复计划，并与康复治疗师保持联系，以便根据康复情况及时调整康复训练方案。如吞咽障碍的康复方法包括：唇、舌、颜面肌和颈部屈肌的主动运动和肌力训练；先进食糊状或胶冻状食物，少量多餐，逐步过渡到普通食物；进食时取坐位，颈部稍前屈（易引起咽反射）；软腭冰刺激；咽下食物练习呼气或咳嗽（预防误咽）；构音器官的运动训练（有助于改善吞咽功能）。

（4）鼓励生活自理：鼓励患者从事力所能及的家务劳动，日常生活不过度依赖他人；告知患者及其家属功能恢复需经历的过程，使患者及其家属克服急于求成的心理，做到坚持锻炼，循序渐进。嘱家属在物质和精神上对患者提供帮助和支持，使患者体会到来自多方面的温暖，树立战胜疾病的信心。同时，也要避免患者产生依赖心理，增强自我照顾能力。

三、腔隙性脑梗死

腔隙性脑梗死是长期高血压引起脑深部白质及脑干穿通动脉病变和闭塞，导致缺血性微梗死，缺血、坏死和液化的脑组织由吞噬细胞移走而形成腔隙，约占脑梗死的 20%。病灶直径小于 2 cm 的脑梗死，病灶多发可形成腔隙状态。

（一）临床表现

常见临床综合征有：①纯感觉性卒中；②纯运动性卒中；③混合性卒中；④共济失调性轻偏瘫；⑤构音障碍-手笨拙综合征。

（二）辅助检查

1. 血液生化检查

可见血糖、血清总胆固醇、血清三酰甘油和低密度脂蛋白增高。

2. TCD 检查

可发现颈动脉粥样硬化斑块。

3. 影像学检查

头部 CT 扫描可见深穿支供血区单个或多个病灶，呈腔隙性阴影，边界清晰。MRI 显示腔隙性病灶呈 T_1 等信号或低信号、T_2 高信号，是最有效的检查手段。

（三）诊断

目前诊断标准尚未统一，以下标准可供参考：①中老年发病，有长期高血压病史；②临床表现符合常见腔隙综合征之一；③CT 或 MRI 检查可证实存在与神经功能缺失一致的病灶；④预后良好，多在短期内恢复。

（四）治疗

目前尚无有效的治疗方法，主要是预防疾病的复发。

（1）有效控制高血压及各种类型脑动脉硬化是预防本病的关键。

（2）阿司匹林等抑制血小板聚集药物效果不确定，但常应用。

（3）活血化瘀类中药对神经功能恢复有益。

（4）控制其他可干预危险因素，如吸烟、糖尿病、高脂血症等。

（五）护理措施

1. 一般护理

轻症患者注意生活起居有规律，坚持适当运动，劳逸结合；晚期出现智力障碍时，要引导患者在室内或固定场所进行活动，外出时一定要有人陪伴，防止受伤或走失。

2. 饮食护理

予以富含蛋白质和维生素的低脂饮食，多吃蔬菜和水果，戒烟酒。

3. 症状护理

（1）对有肢体功能障碍和感觉障碍的患者，应鼓励和指导其进行肢体功能锻炼，尽量坚持生活自理，并注意用温水擦洗患侧皮肤，促进感觉功能恢复。

（2）对有延髓性麻痹进食困难的患者，应给予制作精细的糊状食物，进食时取坐位或半坐位，进食速度不宜过快，应给患者充分的进餐时间，避免进食时看电视或与患者谈笑，以免分散患者注意力，引起窒息。

（3）对有精神症状的患者，床应加护栏，必要时加约束带固定四肢，以防坠床、伤人或自伤。

（4）对有智力障碍的患者，外出时需有人陪护，并在其衣服口袋中放置填写患者姓名、联系电话等个人简单资料的卡片，以防走失。

（5）对缺乏生活自理能力的患者，应加强生活护理，协助其沐浴、进食、修饰等，保持皮肤和外阴清洁。对有延髓性麻痹致进食呛咳的患者，如果体温增高，应注意是否有吸入性肺炎发生；同时还应注意观察患者是否有尿频、尿急、尿痛等现象，防止发生尿路感染。

4. 用药护理

告知患者药物的作用与用法，注意观察药物的疗效与不良反应，发现异常情况及时报告医师处理。

（1）对有痴呆、记忆力减退或精神症状的患者应注意督促按时服药并看到其服下，同时注意观察药物疗效与不良反应。

（2）静脉注射尼莫地平等扩血管药物时，尽量使用微量输液泵缓慢注射（8～10 mL/h），并注意观察患者有无面色潮红、头晕、血压下降等不适，如有异常应报告医师及时处理。

（3）服用多奈哌齐的患者应注意观察有无肝、肾功能受损的表现，定时检查肝、肾功能。

5. 心理护理

关心体贴患者，鼓励患者保持情绪稳定和良好的心态，避免焦躁、抑郁等不良心理，积极配合治疗。

6. 健康教育

（1）避免进食过多含动物油、黄油、奶油、动物内脏、蛋黄等高胆固醇饮食，多吃豆制品、鱼等优质蛋白质，少吃糖。

（2）从事力所能及的家务，以防自理能力快速下降；坚持适度的体育锻炼和体力劳动，以改善血液循环，增强体质，防止肥胖。

（3）注意安全，防止跌倒、受伤或走失。

（4）遵医嘱正确服药。

（5）定期复查血压、血脂、血糖等，如有症状加重须及时就医。

（孙　博）

第三节　脑出血

脑出血（ICH）是指原发性非外伤性脑实质内的出血，也称自发性脑出血。我国发病率占急性脑血管病的30%，急性期病死率占30%～40%。绝大多数是高血压病伴发的脑小动脉病变在血压骤升时破裂所致，称为高血压性脑出血。老年人是脑出血发生的主要人群，以40～70岁为最主要的发病年龄。

脑出血最常见的病因是高血压并发小动脉硬化。血管的病变与高脂血症、糖尿病、高血压、吸烟等密切相关。通常所说的脑出血是指自发性脑出血。患者往往于情绪激动、用力时突然发病。脑出血发病的主要原因是长期高血压、动脉硬化。绝大多数患者发病当时血压明显升高，导致血管破裂，引起脑出血。其次是脑血管畸形、脑淀粉样血管病、溶栓抗凝治疗所致脑出血等。

一、临床表现

1. 基底节区出血

约占全部脑出血的70%，其中以壳核出血最为常见，其次为丘脑出血。由于此区出血常累及内囊，并以内囊损害体征为突出表现，故又称内囊区出血；壳核出血又称内囊外侧型出血，丘脑出血又称内囊内侧型出血。

（1）壳核出血：是豆纹动脉尤其是其外侧支破裂所致。表现为对侧肢体轻偏瘫、偏身感觉障碍和同向性偏盲（"三偏"），优势半球出血常出现失语。凝视麻痹，呈双眼持续性向出血侧凝视，也可出现失用、体象障碍、记忆力和计算力障碍、意识障碍等。大量出血患者可迅速昏迷，反复呕吐，尿便失禁，在数小时内恶化，出现上部脑干受压征象，双侧病理征，呼吸深快不规则，瞳孔扩大固定，可出现去大脑强直发作以至于死亡。

（2）丘脑出血：是丘脑膝状动脉和丘脑穿通动脉破裂所致。临床表现与壳核出血相似，也有突发对侧偏瘫、偏身感觉障碍、偏盲。但与壳核出血不同处为偏瘫多为均等或基本均等，对侧半身深浅感觉减退，感觉过敏或自发性疼痛；特征性眼征表现为眼球向上注视麻痹，常向内下方凝视，眼球会聚障碍和无反应性小瞳孔等；可有言语缓慢而不清、重复言语、发音困难、复述差，朗读正常等丘脑性失语及记忆力减退、计算力下降、情感障碍、人格改变等丘脑性痴呆；意识障碍多见且较重，出血波及丘脑下部或破入第3脑室可出现昏迷加深、瞳孔缩小、去皮质强直等中线症状。本型死亡率较高。

（3）尾状核头出血：较少见，临床表现与蛛网膜下隙出血相似，常表现为头痛、呕吐，有脑膜刺激征，无明显瘫痪，可有对侧中枢性面、舌瘫。有时可因头痛在CT检查时偶然发现。

2. 脑干出血

脑桥是脑干出血的好发部位，偶见中脑出血，延髓出血极为少见。

（1）脑桥出血：表现为突然头痛、呕吐、眩晕、复视、注视麻痹、交叉性瘫痪或偏瘫、四肢瘫等。出血量较大时，患者很快进入意识障碍，有针尖样瞳孔、去大脑强直、呼吸障碍，并可伴有高热、大汗、应激性溃疡等；出血量较少时可表现为一些典型的综合征，如Foville 综合征、Millard-Gubler 综合征和闭锁综合征等。

（2）中脑出血：①突然出现复视、上睑下垂；②一侧或两侧瞳孔扩大、眼球不同轴、水平或垂直眼震、同侧肢体共济失调，也可表现为 Weber 或 Benedikt 综合征；③严重者很快出现意识障碍、去大脑强直。

（3）延髓出血：①重症可突然出现意识障碍，血压下降，呼吸节律不规则，心律失常，继而死亡；②轻者可表现为不典型的 Wallenberg 综合征。

3. 小脑出血

小脑出血好发于小脑上动脉供血区，即半球深部齿状核附近，发病初期患者大多意识清楚或有轻度意识障碍，表现为眩晕、频繁呕吐、枕部剧烈头痛和平衡障碍等，但无肢体瘫痪是其常见的临床特点。轻症者表现为一侧肢体笨拙、行动不稳、共济失调和眼球震颤，无瘫痪；两眼向病灶对侧凝视，吞咽及发音困难，四肢锥体束征，病侧或对侧瞳孔缩小，对光反射减弱；晚期瞳孔散大，中枢性呼吸障碍，最后因枕大孔疝死亡；暴发型则常突然昏迷，在数小时内迅速死亡。如出血量较大，病情迅速进展，发病时或发病后 12～24 小时出现昏迷及脑干受压征象，可有面神经麻痹、两眼凝视病灶对侧、肢体瘫痪及病理反射出现等。

4. 脑叶出血

脑叶出血也称为皮质下白质出血，可发生于任何脑叶。一般症状均略轻，预后相对较好。脑叶出血除表现为头痛、呕吐外，不同脑叶的出血，临床表现也有不同。

（1）额叶出血：前额疼痛、呕吐、痫性发作较多见；对侧偏瘫、共同偏视、精神异常、智力减退等；优势半球出血时可出现 Broca 失语。

（2）顶叶出血：偏瘫较轻，而对侧偏身感觉障碍显著；对侧下象限盲；优势半球出血时可出现混合性失语，左右辨别障碍，失算、失认、失写（格斯特曼综合征）。

（3）颞叶出血：表现为对侧中枢性面舌瘫及上肢为主的瘫痪；对侧上象限盲；有时有同侧耳前部疼痛；优势半球出血时可出现 Wernicke 失语；可有颞叶癫痫、幻嗅、幻视。

（4）枕叶出血：主要症状为对侧同向性偏盲，并有黄斑回避现象，可有一过性黑矇和视物变形；有时有同侧偏瘫及病理征。

5. 脑室出血

脑室出血一般分为原发性和继发性两种。原发性脑室出血为脑室内脉络丛动脉或室管膜下动脉破裂出血，较为少见，占脑出血的 3%～5%。继发性者是由于脑内出血量大，穿破脑实质流入脑室，常伴有脑实质出血的定位症状和体征。根据脑室内血肿大小可将脑室出血分为全脑室积血（Ⅰ型）、部分性脑室出血（Ⅱ型）以及新鲜血液流入脑室内，但不形成血凝块者（Ⅲ型）3 种类型。Ⅰ型因影响脑脊液循环而急剧出现颅内压增高、昏迷、高热、四肢弛缓性瘫痪或呈去皮质状态，呼吸不规则。Ⅱ型及Ⅲ型仅有头痛、恶心、呕吐、脑膜刺激征阳性，无局灶性神经体征。出血量大、病情严重者迅速出现昏迷或昏迷加深，早期出现去皮质强直，脑膜刺激征阳性。常出现丘脑下部受损的症状及体征，如上消化道出血、中枢性高热、大汗、应激性溃疡、急性肺水肿、血糖增高、尿崩症等，病情多严重，预后不良。

二、辅助检查

1. 血常规及血生化检查

白细胞可增多，超过 10×10^9/L 者占 60%～80%，甚至可达（15～20）× 10^9/L，并可出现蛋白尿、尿糖、血尿素氮和血糖浓度升高。

2. 脑脊液检查

脑脊液（CSF）压力常增高，多为血性脑脊液。应注意重症脑出血患者，如诊断明确，不宜行腰穿检查，以免诱发脑疝导致死亡。

3. CT 检查

CT 检查可显示血肿部位、大小、形态，是否破入脑室，血肿周围有无低密度水肿带及占位效应、脑组织移位等。24 小时内出血灶表现为高密度，边界清楚。48 小时以后，出血灶高密度影周围出现低密度水肿带。

4. 数字减影血管造影（DSA）检查

对血压正常、疑有脑血管畸形等的年轻患者，可考虑行 DSA 检查，以便进一步明确病因，积极针对病因治疗，预防复发。脑血管 DSA 对颅内动脉瘤、脑血管畸形等的诊断，均有重要价值。颈内动脉造影正位像可见大脑前、中动脉间距在正常范围，豆纹动脉外移。

5. MRI 检查

MRI 具有比 CT 更高的组织分辨率，而且可直接多方位成像，无颅骨伪影干扰，又具有血管流空效应等特点，使对脑血管疾病的显示率及诊断准确性比 CT 更胜一筹。CT 能诊断的脑血管疾病，MRI 均能做到；而对发生于脑干、颞叶和小脑等的血管性疾病，MRI 比 CT 诊断效果更佳；对脑出血、脑梗死的演变过程，MRI 比 CT 显示更完整；对 CT 较难判断的脑血管畸形、烟雾病等，MRI 比 CT 更敏感。

6. TCD 检查

多普勒超声检查最基本的参数为血流速度与频谱形态，血流速度增加可表示高血流量、动脉痉挛或动脉狭窄；血流速度减慢则可能是动脉近端狭窄或循环远端阻力增高的结果。

三、诊断

脑出血的诊断要点为：①多为中老年患者；②多数患者有高血压病史，因某种因素血压急骤升高而发病；③起病急骤，多在兴奋状态下发病；④有头痛、呕吐、偏瘫，多数患者有意识障碍，严重者昏迷和脑疝形成；⑤脑膜刺激征阳性；⑥多数患者为血性脑脊液；⑦头颅CT 和 MRI 可见出血病灶。

四、治疗

1. 保持呼吸道通畅

注意气道管理，清理呼吸道分泌物，保证正常换气功能，有肺部感染时应用抗生素，必要时气管切开。

2. 降低颅内压

可选用 20% 甘露醇 125～250 mL 静脉滴注，每 6～8 小时 1 次和（或）甘油果糖注射液

250 mL 静脉滴注，12 小时 1 次或每日 1 次。呋塞米 20～40 mg 静脉注射，每 6 小时、8 小时或 12 小时 1 次。也可根据病情应用白蛋白 5～10 g 静脉滴注，每日 1 次。

3. 管理血压

应平稳、缓慢降压，不能降压过急、过快，否则易致脑血流灌注不足，出现缺血性损害而加重病情。

4. 高血压性脑出血的治疗

可不用止血药。有凝血功能障碍可酌情应用止血药，如巴曲酶、6-氨基己酸、氨甲苯酸等。

5. 亚低温疗法

应用冰帽等设备降低头部温度，降低脑耗氧量，保护脑组织。

6. 中枢性高热的治疗

可物理降温。

7. 预防性治疗

下肢静脉血栓形成及肺栓塞建议穿弹力袜进行预防。

8. 防治并发症

脑出血的并发症有应激性溃疡、电解质紊乱等。可根据病情选用质子泵阻滞剂（如奥美拉唑等）或 H_2 受体阻滞剂（如西咪替丁、法莫替丁等），根据患者出入量调整补液量，并补充氯化钾，维持水电解质平衡，痫性发作可给予地西泮 10～20 mg 缓慢静脉注射或苯巴比妥钠 100～200 mg 肌内注射控制发作，一般不需长期治疗。

9. 外科手术治疗

必要时进行外科手术治疗。对于内科非手术治疗效果不佳，或出血量大，有发生脑疝征象的，或怀疑为脑血管畸形引起出血的，可外科手术治疗（去骨瓣减压术、小骨窗开颅血肿清除术、钻孔血肿抽吸术、脑室外引流术、微创穿刺颅内血肿碎吸引流术等）。手术指征：①基底节中等量以上出血（壳核出血 ≥30 mL，丘脑出血 ≥15 mL）；②小脑出血 ≥10 mL 或直径 ≥3 cm 或出现明显脑积水；③重症脑室出血。

五、护理措施

（一）一般护理

患者绝对卧床休息 4 周，抬高床头 15°～30°，以促进脑部静脉回流，减轻脑水肿；取侧卧位或平卧头侧位，防止呕吐物反流引起误吸。脑出血急性期患者应尽量就地治疗，避免不必要的搬动，并注意保持病房安静，严格限制探视。翻身时，注意保护头部，动作宜轻柔缓慢，以免加重出血，避免咳嗽和用力排便。神经系统症状稳定 48～72 小时后，患者即可开始早期康复锻炼，但应注意不可过度用力或憋气。恢复期的康复训练不可急于求成，应循序渐进、持之以恒。

（二）饮食护理

急性期患者给予高蛋白、高维生素、高热量饮食，并限制钠盐摄入（<3 g/d）。有意识障碍、消化道出血的患者宜禁食 24～48 小时，然后酌情给予鼻饲流食，如牛奶、豆浆、藕粉、蒸蛋或混合匀浆等，每日 4～5 次，每次约 200 mL。恢复期患者应给予清淡、低盐、低

脂、适量蛋白质、高维生素食物，戒烟酒，忌暴饮暴食。

（三）症状护理

（1）对神志不清、躁动或有精神症状的患者，床应加护栏，并适当约束，防止跌伤。

（2）注意保持呼吸道通畅：及时清除口鼻分泌物，协助患者轻拍背部，以促进痰痂的脱落排出，但急性期应避免刺激性咳嗽，必要时可给予负压吸痰、吸氧及定时雾化吸入。

（3）协助患者完成生活护理：按时翻身，保持床单干燥整洁，保持皮肤清洁卫生，预防压疮的发生；有闭眼障碍的患者，应涂四环素眼膏，并用湿纱布盖眼，保护角膜；昏迷和鼻饲患者应做好口腔护理，每日2次。有尿便失禁的患者，注意及时用温水擦洗外阴及臀部，保持皮肤清洁、干燥。

（4）有吞咽障碍的患者，喂饭喂水时不宜过急，遇呕吐或反呛时应暂停喂食、喂水，防止食物呛入气管引起窒息或吸入性肺炎，对昏迷等不能进食的患者可酌情予以鼻饲流食。

（5）注意保持瘫痪肢体功能位置，防止足下垂，被动运动关节和按摩患肢，防止手足挛缩、变形及神经麻痹，病情稳定后应尽早开始肢体功能锻炼和语言康复训练，以促进神经功能的早日康复。

（6）中枢性高热的患者先行物理降温，如温水擦浴、酒精浴、冰敷等，效果不佳时可给予退热药，并注意监测和记录体温的情况。

（7）密切观察病情，尤其是生命体征、神志、瞳孔的变化，及早发现脑疝的先兆表现，一旦出现，应立即报告医师及时抢救。

（四）用药护理

告知药物的作用与用法，注意观察药物的疗效与不良反应，发现异常情况，及时报告医师处理。

（1）颅内压升高使用20%甘露醇静脉滴注脱水时，要保证绝对快速输入，20%的甘露醇50～100 mL要在15～30分钟内滴完，注意防止药液外漏，并注意尿量与血电解质的变化，尤其应注意有无低血钾发生。①患者每日补液量可按尿量加500 mL计算，在1 500～2 000 mL以内，如有高热、多汗、呕吐或腹泻者，可适当增加入液量。②每日补钠50～70 mmol/L，补钾40～50 mmol/L。防止低钠血症，以免加重脑水肿。

（2）严格遵医嘱服用降压药，不可骤停和自行更换，也不宜同时服用多种降压药，避免血压骤降或过低致脑供血不足。应根据患者的年龄、基础血压、病后血压等情况判定最适血压水平，缓慢降压，不宜使用强降压药（如利舍平）。

（3）用地塞米松消除脑水肿时，因其易诱发上消化道应激性溃疡，应观察有无呃逆、上腹部饱胀不适、胃痛、呕血、便血等，注意胃内容物或呕吐物的性状，以及有无黑便；鼻饲流食的患者，注意观察胃液的颜色是否为咖啡色或血性，必要时可做大便隐血试验检查，如发现异常及时通知医师处理。

（4）躁动不安的患者可根据病情给予小量镇静、镇痛药；患者有抽搐发作时，可用地西泮静脉缓慢注射，或苯妥英钠口服。

（五）心理护理

主动关心患者及其家属，耐心介绍病情及预后，消除其紧张焦虑、悲观抑郁等不良情绪，保持患者及其家属情绪稳定，积极配合抢救与治疗。

（六）健康教育

（1）避免情绪激动，去除不安、恐惧、愤怒、抑郁等不良情绪，保持正常心态。

（2）给予低盐低脂、适量蛋白质、富含维生素与纤维素的清淡饮食，多吃蔬菜、水果，少食辛辣刺激性强的食物，戒烟酒。

（3）生活有规律，保持排便通畅，避免排便时用力过度和憋气。

（4）坚持适度锻炼，避免重体力劳动。如坚持做保健体操、慢散步、打太极拳等。

（5）尽量做到日常生活自理，康复训练时注意克服急于求成的心理，做到循序渐进、持之以恒。

（6）定期复查血压、血糖、血脂、血常规等项目，积极治疗原发性高血压、糖尿病、心脏病等原发疾病。如出现头痛、呕吐、肢体麻木无力、进食困难、饮水呛咳等症状需及时就医。

（张铁军）

第四节　蛛网膜下隙出血

蛛网膜下隙出血（SAH）一般分为原发性蛛网膜下隙出血和继发性蛛网膜下隙出血，其中，原发性蛛网膜下隙出血是指脑底部或脑表面血管破裂后，血液流入蛛网膜下隙的急性出血性脑血管病；继发性蛛网膜下隙出血是指脑实质内出血、脑室出血、硬膜外或硬膜下血管破裂，血液穿破脑组织和蛛网膜，流入蛛网膜下隙。本节主要讨论原发性蛛网膜下隙出血。

一、病因

1. 颅内动脉瘤

为最常见的病因（占50%～80%）。其中先天性粟粒样动脉瘤约占75%，还可见高血压、动脉粥样硬化所致梭形动脉瘤及感染所致的真菌性动脉瘤等。

2. 血管畸形

约占SAH病因的10%，其中动静脉畸形（AVM）占血管畸形的80%。多见于青年人，90%以上位于幕上，常见于大脑中动脉分布区。

3. 其他

如烟雾病（占儿童SAH的20%）、颅内肿瘤、垂体卒中、血液系统疾病、颅内静脉系统血栓和抗凝治疗并发症等。

二、临床表现

1. 头痛

动脉瘤性SAH的典型表现是突发异常剧烈全头痛，头痛不能缓解或呈进行性加重。多伴发一过性意识障碍和恶心、呕吐。约1/3的动脉瘤性SAH患者发病前数日或数周有轻微头痛的表现，可持续数日不变，2周后逐渐减轻，如头痛再次加重，常提示动脉瘤再次出血。但动静脉畸形破裂所致SAH头痛常不严重。局部头痛常可提示破裂动脉瘤的部位。

2. 脑膜刺激征

患者出现颈强直、Kernig 征和布鲁津斯基征等脑膜刺激征，以颈强直最多见，而老年、衰弱患者或小量出血者，可无明显脑膜刺激征。脑膜刺激征常于发病后数小时出现，3~4周后消失。

3. 眼部症状

20%患者眼底可见玻璃体下片状出血，发病 1 小时内即可出现，是急性颅内压增高和眼静脉回流受阻所致，对诊断具有提示作用。此外，眼球活动障碍也可提示动脉瘤所在的位置。

4. 精神症状

约25%的患者可出现精神症状，如欣快、谵妄和幻觉等，常于起病后2~3周内自行消失。

5. 其他症状

部分患者可出现脑心综合征、消化道出血、急性肺水肿和局限性神经功能缺损症状等。

三、并发症

1. 再出血

是 SAH 主要的急性并发症，指病情稳定后再次发生剧烈头痛、呕吐、痫性发作、昏迷甚至去大脑强直发作，颈强直、Kernig 征加重，复查脑脊液为鲜红色。20%的动脉瘤患者病后 10~14 天可发生再出血，使死亡率约增加一倍；动静脉畸形急性期再出血者较少见。

2. 脑血管痉挛（CVS）

发生于蛛网膜下隙中血凝块环绕的血管，痉挛严重程度与出血量相关，可导致约1/3 以上病例脑实质缺血。临床症状取决于发生痉挛的血管，常表现为波动性的轻偏瘫或失语，有时症状还受侧支循环和脑灌注压的影响，对载瘤动脉无定位价值，是死亡和致残的重要原因。病后 3~5 天开始发生，5~14 天为迟发性血管痉挛高峰期，2~4 周逐渐消失。TCD 或 DSA 可帮助确诊。

3. 急性或亚急性脑积水

起病 1 周内15%~20%的患者发生急性脑积水，血液进入脑室系统和蛛网膜下隙形成血凝块阻碍脑脊液循环通路所致。轻者出现嗜睡、思维缓慢、短时记忆受损、上视受限、展神经麻痹、下肢腱反射亢进等体征，严重者可造成颅内压升高，甚至脑疝。亚急性脑积水发生于起病数周后，表现为隐匿出现的痴呆、步态异常和尿失禁。

4. 其他

5%~10%的患者发生癫痫发作，也有患者发生低钠血症。

四、辅助检查

1. 三大常规检查

起病初期常有白细胞增多，尿糖常可呈阳性但血糖大多正常，偶可出现蛋白尿。

2. 脑脊液检查

脑脊液（CSF）为均匀一致血性，压力增高（>200 mmH₂O），蛋白含量增加。

3. 影像学检查

颅脑 CT 是确诊 SAH 的首选诊断方法，可见蛛网膜下隙高密度出血灶，并可显示出血部位、出血量、血液分布、脑室大小和有无再出血；MRI 检查可发现动脉瘤或动静脉畸形。

4. 数字减影血管造影（DSA）检查

DSA 检查可为 SAH 的病因诊断提供可靠依据，如发现动脉瘤的部位、显示解剖行程、侧支循环和血管痉挛情况；还可发现动静脉畸形、烟雾病、血管性肿瘤等。

5. 经颅多普勒超声检查

TCD 检查可作为追踪监测 SAH 后脑血管痉挛的一个方法，具有无创伤性。

五、诊断

突然发生的持续性剧烈头痛、呕吐、脑膜刺激征阳性，伴或不伴意识障碍，检查无局灶性神经系统体征，应高度怀疑 SAH。同时 CT 证实脑池和蛛网膜下隙高密度征象或腰穿检查示压力增高和血性脑脊液等可临床确诊。

六、治疗

急性期治疗原则为防治再出血、制止继续出血，防治继发性脑血管痉挛，减少并发症，寻找出血原因，治疗原发病和预防复发。

1. 一般处理

住院监护，绝对卧床 4~6 周，镇静、镇痛，避免引起颅内压增高的因素，如用力排便、咳嗽、喷嚏和情绪激动等，可选用足量镇静镇痛药、缓泻剂等对症处理。

2. 脱水、降颅内压

可选甘露醇、呋塞米、清蛋白等。

3. 预防再出血

可给予 6-氨基己酸（EACA）等抗纤溶药物治疗，维持 2~3 周。

4. 应用尼莫地平等钙通道阻滞剂

预防脑血管痉挛发生，推荐尼莫地平 30~40 mg 口服，每日 4~6 次，连用 3 周。

5. 放脑脊液疗法

腰穿缓慢放出血性脑脊液，每次 10~20 mL，每周 2 次，可有效缓解头痛症状，并可减少脑血管痉挛及脑积水发生，但有诱发脑疝、动脉瘤破裂再出血、颅内感染等可能，应严格掌握适应证。

6. 外科手术或介入治疗

对于动脉瘤或动静脉畸形引起的 SAH，可外科手术治疗或考虑介入栓塞等治疗，是根除病因、预防复发的有效方法。

七、护理措施

（一）一般护理

头部稍抬高（15°~30°），以减轻脑水肿；尽量少搬动患者，避免振动其头部；即使患者神志清楚，无肢体活动障碍，也必须绝对卧床休息 4~6 周，在此期间，禁止患者洗头、如厕、淋浴等一切下床活动；避免用力排便、咳嗽、喷嚏，情绪激动，过度劳累等诱发再出血的因素。

（二）安全护理

对有精神症状的患者，应注意保持周围环境的安全，对烦躁不安等不合作的患者，床应加护栏，防止跌床，必要时遵医嘱予以镇静。有记忆力、定向力障碍的老年患者，外出时应有人陪护，注意防止患者走失或其他意外发生。

（三）饮食护理

给予清淡易消化、含丰富维生素和蛋白质的饮食，多食蔬菜水果。避免辛辣等刺激性强的食物，戒烟酒。

（四）头痛护理

注意保持病室安静舒适，避免声、光刺激，减少探视，指导患者采用放松术减轻疼痛，如缓慢深呼吸，听轻音乐，全身肌肉放松等。必要时可遵医嘱给予镇痛药。

（五）运动和感觉障碍护理

应注意保持良好的肢体功能位，防止足下垂、爪形手、髋外翻等后遗症，恢复期指导患者积极进行肢体功能锻炼，用温水擦洗患肢，改善血液循环，促进肢体知觉的恢复。

（六）心理护理

关心患者，耐心告知病情特别是绝对卧床与预后的关系，详细介绍 DSA 检查的目的、程序与注意事项，鼓励患者消除不安、焦虑、恐惧等不良情绪，保持情绪稳定，安静休养。

（七）用药护理

告知患者药物的作用与用法，注意观察药物的疗效与不良反应，发现异常情况及时报告医师处理。

（1）使用 20% 甘露醇脱水治疗时，应快速静脉滴入，并确保针头在血管内。

（2）尼莫地平静脉滴注时常刺激血管引起皮肤发红和剧烈疼痛，应通过三通阀与 5% 葡萄糖注射液或生理盐水溶液同时缓慢滴注，5~10 mL/h，并密切观察血压变化，如果出现不良反应或收缩压 <90 mmHg，应报告医师适当减量、减速或停药处理；如果无三通阀联合输液，一般将 50 mL 尼莫地平针剂加入 5% 葡萄糖注射液 500 mL 中静脉滴注、速度为 15~20 滴/分，6~8 小时输完。

（3）使用 6-氨基己酸止血时应特别注意有无双下肢肿胀、疼痛等临床表现，谨防深静脉血栓形成，有肾功能障碍者应慎用。

（八）健康教育

1. 预防再出血

告知患者情绪稳定对疾病恢复和减少复发的意义，使患者了解，并能遵医嘱绝对卧床并积极配合治疗和护理。指导家属关心、体贴患者，在精神和物质上对患者给予支持，减轻患者的焦虑、恐惧等不良心理反应。告知患者及其家属再出血的表现，发现异常，及时就诊。女性患者 1~2 年内避免妊娠和分娩。

2. 疾病知识指导

向患者及其家属介绍疾病的病因、诱因、临床表现、应进行的相关检查、病程和预后、防治原则和自我护理的方法。SAH 患者一般在首次出血后 3 天内或 3～4 周后进行 DSA 检查，以避开脑血管痉挛和再出血的高峰期。应告知数字减影血管造影的相关知识，使患者及其家属了解进行 DSA 检查以明确和去除病因的重要性，积极配合。

（汪　晶）

第九章

手术室基础护理

第一节 手术室环境和管理

一、手术室的环境

手术室是为患者进行手术治疗的重要部门，不仅要求有科学合理的建筑位置和布局，先进齐全的仪器设备，还要有严格的无菌管理制度，以确保手术的安全性和高效性。

（一）手术室的位置

手术室应安排在医院内空气洁净处。一般位于建筑的较高层，靠近手术科室，方便接送患者，与监护室、病理科、放射科、血库、中心化验室等相邻，最好有直接的通道或通信联系设备。楼层以东西方向延伸为好。主要的手术间应窗向北侧，因北侧光线稳定，可避免阳光直射，故南侧多作为小手术的手术间或辅助用房。手术室以手术间为中心，再配上其他附属房间组成。

（二）手术室的布局

传统手术室采用单通道布局，手术间分为无菌手术间、一般手术间和感染手术间。手术室清洁区附属房间包括：刷手间、无菌器械间、敷料间、仪器间、药品间、麻醉间、病理间、护理站、术间休息室及术后恢复室等。手术室供应区附属房间包括：更鞋间、更衣及洗浴间、手术器械准备间、敷料准备间、器械洗涤间、消毒间、办公室、库房、男女值班室和污物间，根据条件和需要可设家属等候室、录像放映室及餐饮室等。由于手术间与附属间各占一侧，多采用紫外线照射、喷射药物或熏蒸的方法消毒，因灭菌效果不稳定，故易产生交叉污染，所以目前国内医院逐渐采用生物洁净手术室。洁净手术室的布局是洁污分开，手术间、刷手间和无菌附属间等都布置在走廊的周围，手术室内走廊供工作人员及无菌器械和敷料进出，手术室外周设清洁走廊，供患者及污染器械和敷料进出，由此避免交叉污染。

洁净手术室的空气净化方式可分为层流式和乱流式。层流式空调又分为垂直和水平两种。生物洁净手术室对微生物的控制程度，主要取决于过滤器的性能。过滤器有初效、中效、高效三级。采用高效过滤后的层流式手术室，适合作高洁净度的无菌手术，通常称为生物洁净手术室；采用初效、中效过滤后的乱流式手术室，适合作一般手术，称为准生物洁净手术室；对适合作感染手术的，称为生物清洁手术室。

为了减少占地面积，增加人员的活动范围及安全性，手术间内的许多固定设备，均可装于天棚上，如无影灯、气体末段装置、监视器、专科用的显微镜及深部照明灯等。手术间数量与外科床位数的比例一般为 1 : （20～25）。手术间的面积根据综合手术室和专科手术室而定，普通手术间为 30～40 m²，特殊手术间（如做体外循环等手术的手术间）因辅助仪器设备较多，可达 60 m² 左右。手术间高度以 3 m 左右为宜。室内温度为 20～25 ℃，相对湿度为 50%～60%。对洁净度要求高的手术间可采用封闭式无窗空调手术间。手术间内应设有隔音及空气净化装置，以防止各手术间相互干扰，避免空气交叉污染。手术室走廊宽度应不少于 2.5 m，以便平车及人员走动。

手术间内的设置应力求简洁，只放置必需的器具和物品，基本配备包括：①手术台；②器械台；③器械托盘；④麻醉机、麻醉桌；⑤负压吸引器；⑥吊式无影灯、立地聚光灯、阅片灯；⑦坐凳、垫脚凳；⑧供氧装置、药品柜、输液架、污物桶、挂钟等；⑨敷料桌和各种扶托、固定患者的物品，如头架、肩档、臂架、固定带、体位垫等。手术间应配备双电源，并有足够的载电能力，以避免术中意外停电。

大型手术室应设置中心供气系统、中心负压吸引、中心压缩空气等设施，并配备各种监护仪、X 线摄影机、显微外科和闭路电视等装置。

二、手术室的管理

手术室的管理工作包括对人员、物品以及环境三方面的管理。

（一）人员管理

手术室各级人员应分工明确，认真执行清点、查对及交接班制度，做好清洁、消毒工作，严格保证无菌技术的操作过程。手术医生应与患者同时到达手术室，充分做好术前准备。非手术人员不得擅自进入手术室。上肢患皮肤病、有伤口或感染者不得参加手术。上呼吸道感染者，如必须参加手术，则应戴双层口罩。手术室内人员应保持肃静，尽量避免咳嗽或打喷嚏。术中尽量减少人员活动。

（二）物品管理

1. 物品配备

手术间内的物品应为手术专用，整齐有序地摆放在固定位置，用后放回原处，做好消毒、保养工作。手术室内应准备各种急救物品。无菌物品应定期消毒，按消毒日期顺序使用，与有菌物品分开储藏。已打开或铺置的无菌物品不能再放回无菌容器内，并需在规定时间内使用，超过消毒期限者（不论使用与否）应重新灭菌。

2. 标本管理

手术取下的组织均要妥善保管，大标本放弯盘或标本盒内，小标本放纱布内，并用组织钳夹住保存。检查标本与填写的标本单是否一致，单上的病理号与标本容器上病理号是否一致。

3. 清点制度

手术过程中要对物品做好清点工作，术前应作清点登记，清点项目一般包括器械、纱布、纱垫、缝针、线轴等。特殊手术时清点项目根据手术不同有所增加，如断指（趾）再植等小血管吻合术应增点血管针、血管夹、缝针。手术开始不需要清点数字的手术，术中因各种原因扩大手术范围时，要及时整理清点物品，并按规定清点、核对、登记。术中放在伤口内的纱布、纱垫，护士要提示医生共同记住数字，术后待处理完伤口后，再次清点数字，与登记相符后在登记本上做标记。

（三）环境管理

1. 整体环境管理

通常将手术室按功能流程及洁净度划分为 3 个区域，即非限制区、半限制区和限制区，区与区之间可用门隔开，或设立明显的标志。对手术室的整体环境管理可施行划区管理。无菌手术与有菌手术应严格分开，若两者在同一手术间内连台，应先安排无菌手术。

（1）非限制区（污染区）：包括清洁走廊、接收患者处、更衣室、休息室、污物清洗区、污物间等，设在手术室外围。

（2）半限制区（清洁区）：包括物品准备间及内走廊，设在手术室的中间，是由污染区进入无菌区的过渡区域。

（3）限制区（无菌区）：包括手术间、洗手间、无菌物品储存间等，在手术室的内侧。

手术室内人员和物品的流动应遵循洁污分开的原则，不能随意跨越各区。

2. 手术间的清洁和消毒

（1）为保障手术室的无菌操作环境，必须建立严格的卫生、消毒隔离制度。无菌手术与有菌手术应严格分开，若两者在同一手术间内连台，应先安排无菌手术。日常的空气净化、消毒可以使用层流洁净系统，喷洒或熏蒸化学消毒剂，高强度紫外线照射，使用臭氧消毒机或空气净化装置，地面及室内物品可用消毒液擦拭后经紫外线照射消毒。

（2）气性坏疽、破伤风等厌氧菌感染手术的处理。

1）术前及术中的处理：手术间挂"隔离手术间"牌；此类手术一般谢绝参观；凡参加手术人员进入手术间后不得随意出入；供应护士应设两名，分手术间内、外供应。手术间内供应护士的手不得有破口，并应戴橡皮手套，着隔离衣、裤，穿高筒靴；手术用物品尽量准备齐全，术中所需物品由手术间外的供应护士递入。手术间外应备以下物品：①洗手用的 0.1% 过氧乙酸溶液 1 盆；②手术后更换的洗手衣、裤及手术鞋；③包污染敷料用的污衣袋或大单及塑料袋；④封闭门窗用的糨糊、纸条；⑤过氧乙酸或甲醛溶液、量杯、电炉。接患者的平车上铺一条包裹患者用的大单。

2）术后处理：敷料处理方法如下。①纱布等小敷料放塑料袋内送室外指定处焚烧；②布单等大敷料可用 0.5% 过氧乙酸浸泡消毒或用干净布单包裹送压力蒸汽灭菌，也可经环氧乙烷灭菌，最彻底的方法是用一次性的敷料，术后焚烧。

器械、吸引器、手套等的处理有以下几种方法。①10% 甲醛溶液浸泡，器械应洗净血迹，打开关节；手套、皮管应灌满溶液；注射器应拔出针栓；所有物品均应浸泡于液面以下。② 40% 甲醛溶液熏蒸。③环氧乙烷气体灭菌。④压力蒸汽灭菌。手术鞋处理：浸于 0.5% 过氧乙酸溶液内消毒或环氧乙烷溶液气体灭菌。其他如镊子罐、盐水瓶等物品用布单包裹压力蒸汽灭菌，或环氧乙烷气体灭菌。手术间墙壁、地面、手术台、托盘、器械桌等类物品用 0.5% 过氧乙酸擦拭。吸引器瓶及地盆内液体应用水加满，配成 2% 过氧乙酸溶液浸泡消毒。送患者用后的手术车推至手术间，用 0.5% 过氧乙酸擦拭，平车上的被子、单子等行压力蒸汽灭菌，或环氧乙烷气体灭菌。切除的组织如坏死肢体等放塑料袋内送焚烧炉焚烧。将门窗用纸封闭，手术间空气消毒。用过氧乙酸溶液 1 g/m² 加热熏蒸，湿度为 70%～

90%，密闭24小时；或用5%过氧乙酸溶液2.5 mL/m² 喷雾，温度为20~40 ℃；或用40%甲醛35 mL/m³ 加2~6倍水混合，湿度不低于75%，密闭24小时以上。手术人员出手术间时，将隔离衣、裤、口罩、帽子、鞋脱于手术间，用过氧乙酸溶液洗手后方可离去。手术间开封后通风，彻底打扫手术间卫生并做空气培养。

（3）乙型病毒性肝炎表面抗原阳性及铜绿假单胞菌感染患者手术的处理：术后物品及地面处理可用含氯石灰溶液浸泡30分钟；布类物品可不必焚烧，用含氯石灰溶液浸泡消毒或做感染手术标记，送洗衣房处理；门窗可不用纸封闭，空气消毒后密闭30分钟，然后通风，彻底打扫卫生。

（4）HIV 阳性患者，医院在有条件的前提下应设置专用手术间。

（5）切开引流手术的处理：用过的器械、敷料等浸泡于含氯石灰溶液内30分钟消毒；手术间空气消毒可用熏蒸或紫外线照射，地面处理用含氯石灰溶液拖地。

（6）污染手术的管理。

1）行外科手术时，凡接触有空腔器官，如胃、肠、食管、胆、胰、肝、呼吸道等物品、器械均为污染器械，这些被污染的物品与器械，不得再用于无菌部位的手术操作。

2）腔道切开前，自缝支持线开始都被认为是污染操作，手术切口周围及放置器械的前托盘为污染区。

3）污染与非污染器械、敷料应分别放置，被污染的器械在污染区使用时，需在规定的生理盐水碗内清洗后再重复应用。

4）术中取下的标本放于标本盒内。

5）当污染的途径关闭后，被污染的器械应及时取下，更换上非污染器械。

6）参加手术人员应更换手套。

7）在切口两侧铺两块无菌治疗巾，放刀、剪、镊处及前托盘上各铺一块无菌治疗巾。

（姜雪晶）

第二节　物品的准备

手术用物品包括布类物品、敷料类、手术用缝合针及缝合线、特殊物品以及手术器械等。择期手术应提前一天准备好手术物品。

一、布类物品

通常选择质地柔软、细密、厚实的棉布，绿色或蓝色。大单、腹单、丁字腹单、颈单要用厚的斜纹布等。手术室的布类物品也有一次性制品，由无纺布制成。

1. 洗手衣

洗手衣上衣为短袖，衣身须扎入裤带中，裤管有束带，以防止皮肤表面的微生物抖落或脱落。洗手衣一般分大、中、小三号。

2. 手术衣

要求能遮至膝下，胸襟和腹部应为双层布，以防止手术时血水浸透。袖口为松紧口，便于手套腕部套住袖口。折叠时衣面向里，领子在外侧，以防止取用时污染无菌面。

3. 手术帽、口罩

手术帽必须能遮盖手术人员所有的头发。口罩用于遮盖手术人员口鼻，有单层、双层及三层以上等多种规格。

4. 手术单

用于铺盖无菌区或手术区域，包括大单、中单、孔巾、腹单等，规格尺寸各不相同，消毒后按要求折叠，以免取用时污染。临床也可根据手术需要，将各种布单做成手术包，以提高工作效率。

二、敷料类

用于术中止血、拭血及包扎等，包括纱布类和棉花类，使用质地柔软、吸水性强的脱脂纱布或脱脂棉花制成，也有一次性无纺布制品（多用于感染患者），均有不同的规格和制作方法。

1. 纱布类

包括不同规格的纱布垫、纱布块、纱布球及纱布条等，还有干纱布和湿纱布之分。干纱布垫用于遮盖伤口两侧的皮肤，湿纱布有盐水纱布、碘仿纱布等，盐水纱布垫用于保护显露的内脏，防止损伤和干燥，碘仿纱布多用于感染创口的引流和止血等。

2. 棉花类

包括棉垫、带线棉片、棉球及棉签等。棉垫用于胸、腹部及其他大手术后的外层敷料，起保护伤口的作用；带线棉片用于颅脑或脊椎手术时；棉球用于消毒皮肤、洗涤伤口、涂拭药物；棉签用于采集标本或涂擦药物。

三、手术用缝合针及缝合线

1. 缝合针

包括圆形缝针、三角形缝针、三角形角针、无创伤缝针等。圆形缝针适用于神经、腹膜、胃肠及内脏等部位；三角形缝针适用于韧带、皮肤等部位；三角形角针适用于坚韧难穿透的组织，如筋膜和皮肤；无创伤缝针是将单股缝合线完整地嵌入针内，针柄平滑，缝合时不会扩大组织的创伤，适用于缝合血管、神经、角膜等管状或环形构造。以上各种类型的缝合针均有弯形和直形两种。

2. 缝合线

用于缝合组织和器官以促进伤口愈合，或结扎血管以止血，常用缝合线有1～10号线，号码表示线的粗细，号码越大线越粗。细线用0表示，号码中0越多线越细。根据材料来源的不同，缝合线可分为不吸收性和可吸收性两类。

四、器械类

1. 切割及解剖器械

有手术刀、手术剪和骨剪等，用于手术切割和分离组织。

2. 夹持及钳制器械

有不同形状和大小的止血钳，用于术中止血和分离组织。各种形状和大小的钳、镊，用于夹持不同的组织，便于分离、切割及操作。持针器用于夹持缝合针。

3. 牵引器及拉钩

有胸、腹牵开器和各种拉钩等，用于扩张组织和器官，暴露深部手术野，以利于手术操作。

4. 特殊器械

有腹腔镜、膀胱镜、关节镜、吻合器、高频电刀、电钻、手术显微镜及心肺复苏仪器等。

五、特殊物品

1. 引流物

①橡皮片引流条，多用于浅部切口和少量渗出液的引流。②纱布引流物，用于浅表部位、感染创口的引流；油纱用于植皮、烧伤等手术。

2. 导管

有各种粗细的橡胶、硅胶或塑料类制品，是目前品种最多、应用广泛的引流物。包括普通引流管、双腔（或三腔）引流套管、T形引流管、蕈状引流管、胃管等，用途各异。普通的单腔引流管可用于胸、腹部术后创腔引流；双腔（或三腔）引流套管多用于腹腔脓肿，胃肠、胆或胰瘘等的引流；T形引流管用于胆管减压、胆总管引流；蕈状引流管用于膀胱及胆囊的手术引流；胃管用于鼻饲、洗胃或胃引流。可按橡胶类物品灭菌或压力蒸汽灭菌处理。

3. 止血用品

骨蜡用于骨质面的止血，止血海绵、生物蛋白胶、透明质酸钠等用于创面止血。

（丁相瑜）

第三节　手术人员的准备

一、更衣

手术人员进入手术室时，必须在换鞋处更换手术室专用鞋，然后在更衣室戴好手术帽和口罩，穿好洗手衣、裤，内衣不可露在洗手衣外面。检查指甲，长度应适中，甲下无污垢。手与手臂皮肤没有皮肤病、破损或感染，无上呼吸道感染，方可进入刷手间。

二、手臂消毒

（一）肥皂水刷手

（1）将双手及前臂用肥皂和清水洗净。

（2）用消毒毛刷蘸取消毒肥皂刷洗双手及前臂，从指尖到肘上 10 cm。刷洗时，把每侧分成从指尖到手腕、从手腕到肘及肘上臂 3 个区域依次刷洗，每一区域的左、右侧手臂交替进行。刷手时注意甲缘、甲沟、指蹼等处。刷完一遍，指尖朝上肘向下，用清水冲洗手臂上的肥皂水。然后，另换一消毒毛刷，同法进行第二、第三遍刷洗，共约10分钟。

（3）每侧用一块无菌小毛巾从指尖至肘部擦干，擦过肘部的毛巾不可再擦手部，以免污染。

（4）将双手及前臂浸泡在70%乙醇桶内5分钟，浸泡至肘上6 cm处。也可用0.1%苯扎溴铵溶液浸泡3分钟。

（5）浸泡消毒后保持拱手姿势待干，双手不能下垂，也不能接触未经消毒的物品。

（二）灭菌王刷手

（1）用肥皂和流水将双手、前臂及肘上10 cm处清洗干净。

（2）用无菌刷蘸取灭菌王溶液3~5 mL，刷洗双手、前臂至肘上10 cm，时间为3分钟。然后用流水冲净，取无菌小毛巾擦干。

（3）取吸足灭菌王溶液的纱布涂擦手和前臂至肘上6 cm处，待手臂自然干燥。

三、穿无菌手术衣及戴手套

（一）穿无菌手术衣法

无菌手术衣有传统后开襟式和全遮盖式两种。穿手术衣的注意事项：①取手术衣时，双臂应伸直，以免手术衣无菌面与洗手衣接触而被污染；②穿手术衣时应与周围的人和物体保持一定距离，以免衣服展开时被污染；③穿手术衣之前，应先用双手提起手术衣衣领两端，轻轻向前上方抖开；④穿上手术衣后，双臂举在胸前，未戴手套的手不得触及手术衣。

1. 穿传统后开襟式手术衣（图9-1）

（1）手臂灭菌后，双手提起衣领两端，将手术衣抖开，再轻轻向前上方抛起，双手顺势插入衣袖中，双臂向前伸直。

（2）巡回护士从身后牵拉手术衣，系好领口带。

（3）穿上手术衣后，双手交叉，用手指夹起衣带，由巡回护士从身后接取并系紧。

（4）穿手术衣时，不得用未戴手套的手拉衣袖或接触手术衣其他处，以免污染。

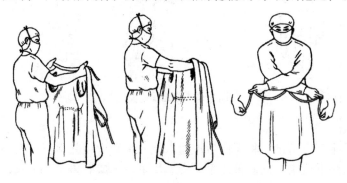

图9-1　穿传统后开襟式手术衣

2. 穿全遮盖式手术衣

（1）取手术衣，双手插入衣袖，将手术衣展开。

（2）双手向前伸直，伸出衣袖，由巡回护士在身后提拉手术衣，系好领口带和内片腰带。

（3）戴好无菌手套。将右手腰带上纸卡片一端递给巡回护士，巡回护士持卡片将腰带绕过穿衣者背部，使手术衣的外片遮盖住内片。

（4）巡回护士将腰带递给洗衣护士，同时取下纸卡片。

（5）由洗手护士系紧腰带，穿衣完毕。

（二）戴无菌手套

戴无菌手套时应注意以下几点：①未戴手套的手不能接触手套外面，已戴手套的手不能接触未戴手套的手；②协助他人戴无菌手套时，应先戴好手套，并避免接触其皮肤；③手套的上口要严密地套在手术衣袖外；④戴手套时应注意检查手套有无破损，如有破损必须立即更换，戴干手套时应先穿手术衣、后戴手套，戴湿手套则顺序相反。

1. 戴干手套法

是临床常用的戴手套方法。按照戴手套者的手是否直接接触手套，又可分为闭合式和开放式两种。

（1）闭合式：①穿手术衣时，手不伸出袖口。右手隔衣袖取左手手套，并放在左手袖口上，手套指端朝向手臂，各手指相互对应；②两手隔衣袖分别抓住手套上、下两侧的反折部，将手套翻套于袖口上，手伸出袖口顺势插入手套。同法戴右手手套。

（2）开放式：①左手捏住右手手套反折部，右手伸入手套戴好；②已戴上手套的右手拇指外展，其余4指伸入左手手套反折部的内面（即手套的无菌面），左手插入手套并戴好，注意右手拇指不要触及左手手套反折部；③将一手拇指外展，其余4指伸入对侧手套反折部，将其翻转并套在手术衣袖口外。干手套戴好后，要用无菌生理盐水冲洗手套外面的滑石粉，同时检查手套有无破损，如发现有水渗入手套里面，必须立即更换（图9-2）。

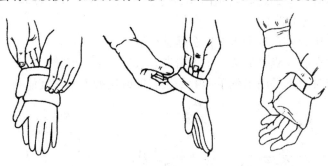

图9-2　戴无菌手套

2. 戴湿手套法

左手捏住右手手套反折部，将无菌生理盐水倒入手套内使其撑开，右手对准插入后稍抬高手部，使盐水从腕部流出。同法戴左手手套。待手臂干燥后再穿手术衣，然后参照戴干手套法将手套反折部套在袖口处。

3. 协助他人戴手套法

已戴手套者双手拇指外展，其余手指插入手套反折部内面，使手套拇指朝向外上方，小指朝向内下方，撑开手套。被戴手套者对准手套，五指稍用力向下伸入手套，已戴手套者将手套同时向上提，并将手套反折部翻转套住袖口。同法戴另一只手套。

（三）连台手术更换手术衣、手套法

手术结束后如需进行另一手术，必须在巡回护士协助下更换手术衣和手套。

1. 脱手术衣法

脱手术衣时应注意不要让手术衣的污染面接触到身体或物体，以免污染。

（1）他人帮助脱衣法：术者双手抱肘，由巡回护士将手术衣肩部向肘部翻转，继而向手的方向拉扯，即可脱下手术衣。此法可将手套一同脱掉。

（2）个人脱衣法：左手抓住手术衣右肩向下拉，使衣袖翻向外，同法拉下手术衣左肩，脱下手术衣，使衣里外翻。此法可保护手臂及洗手衣、裤不被手术衣污染面所污染。

2. 脱手套法

脱手套时应注意不要让手套的污染面接触到已消毒的手臂，否则要重新洗手。方法为：先除去右手手套，用手套对手套法，即左手抓取右手手套外面，使其翻转脱下。再除去左手手套，用皮肤对皮肤法，右手拇指伸入左手手套的手掌部以下，提起手套，使其翻转脱下。

连台手术时，如果前一台术中手套没有破损，则不需要重新洗手（污染手术除外）。脱去手套后，用 0.5% 聚维酮碘擦拭手臂 3 分钟。然后更换无菌手术衣和手套，进行下一台手术。如为洁净手术室，无连台手术程序，需重新刷手。

（刘玉杰）

第四节　手术室的无菌操作原则及手术配合

一、手术室的无菌操作原则

（一）手术人员无菌操作的基本原则

（1）手术人员更换无菌手术衣、手套后，手、袖口至肘上 10 cm 处以及胸前可视为无菌区。手术人员的双手应保持在胸前，肘部内收，靠近身体。身体的无菌部位不能碰触有菌部位或未灭菌物品，有菌部位不能触碰手术间内无菌物品。

（2）手术台和器械台的台面为无菌，边缘处及台面以下视为有菌。

（3）避免面向无菌区交谈、咳嗽和打喷嚏。

（4）手术医生流汗时，应将头转离无菌区，请巡回护士擦拭，巡回护士应避免与术者的无菌部位接触。

（5）手术过程中，已用过的手术器械要及时擦净污迹，以减少细菌污染和繁殖。用于感染性伤口的器械应与其他器械分开摆放，单独处理。

（6）切开空腔器官前，应先用纱布垫保护周围组织，以防止或减少污染。

（7）手术过程中，应关闭手术间门，严禁人员频繁进出，手术间内人员应避免不必要的活动，手术参观者与手术区保持 30~40 cm 以上的距离。

（8）手术人员需要调换位置时，应先稍离开手术台，背对背地交换位置，以免接触对方背部有菌区。换位时不得污染手臂和无菌区。

（二）操作无菌物品的基本原则

（1）无菌物品必须存放在无菌容器、无菌包中，并放置在无菌区，用无菌单遮盖。无菌包如果潮湿、破损必须重新灭菌。

（2）无菌容器和无菌包的边缘均应视为有菌，取用无菌物品时不能触碰。

（3）取用无菌物品时应面向无菌区，手臂保持在胸前，不可高于肩或低于腰。

（4）无菌物品必须用无菌持物钳夹取。无菌物品一经取出，即使没用，也不能再放回到无菌容器或无菌包中。

（5）已打开的无菌包经无菌操作包好后可保留 8～12 小时，局部麻醉药瓶开启后可保留 24 小时。

（6）已铺置未用的无菌车、托盘等可保留 4 小时。

（7）术中洗手护士不得从手术医生背后或头顶传递手术器械和物品。

（8）术中巡回护士不得用手越过无菌台传递物品。

二、手术配合工作

（一）巡回护士的配合

巡回护士负责患者的术中护理、所需物品的供应以及与有关部门的联络工作，并监督指导手术间内各级人员遵守无菌操作原则。

1. 术前准备

（1）手术前一日：①访视患者，针对患者情况，解除患者思想顾虑，取得患者的密切配合；②准备手术间物品及体位用物。根据手术需要准备电刀、电钻等，并检查性能。

（2）手术当日：①检查手术间的卫生，调节手术间的温度，再次检查、补充准备的物品，危重患者准备急救车及除颤器；②仔细核对患者姓名、性别、年龄、血型、过敏史、病区、床号、住院号、诊断、手术名称、手术部位等基本情况，对新生儿要核对其手圈；③了解患者术前准备情况，清点患者带入的物品，检查手术区皮肤准备情况以及术区皮肤有无破损；④建立静脉通道，协助麻醉，按医嘱给药，严格执行查对制度；⑤摆体位，做好查对，特别要注意左、右侧；做到固定牢固、暴露伤口清楚、患者舒适、无挤压、勿接触金属物；⑥放好头架与托盘，摆好适当的脚凳；⑦协助洗手护士穿无菌衣。清点器械数，准确记录，并与洗手护士核对；⑧打开皮肤消毒液罐盖，暴露好手术野，将灯光对准手术野；协助医生穿无菌衣；⑨铺无菌单后，连接吸引器、电刀电源，再次对灯光，四肢出血手术配合气囊止血带打气。

2. 术中配合

（1）切皮肤时患者有无麻醉不平稳而躁动：探查胸、腹时患者可能发生血压下降，要注意按医嘱给药。给药时必须三查七对，并与下达医嘱的医生核对。

（2）密切观察患者，注意静脉通畅，主动供应物品。及时填写护理记录。有留置尿管要及时观察尿量，并做记录。

（3）准确执行术中医嘱，在操作前口头重复医嘱，认真核对药名、剂量及用法，输血时要与麻醉师认真核对并签名。

（4）术中增加清点物品要及时登记，与洗手护士核对，并根据手术需要及时调节灯光。

（5）注意监督无菌技术，保持手术间的清洁、整齐、安静。

（6）注意观察吸引器瓶液量并及时处理。注意调整室温。

（7）术毕协助包扎切口，如有引流管，要妥善固定并接上无菌引流袋。

（8）术中打开无菌包：①打开无菌包时，如有污染，包内物品不可再用；②如果打开无菌包的带子，而包内物品未用完，此包不能再放回无菌室保存再用；③打开带子的无菌包未用时，不可按原样将带子束紧放在手术间，以防误送回无菌室。

（9）无菌镊子罐的使用：①无菌罐内的液体应保持要求的浓度。镊子罐每周灭菌 2 次，并更换消毒液；②无菌钳浸泡在消毒液内的高度为关节处，持无菌钳的手不可触摸低于液面浸泡部位；③无菌钳不可单独拿出手术间夹取无菌物品，无菌钳取出或放入无菌罐时，要直上、直下，不可碰罐口边缘；④无菌钳只能夹递手术无菌桌上所需用的物品，不能夹治疗盘内物品及已开始手术的无菌桌上的物品；⑤已被污染的无菌钳不可放入镊子罐浸泡再用，而要重新更换；⑥应用无消毒液的空的灭菌镊子罐时，应每4小时更换一套。

3. 术后工作

（1）将术中采取的标本放在标本容器内，标明患者姓名、病室、床号、病历号、日期等，送至相关科室。

（2）清点患者所有物品，向护送患者回病房的人员交班。

（3）术后，显微镜、除颤器等仪器，按要求整理好，登记放回原处。

（4）清理、补充手术间内物品。

（5）督促检查术后手术间卫生打扫及进行空气消毒。

（二）洗手护士的配合

1. 手术前一天准备

了解手术情况，做到心中有数。备齐敷料、器械及手术用物，注意查对失效期。

2. 手术当天配合

（1）术前：①剪指甲，按时刷手；②穿无菌手术衣、戴无菌手套、冲洗手套上的滑石粉；③按程序整理器械桌，清点器械和缝合针等，并要求巡回护士认真核对；④准备好皮肤消毒剂；⑤检查器械是否齐全，性能是否良好，使其处于备用状态；特殊不定型手术请医生查看器械并及时补充；⑥按规定程序传递无菌单，固定好吸引器及电凝器。

（2）术中配合：①手术开始后，应密切观察手术进程，准确、迅速地传递手术器械；②保持手术区域的无菌和整洁；③在整个手术进程中，要始终保持无菌桌及托盘的清洁、整齐；④污染手术按规定操作配合；⑤手术切下的标本应妥善保存，防止遗失；⑥术中纱布按规定使用和管理，特别注意暂时放在伤口内的纱布要记清数量；关闭手术切口时按清点程序认真清点，同时请医生检查伤口；⑦整个手术进程中均要维护和监督手术区的无菌状态。

（3）术后工作：①再次清点纱布、纱垫等，核对数字后在登记本上签名；②检查标本、培养管登记情况；③用后器械清点核对无误后交供应室清洗；④术后随患者带走的器械，洗手护士负责请医生打借条，特殊仪器或贵重仪器应严格交班；⑤术后做好患者交接问题。术后巡回护士应亲自将患者送回病房，将患者的物品交给病房护士或患者家属，检查患者的皮肤是否完好、静滴管和引流管是否通畅、手术切口敷料粘贴是否牢固，并要求病房护士签字。

（刘玉杰）

第五节　器械传递的原则与方法

一、器械传递的原则

（1）速度快、方法准、器械对，术者接过后无须调整方向即可使用。

（2）力度适当，达到提醒术者的注意力为度。

（3）根据手术部位，及时调整手术器械。一般而言，切皮前、缝合皮下时传递有齿镊；夹持酒精棉球消毒皮肤，切开、提夹皮肤，切除瘢痕、粘连组织时递有齿镊；其他情况均传递无齿镊。提夹血管壁、神经，传递无损伤镊；手术部位浅，传递短器械；徒手递结扎线，反之，传递长器械；血管钳带线结扎，夹持牵引线，传递蚊式钳。

（4）及时收回切口周围的器械，避免堆积，防止掉到地上。

（5）把持器械时，有弧度的弯侧向上，有手柄的朝向术者。单面器械垂直递，锐利器械的刃口向下水平传递。

（6）切开或切除腔道组织前，传递长镊、湿盐水垫数块保护周围组织，切口下方铺无菌巾1块放置污染器械。切除后，传递0.5%聚维酮碘纱球消毒创面。接触创缘的器械视为污染，放入指定盛器。残端缝合完毕，传递长镊。撤除切口周围保护盐水垫，不宜徒手拿取，否则应更换手套。

二、器械传递的方法

（一）手术刀传递法

注意勿伤及自己或术者。传递手术刀的方法有两种。

（1）手持刀背，刀刃面向下、尖端向后呈水平传递。

（2）同侧、对侧传递法。见图9-3。

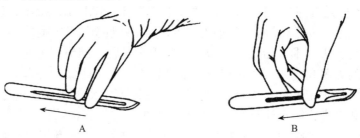

图9-3　手术刀传递法

A. 同侧；B. 对侧

（二）弯剪刀、血管钳传递法

传递器械常用拇指和四指的合力来实现，若为小器械，也可以通过拇指、中指和示指的合力来传递。传递过程应灵活应用，以快、准为前提。常用的传递法有3种，见图9-4。

1. 对侧传递法

右手拇指握凸侧上1/3处，四指握凹侧中部，通过腕部的适力运动，将器械的柄环部拍打在术者掌心上。

2. 同侧传递法

右手拇指、环指握凹侧，示指、中指握凸侧上1/3处，通过腕下传递。左手则相反。

3. 交叉传递法

同时递两把器械时，递对侧器械的手在上，同侧的手在下，不可从术者肩或背后传递。

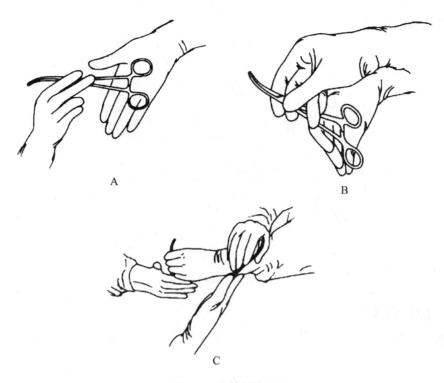

图9-4　血管钳传递法

A. 对侧；B. 同侧；C. 交叉

（三）镊子传递法

（1）手握镊尖端，闭合开口，直立式传递。

（2）术中紧急时，可用拇指、示指、中指握镊尾部，以三指的合力关闭镊开口端，让术者持住镊子的中部。见图9-5。

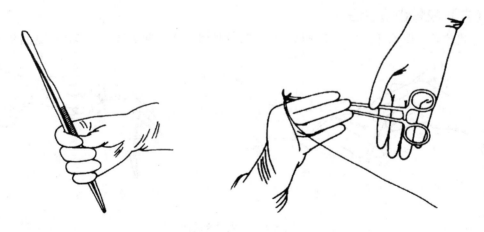

图9-5　镊子传递法

（四）持针器传递法

传递时要避免术者同时将针钳和缝线握住，缝针的尖端朝向手心，针弧朝外，缝线搭在手背或用手夹持。见图9-6。

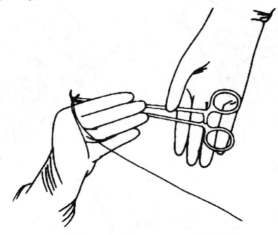

图9-6　持针器传递法

（五）拉钩传递法

递拉钩前应用盐水浸湿，握住拉钩前端，将柄端平行传递。见图9-7。

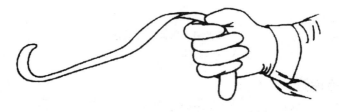

图9-7　拉钩传递法

（六）咬骨钳传递法

枪状咬骨钳握轴部传递，手接柄，双关节咬骨钳传递，握头端，手接柄。见图9-8。

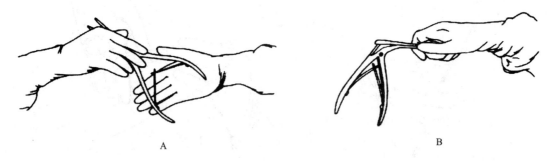

A

B

图9-8　咬骨钳传递法

A. 枪状咬骨钳；B. 双关节咬骨钳

（七）锤、凿传递法

左手握凿端，柄递给术者左手，右手握锤，手柄水平递术者右手。见图9-9。

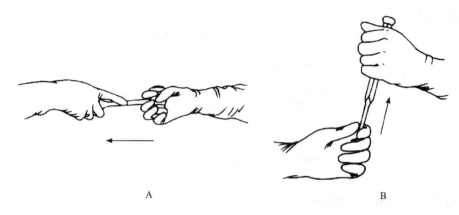

图 9-9　锤、凿传递法

A. 锤传递；B. 凿传递

（姜　凤）

第六节　敷料传递的原则与方法

一、敷料传递的原则

（1）速度快、方法准、物品对，不带碎屑、杂物。

（2）及时更换切口敷料，避免堆积。

（3）纱布类敷料应打开、浸湿、成角传递，固定带或纱布应留有一端在切口外，不可全部塞入体腔，以免遗留在组织中。

二、敷料传递的方法

（一）纱布传递法

打开纱布，成角传递。由于纱布被血迹浸湿后体积小而不易被发现，不主张在切口深、视野窄、体腔或深部手术时拭血。必须使用时，应特别注意进出的数目，做到心中有数。目前有用致密纱编织的显影纱布，可透过 X 线，增加了体腔手术敷料使用的安全性。

（二）纱垫传递法

成角传递，纱垫要求缝有 20 cm 长的布带，使用时，将其留在切口外，防止误入体腔。有条件也可使用显影纱垫。

（三）其他敷料的传递法

用前必须浸湿。

1. 带子传递法

传递同"血管钳带线法"。常用于结扎残端组织或对组织进行悬吊、牵引。

2. 引流管传递法

常用于组织保护性牵引，多用 8 F 导尿管。18 cm 弯血管钳夹住头端递给术者，反折引流管后，用 12.5 cm 蚊式钳固定。

3. 橡皮筋传递法

手指撑开胶圈，套在术者右手上。用于多把血管钳的集束固定。见图9-10。

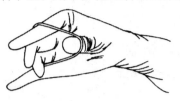

图9-10　橡皮筋传递法

4. KD粒（"花生米"）传递法

常用于深部组织的钝性分离。用18~22 cm弯血管钳夹持递给术者。见图9-11。

5. 脑棉片传递法

多用于开颅手术时，将棉片贴放于组织表面进行保护性吸引。脑棉片一端要求带有黑色丝线，以免遗留。稍用力拉，检查脑棉片质量。浸湿后示指依托，术者用枪状镊夹持棉片的一端。见图9-12。

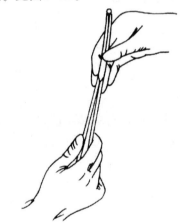

图9-11　KD粒传递法

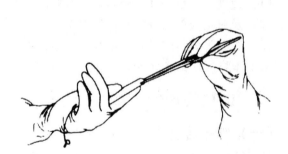

图9-12　脑棉片传递法

（姜　凤）

第七节　常用手术体位及摆放方法

一、体位变化对机体的影响

（一）体位改变对心血管系统的影响

机体对于体位改变的生理反应主要是对重力改变的反应。由于重力作用可引起组织器官之间和组织器官内的血流及血液分布的改变，体位改变后，机体通过一系列复杂调节机制，包括局部调节机制及静脉和动脉系统神经反射维持血流动力学稳定，以保证中枢神经系统适宜的灌注血流。手术中，麻醉药物可减弱并影响两者的调节效果。身体直立时，由于流体静力学作用，下肢血管透壁压力增加，由于肌肉张力和肌肉收缩，血管周围组织压力增加，加之静脉瓣的作用，该压力上升有限。即使如此仍有 0.5 ~ 1 L 的血液淤滞在下肢，中心静脉压明显降低，心排出量降低 20% 。如果改为平卧位，心排血量、心脏每搏量增加，此时如果心肌收缩力和动脉张力正常则血压上升。大静脉、心脏的容量感受器和主动脉弓、颈动脉窦压力感受器通过神经反射增强副交感神经作用，同时减弱交感神经作用，使心率减慢，心脏每搏量降低，心肌收缩力减弱，血压维持相对稳定。麻醉状态下，由于骨骼肌张力降低或完全麻痹、心肌收缩力抑制、血管平滑肌舒张及对各种生理反射功能的抑制，不仅可加重因体位改变引起的循环变化，而且会严重影响机体的代偿调节功能。

（二）体位改变对呼吸系统的影响

体位对呼吸系统的影响主要来自两方面，即重力和机械性障碍。重力作用引起器官组织的移位和体液再分布，导致胸腔及肺容量的变化；机械性障碍是指对人体施加的外来压力对器官功能的影响。身体直立时，由于重力作用，肺底部血液分布增多，肺尖部肺泡的顺应性低于肺底部。此外，腹腔脏器牵拉膈肌下移，肺功能余气量增加。仰卧位时，腹式呼吸相对减弱，胸式呼吸增加。膈肌向头侧移位，近背侧的膈肌移位更明显，使下肺的通气量增加。正常人俯卧位时，气体更容易分布到上侧肺泡，而血液分布正好相反，影响气体交换。

（三）体位改变对神经系统的影响

1. 中枢神经系统

体位改变对脑血流的影响主要取决于平均动脉压和脑血管阻力的变化。一般情况下，可通过调节脑血管阻力使脑血流维持在稳定水平，称为脑血管自动调节机制。正常人具有自身调节能力，在体位改变时只要平均动脉压能维持在 60 mmHg 以上，脑血流便可维持在正常水平。麻醉期间平卧位时，只要维持平均动脉压能高于 60 mmHg，脑血流仍可维持正常水平。但低血压的情况下，当头部处于较高位置时，对脑血流的影响则更加明显。研究结果表明，除仰卧位以外，其他任何体位都会使颅内压升高，尤其是头低于 30° 并向左或向右转，仰卧位屈曲时颅内压会明显增高。因此，颅内压增高者，在安置体位时应特别注意。

2. 外周神经系统

手术中外周神经损伤的 5 个主要原因是牵拉、压迫、缺血、机体代谢功能紊乱及外科手术损伤。研究表明，压力和压迫时间需达到一定阈值才有可能导致神经损伤并伴有临床症状。此外，代谢性疾病如糖尿病，营养性疾病如恶性贫血、酒精性神经炎、动脉硬化，药物、重金属接触史等都是手术期间发生精神病变的常见原因。因此，并发此类疾病的手术患者应格外注意体位的保护。

二、手术体位的安置原则

1. 参加手术人员
手术体位的安置由手术医生、麻醉师、巡回护士共同完成。

2. 保证患者安全舒适
骨隆突处放软垫，以防压疮；在摩擦较大的部位放置海绵垫，以减小剪切力。

3. 充分暴露手术野
保持手术体位固定，防止术中移位影响手术，以便于手术医生操作，从而减少损伤和缩短手术时间。

4. 不影响患者呼吸

俯卧位时应在胸腹部下放置枕垫，枕垫之间须留一定空间，使呼吸运动不受限，确保呼吸通畅。

5. 不影响患者血液循环

患者处于侧卧位或俯卧位时，可导致回心血量下降，因此，安置手术体位时应保持静脉血液回流良好，避免外周血液回流受阻；肢体固定时要加软垫，不可过紧。

6. 不压迫患者外周神经

上肢外展不得超过 90°，以免损伤臂丛神经；截石位时保护下肢腓总神经，防止受压；俯卧位时小腿垫高，使足尖自然下垂。

7. 不过度牵拉患者肌肉、骨骼

保持患者功能位，如麻醉后患者肌肉缺乏反射性保护，长时间颈伸仰卧位或颈部过度后仰可能会导致颈部疼痛；不可过分牵引四肢，以防止滑脱或骨折。

8. 防止发生体位并发症

在安置体位时，告知麻醉师做好相应准备；移位时动作应轻缓，用力协调一致，防止直立性低血压或血压骤然升高及颈椎脱位等严重意外的发生。

三、常见手术体位及摆放方法

（一）仰卧位

仰卧位为最常见的手术体位，适用于腹部、额面部、颈部等手术。患者仰卧于手术床上，上、下肢做适当的固定。上肢外展不超过 90°，以免臂丛神经受损，为了使手术部位显露良好，有的还要从背侧垫高局部。例如，颈后和肩后加垫，使头部后仰的肝、胆、脾手术，垫高腰背或提高手术的桥架，使季肋部前凸。包括水平仰卧位、垂头仰卧位、上肢外展仰卧位等。

1. 水平仰卧位

适用于胸部、腹部、下肢、颅脑等手术。

方法及步骤如下。

（1）患者仰卧于手术床上。

（2）双上肢外展不超过 90°，用约束带轻轻固定双前臂（如为颅脑手术应将双上肢自然放于身体两侧，用背下放置的中单固定肘部）。

（3）双下肢伸直，双膝下放一软垫，以免双下肢伸直时间过长引起神经损伤。

（4）约束带轻轻固定膝部。

在肝、胆、脾手术时，术侧垫一小软枕，摇手术床使患侧抬高 15°，使术野显露更充分；前列腺摘除术、子宫癌广泛切除术在骶尾部下面垫一软枕，将臀部稍抬高，利于手术操作；下肢手术只固定健侧膝部，患肢应放在约束带上利于手术操作。

2. 垂头仰卧位

适用于甲状腺、腭裂修补、全身麻醉扁桃体切除、气管异物、食管异物等手术，及颈椎前路手术。

方法及步骤如下。

（1）双肩下平肩峰垫一肩垫，抬高肩部20°，头后仰。

（2）颈下垫一圆枕，防止颈部悬空。

（3）头两侧置小沙袋或头圈，固定头部，避免其晃动，术中保持头颈部正中过伸位，有利于手术操作。

（4）放置器械升降托盘代替头架。

（5）患者背下垫一中单，双上肢自然放于身体两侧，中单固定肘关节部位。其余同"水平仰卧位"。

（6）颈椎前路手术，头稍偏向手术对侧，以便手术操作；全身麻醉扁桃体切除，手术床头摇低5°~10°。

3. 斜仰卧位（45°）

适用于外侧入路、侧胸前壁、腋窝等部位手术。

方法及步骤如下。

（1）手术部位下垫一软垫，抬高患侧胸部，有利于术野显露。

（2）患侧手臂自然屈肘、上举，弹性衬垫包好，用绷带将患侧上肢悬吊固定在用治疗巾包好的麻醉头架上（注意：绷带不要缠绕过紧，不要将肢体裸露在麻醉头架上，以免在使用电刀时灼伤）。

（3）健侧置一长沙袋，中单固定，防止身体滑动。其余同"水平仰卧位"。

4. 侧头仰卧位

适用于耳部、颌面部、侧颈部、头部等手术。

方法及步骤：患者仰卧位，患侧在上，健侧头下垫一头圈，避免压伤耳郭；肩下垫一软垫，头转向对侧（侧偏程度视手术部位而定）。其余同"水平仰卧位"。

颅脑翼点入路、凸面肿瘤摘除术，上头架各螺丝旋紧，防止头架零件滑脱，影响固定效果。同时，抬高手术头10°~15°。

5. 上肢外展仰卧位

适用于上肢、乳房手术。

方法及步骤：患侧上肢外展置于托手板或小方桌上（托手板与小方桌应调节与手术床高度一致），外展不得超过90°，以免拉伤臂丛神经。其余同"水平仰卧"。

（二）侧卧位

侧卧位适用于胸部、肾手术。从人体侧方施行手术，如肺叶切除术、肾切除术等，需采取侧卧位。有的是采取"半侧卧位"，躯干背面与手术台面成45°或120°角左右。为保持侧卧位稳定，应适当固定躯干；同时安置固定上、下肢，尤其要注意避免臂丛神经、桡神经或腓总神经受压。

1. 脑科侧卧位

适用于后颅凹（包括小脑、第四脑室、天幕顶）、枕大孔区、肿瘤斜坡脊索瘤手术等。

方法及步骤如下。

（1）患者侧卧90°，背侧近床沿。

（2）头下垫头圈、一次性中单，下耳郭置于圈中防止受压，上耳孔塞棉花防止进水。

（3）腋下垫一腋垫，距腋窝约10 cm，防止上臂受压，损伤腋神经。

（4）约束带固定双上肢于支臂架上。

（5）于背部、臀部、胸部、腹部各上一个支身架固定身体（支身架与患者之间置短圆海绵枕，缓冲对患者的压力）。

（6）上侧下肢屈曲、下侧下肢向后伸直，有利于放松腹部。

（7）两腿之间夹一大软垫，保护膝部骨隆突处。

（8）约束带固定髋部。

（9）下侧距小腿关节（踝关节）处置软枕，保护距小腿关节。

2. 一般侧卧位

适用于肺、食管、侧胸壁、侧腰部（肾及输尿管中、上段）手术等。

方法及步骤如下。

（1）患者健侧卧位90°。

（2）两手臂向前伸展于双层托手架上。

（3）腋下垫一腋垫，距腋窝约10 cm，防止上臂受压损伤腋神经；约束带固定双上肢；头下枕一个25 cm高的枕垫，使下臂三角肌群下留有空隙，防止三角肌受压引起挤压综合征。

（4）耻骨联合（防止挤压阴囊、阴茎）与骶尾部各放一个支身架（支身架与身体之间放上短圆枕缓冲支身架对身体的压力）。

（5）下侧下肢伸直、上侧下肢屈曲90°，有利于放松和固定腹部。两腿之间夹一大软垫，保护膝部骨隆突处。

（6）约束带固定髋部。

肾及输尿管中段手术，患者肾区（肋缘下3 cm）对准腰桥。上侧下肢伸直、下侧下肢屈曲90°，使腰部平直舒展，充分显露术野；大腿上1/3处用约束带固定；铺无菌巾后将手术床先调整至头高脚低位，再将背板摇低（两头的角度分别为15°~30°），再根据患者的情况调节腰桥的高度。

3. 髋部手术侧卧位

适用于髋臼骨折并发髋关节后脱位、人工髋关节置换术，股骨干骨折切开复位内固定、股骨肿瘤、股骨颈骨折或股骨粗隆间骨折内固定和股骨上端截骨术等。

方法及步骤如下。

（1）侧卧90°，患侧向上。

（2）腋下垫一腋垫。

（3）约束带固定双上肢于托手架上。

（4）耻骨联合（防止挤压阴囊、阴茎）与骶尾部各放一个支身架（支身架与身体之间放上短圆枕缓冲支身架对身体的压力），固定牢靠，以免术中体位变换，影响复位效果。

（5）头下垫一软枕。

（6）两腿之间夹一大软垫，约束带将软枕与下侧下肢一并固定（切口在髋部，上侧下肢不约束）。

（三）侧俯卧位

侧俯卧位（45°）适用于胸腹联合切口的手术、胸腰段椎体肿瘤手术、植骨术、胸腰段结核病灶清除术；侧俯卧位（60°）适用于胸椎及腰椎部后外侧入路的手术、胸椎骨折伴截瘫侧前方椎管减压术、胸椎结核肋骨横突切除术、病灶清除术等。

方法及步骤如下。

（1）术侧向上，身体呈半俯卧位（45°或60°）。

（2）腋下垫一腋垫。

（3）双上肢向前放在双层托手架上，约束带固定。

（4）下侧下肢伸直，上侧下肢屈曲90°自然放松，两膝下放一大软垫。

（5）支身架两个均放于患侧的胸部、下腹部，支身架与患者之间加放短圆枕挡住患者，保持体位不移动。

（6）患者背侧的腰部、臀部各垫一长沙袋固定。

（7）约束带固定髋部。

（四）俯卧位

俯卧位适用于颅后窝、颈椎后路、脊柱后入路、骶尾部、背部、痔、经皮肾镜等手术。

方法及步骤如下。

（1）患者俯卧位，头转向一侧或支架于头架上（颅后窝、颈椎后入路、全身麻醉胸椎及腰椎内固定手术）。

（2）胸部垫一个三角枕或直接使用弓形架，使胸腹部呈悬空状，保持胸腹部呼吸不受限制，同时避免因压迫下腔静脉致回流不畅而引起低血压。

（3）双上肢自然弯曲放于头两侧，垫一个方形海绵垫。

（4）膝下及足部各垫一个大软枕，使距小腿关节自然弯曲下垂，防止足背过伸，引起足背神经拉伤。骶尾部手术、痔手术，摇低手术床尾约60°，分开两腿，以便充分暴露术野。男性患者防止阴茎、阴囊受压。经皮肾镜手术不使用弓形架或三角枕，应在腹部放一大的软垫，使腰部平直抬高以利于手术操作。

（五）膀胱截石位

膀胱截石位适用于肛门、尿道、会阴部、经腹会阴联合切口、阴道手术，经阴道子宫切除术，膀胱镜检查、经尿道前列腺电切术等。此体位是在仰卧位的基础上，用腿架使膝关节和髋关节屈曲，两下肢分开，充分显露会阴部。两腿高度以患者腘窝的自然弯曲下垂为准，过高会压迫腘窝，两腿宽度为生理跨度45°，过大会引起大腿内收肌拉伤。将膝关节摆放正，弯曲度以90°~100°为宜，避免压迫腓骨小头，引起腓骨神经损伤致足下垂。臀部用一长软垫抬高，使坐骨结节超出手术台5~6 cm为宜，双腿分开80°~90°。分开过大腓骨小头压于腿托上，导致腓总神经损伤；过小不利于手术操作。此体位起初用于膀胱结石摘取术，故称截石位。

方法及步骤如下。

（1）患者仰卧位。

（2）两腿屈髋、屈膝放于腿架上，腿与腿架之间垫一个树脂垫，防止皮肤压伤，约束带缠绕固定，不宜过紧（以双腿不下滑为度）。

（3）两腿高度以患者腘窝的自然弯曲下垂为度，过高可压迫腘窝；两腿跨度为生理跨度（45°），大于生理跨度时，可引起大腿内收肌拉伤。

（4）将膝关节摆正，不要压迫腓骨小头，以免引起腓骨神经损伤致足下垂。

（5）取下手术床尾，检查臀部是否靠近床沿，腰臀下垫一个小软垫或将手术床后仰15°，有利于手术操作。

（6）臀下垫一块一次性中单，以防止冲洗液浸湿手术床。

（7）手臂外展不超过90°，用约束带固定。

（六）坐位

局部麻醉坐位适用于鼻中隔矫正、鼻息肉摘除、局部麻醉扁桃体手术等。

方法及步骤如下。

（1）方法一：①患者坐在手术椅上；②调整好头架位置，头置于头架上，保持固定；③两手扶住手术椅把手。

（2）方法二：①患者坐在手术床上；②将手术床头摇高75°，将手术床尾摇低45°，整个手术床后仰15°，使患者屈膝半坐在手术床上；③双上肢自然下垂，中单固定。

四、体位摆放的注意事项

（1）摆放体位之前，应对患者的全身情况和局部情况，以及将实施的手术所需时间和麻醉方式做一个全面的评估。

1）全身情况的评估：对于昏迷、瘫痪、自主活动丧失、身体局部组织长期受压、肥胖、身体衰弱、营养不佳、水肿患者及老年人应术前仔细检查患者皮肤，摆放体位时应注意加强保护。在摆放体位的时候要避免拖、拉患者，以免造成皮肤损伤。

2）局部情况的评估：仰卧位时容易受压的部位为枕骨粗隆、肩胛部、肘、脊椎体隆突处、骶尾部、足跟，特别是骶尾部。侧卧位时容易受压的部位为耳部、肩峰、肘部、髋部、膝关节的内外侧和内外踝。俯卧位容易受压的部位有耳、颊部、前额、眼、肩、女性乳房、男性生殖器、髂嵴、膝部、脚趾。在容易受压的部位不影响手术操作的情况下垫一软垫或用头圈保护。

3）手术所需时间和麻醉方式的评估：如手术所需时间较长，术前摆放体位时在受压部位应放置软垫加以保护，防止压疮的发生。全身麻醉患者摆放体位时应注意将患者的肢体放置在功能位，使用约束带时不能过紧，以免造成患者肌肉和神经的拉伤，影响血运。全身麻醉患者麻醉后全身肌肉都处于松弛状态，所以在移动和给患者翻身时动作要轻，注意保护患者，避免摔伤，造成患者骨折和关节脱位。

（2）摆放体位时应将体位垫用软布包裹，软布包要平整，不能有皱褶。用以体位摆放的各种布单均应保持干燥平整。

（3）全身麻醉患者术前应用抗生素眼膏涂双眼，并用纱布遮盖，可以防止角膜损伤和强光对眼的刺激。

（4）术中要勤巡视，检查患者受压部位。平卧位要检查手臂的摆放，角度是否过大；侧卧位时要检查健侧手臂的血运情况，患侧肩关节前方是否受压；俯卧位时要检查患者的耳朵、眼睛是否受压；截石位时应检查腿摆放的位置是否正确，有无移动。体位的巡视以30分钟一次为宜。术中在不造成污染和不影响手术的情况下，可对患者的受压部位进行放松和按摩，以防止压疮发生、神经受压，促进血液循环。

（5）在对下腔静脉实施有影响的手术时，应避免在下肢进行静脉输液。侧卧位时静脉输液最好留置在下方的上肢处，有利于观察受压肢体的静脉回流情况。俯卧位时可用小镜子在头架下观察患者的眼睛是否受压。

（姜 凤）

第八节 手术器械清洗、消毒与灭菌技术

一、手术器械清洗、消毒、灭菌的相关概念

1. 清洗

去除医疗器械、器具和物品上污物的全过程。流程包括冲洗、洗涤、漂洗和终末漂洗。

2. 冲洗

使用流动水去除器械、器具和物品表面污物的过程。

3. 洗涤

使用含有化学清洗剂的清洗用水，去除器械、器具和物品污染物的过程。

4. 漂洗

用流动水冲洗洗涤后器械、器具和物品上残留物的过程。

5. 终末漂洗

用软水、纯化水或蒸馏水对漂洗后的器械、器具和物品进行最终处理的过程。

6. 超声波清洗器

利用超声波在水中振荡产生"空化效应"进行设备的清洗。

7. 清洗消毒器

具有清洗与消毒功能的机器。

8. 闭合

用于关闭包装而没有形成密封的方法。例如，反复折叠，以形成一弯曲路径。

9. 密封

包装层间连接的结果（注：密封可以采用黏合剂或热熔法）。

10. 闭合完好性

闭合条件能确保该闭合至少与包装上的其他部分具有相同的阻碍微生物进入的程度。

11. 包装完好性

包装未受到物理损坏的状态。

12. 植入物

放置于外科操作造成或者生理存在的体腔中，留存时间为 30 天或 30 天以上的可植入型物品。

13. 湿热消毒

利用湿热使菌体蛋白变性或凝固酶失去活性，代谢发生障碍，致使细胞死亡，包括煮沸消毒法和高温蒸汽消毒法等。

14. 可追溯

对影响灭菌过程和结果的关键要素进行记录，保存备查，实现可追踪。

15. 灭菌过程验证装置

对灭菌过程有预定抗力的模拟装置，用于评价灭菌过程的有效性。其内部放置化学指示

物时称化学 PCD，放置生物指示物时称生物 PCD。

16. 小型压力蒸汽灭菌器

体积<60 L 的压力蒸汽灭菌器。

17. 快速压力蒸汽灭菌

专门用于处理立即使用物品的压力蒸汽灭菌过程。

18. 清洗效果测试指示物

用于测试清洗消毒机清洗效果的指示物。

二、手术器械、器具和物品的处理原则

（1）通常情况下应遵循先清洗后消毒的处理程序。

（2）应根据《医院消毒规范》的规定，选择清洗、消毒和灭菌的方法。

（3）清洗、消毒、灭菌效果的监测，应按照《医院消毒规范》的规定。

（4）耐湿、耐热的器械、器具、物品，应首先物理消毒或灭菌。

（5）应遵循标准预防的原则进行清洗、消毒和灭菌。

（6）设备、药械及耗材应符合国务院卫生行政部门的有关规定，其操作与使用应遵循生产厂家的使用说明或指导手册。

三、手术器械、器具和物品处理的操作流程

（一）回收

（1）手术器械、器具和物品直接置于封闭的容器中，集中回收处理；被朊病毒、气性坏疽及突发原因不明的传染病病原体污染的器械、器具及诊疗物品，使用者应双层封闭包装并标明感染性医疗废物，单独回收处理。

（2）不应在手术间或外走廊对污染的诊疗器械、器具和物品进行清点，采用封闭方式回收，避免反复装卸。根据规定的路线，运到污染器械区，以防止污染器械的污染泄漏。

（3）回收工具每次使用后应清洗、消毒、干燥备用。

（二）分类

（1）手术完毕后立即进行分类，在去污区进行器械的清点、核查。

（2）应根据器械物品材质、精密程度进行分类处理。

（三）清洗

污染器械、物品尽早清洗，如不能及时清洗，须将物品浸于冷水或含酶液中。

清洗方法包括机械清洗、手工清洗。机械清洗适用于大部分常规器械的清洗；手工清洗适用于精密、复杂器械的清洗和有机物污染较重器械的初步处理。精密器械的清洗，应遵循生产厂家提供的使用说明或指导手册。

四、手术器械、器具和物品的清洗操作方法

（一）手工清洗

1. 操作程序

（1）冲洗：将器械、器具和物品置于流动水下冲洗，初步去除污染物。

（2）洗涤：冲洗后，应用酶清洁剂或其他清洁剂浸泡后刷洗、擦洗。

（3）漂洗：洗涤后，再用流动水冲洗或刷洗。

（4）终末漂洗：应用软水、纯化水或蒸馏水进行冲洗。

2. 注意事项

（1）手工清洗时水温宜为 15～30 ℃。

（2）去除干涸的污渍，应先用酶清洁剂浸泡，再刷洗或擦洗。

（3）刷洗操作应在水面下进行，防止产生气溶胶。

（4）管腔器械应用压力水枪冲洗，可拆卸部分应拆开后清洗。

（5）不应使用钢丝球类用具和去污粉等用品，应选用相匹配的刷洗用具、用品，避免器械磨损。

（6）清洗用具、清洗池等应每天清洁与消毒。清洗人员注意自身防护。

（二）超声波清洗（台式）

适用于精密、复杂器械的洗涤。

1. 操作程序

（1）冲洗：于流动水下冲洗器械，初步去除污染物。

（2）洗涤：清洗器内注入洗涤用水，并添加清洁剂。水温应为 40～50 ℃。应将器械放入篮筐中，浸没在水面下，腔内注满水。超声清洗时间一般为 3～5 分钟，可根据器械污染情况适当延长清洗时间，不宜超过 10 分钟。

（3）终末漂洗应用软水或纯化水。

（4）超声清洗操作，应遵循生产厂家的使用说明或指导手册。

2. 注意事项

（1）清洗时应盖好超声清洗机盖子，防止产生气溶胶。

（2）应根据器械的不同材质选择相匹配的超声频率。

（三）清洗消毒器

1. 操作程序

应遵循生产厂家的使用说明或指导手册。

2. 注意事项

（1）设备运行中，应确认清洗消毒程序的有效性。观察程序的打印记录，并留存。

（2）被清洗的器械、器具和物品应充分接触水流；器械轴节应充分打开；可拆卸的零部件应拆开，管腔类器械应使用专用清洗架。

（3）精细器械和锐利器械应固定放置。

（4）冲洗、洗涤、漂洗时应使用软水，终末漂洗、消毒时应使用纯化水。

（5）预洗阶段水温应≤45 ℃。

（6）器械在终末漂洗过程中应使用润滑剂。

（7）检查清洁剂泵管是否通畅，确保清洗剂用量准确。

（8）舱内、悬臂应每天清洁、除垢。

五、清洗质量监测

1. 日常监测

检查、包装时进行，应目测器械或借助带光源放大镜检查。清洗后器械应光洁，无血渍、污渍、水垢和锈斑。

2. 定期抽查

每月抽查清洗质量，并记录监测结果。

六、消毒

（1）清洗后的器械、器具和物品应进行消毒处理。方法首选机械热力消毒，也可采用75%乙醇、酸性氧化电位水或取得国务院卫生行政部门卫生许可批件的消毒器械进行消毒。

（2）消毒后直接使用的器械、器具和物品湿热消毒温度≥90 ℃，时间≥5 分钟；消毒后继续灭菌处理的，其湿热消毒温度应≥90 ℃，时间≥1 分钟。

（3）湿热消毒监测：化学消毒效果监测，清洗消毒器的主要性能参数监测。

七、干燥

（1）首选干燥设备进行干燥处理：根据器械的材质选择适宜的干燥温度，金属类干燥温度为 70 ~ 90 ℃，塑胶类干燥温度为 65 ~ 75 ℃。

（2）无干燥设备及不耐热的器械、器具及诊疗用品可使用消毒的低纤维擦布进行干燥处理。

（3）穿刺针、手术吸引头等管腔类器械，应使用压力气枪或95%乙醇进行干燥处理。

（4）不应使用自然干燥方法进行干燥。

八、器械检查和保养

（1）应采用目测或使用带光源放大镜对干燥后的每件器械、器具及诊疗用品等进行检查，器械表面及其关节、齿牙处应光洁，无血渍、污渍、水垢等残留物质和锈斑；功能完好，无损毁。

（2）清洗质量不合格的，应重新处理；有锈迹，应防锈；器械功能损毁或锈蚀严重，应及时维修或报废。

（3）带电源器械应进行绝缘性能等安全性检查。

（4）应使用润滑剂进行器械保养，不应使用液状石蜡等非水溶性的产品作为润滑剂。

九、包装

（一）装配要求

（1）灭菌包重量要求：器械包重量不宜超过 7 kg，敷料包不宜超过 5 kg。

（2）灭菌包的体积要求下排气式高压灭菌锅包的体积为 30 cm×30 cm×25 cm，真空高压灭菌锅包的体积为 30 cm×30 cm×50 cm。

（3）包装前应根据器械装配的技术规程或图示进行包装。

（4）手术器械应放在篮筐或有孔的盘中进行装配包装。

（5）轴节类器械不应完全锁扣；有盖的器皿应开盖，垒放时器皿间用吸湿布等隔开；管腔类盘绕放置，保持管腔通畅；精细器械、锐器应采取保护措施。

（6）盆、盘、碗等器皿宜单个包装。

（二）包装材料要求

（1）开放式的储槽不应用于灭菌物品的包装。

（2）纺织品包装材料应一用一清洗，无污渍，灯光检查无破损。

（3）硬质容器的使用和操作应遵循厂家的使用说明书或指导手册，清洗或灭菌符合流程。

（三）包装方法

（1）灭菌物品的包装方法包括闭合式和密封式包装。

（2）手术器械采用闭合式包装方法，应由2层包装材料分为2次包装。

（3）密封式包装如纸袋可使用1层，适用于单独包装的器械。

（四）封包要求

（1）包外应贴灭菌化学指示物，包内也应放置包内化学指示物；包装材料可直接观察包内灭菌化学指示物的颜色变化，则不放置包外灭菌化学指示物。

（2）闭合式包装应使用专用胶带，胶带长度应与灭菌包体积、质量相适宜，松紧适度。封包应严密，保持闭合完好性。

（3）纸塑袋、纸袋等密封包装，其密封宽度应为6 mm，包内器械距包装袋封口处2～5 cm。

（4）医用热封机在每日使用前应检查参数的准确性和闭合完好性。

（5）硬质容器应设置安全闭锁装置，屏障完整性破坏时应可识别。

（6）灭菌物品包装的标识应注明物品名称、包装者等内容，灭菌前注明灭菌器编号、灭菌批次、灭菌日期和失效日期。标识应具有追溯性。

十、灭菌

（一）压力蒸汽灭菌

（1）适用于耐湿、耐热的器械、器具和物品的灭菌。

（2）包括下排气式和预真空压力蒸汽灭菌，根据待灭菌物品选择适宜的压力蒸汽灭菌器和灭菌程序。灭菌器操作方法遵循生产厂家的使用说明或指导手册。

（3）压力蒸汽灭菌器操作程序包括灭菌前准备、灭菌物品装载、灭菌操作、灭菌物品卸载和灭菌效果的监测等步骤。

1）灭菌前按以下要求进行准备：①每天设备运行前应进行安全检查，包括灭菌器压力表处在"0"的位置；②记录打印装置处于备用状态，灭菌器柜门密封圈平整无损坏，柜门灵活、安全有效；③灭菌柜内冷凝水排出口通畅，柜内壁清洁；电源、水源、蒸汽、压缩空气等运行条件符合设备要求；④进行灭菌器的预热；预真空灭菌器应在每天开始灭菌运行前空载进行B-D试验。

2）灭菌物品按以下要求进行装载：①应使用专用灭菌架或篮筐装载灭菌物品，灭菌包之间应留间隙，利于灭菌介质的穿透；②宜将同类材质的器械、器具和物品，置于同一批次进行灭菌。材质不相同时，纺织类物品应放置于上层，竖放；金属器械类放置于下层；③手术器械包、硬质容器应平放，盆、盘、碗类物品应斜放，包内容器开口朝向一致，玻璃瓶等底部、无孔的器皿类物品应倒立或侧放；纸袋、纸塑包装应侧放，有利于蒸汽进入和冷空气排出；④下排气压力蒸汽灭菌器中，大包宜摆放于上层，小包宜摆放于下层；⑤下排气压力蒸汽灭菌器的装载量不应超过柜室容积的80%；⑥预真空和脉动真空压力蒸汽灭菌器的装载量不应超过柜室容积的90%，同时不应小于柜室容积的10%和5%。

3）按以下要求进行灭菌操作：①应观测并记录灭菌时的温度、压力和时间等灭菌参数及设备运行状况；②灭菌过程的监测应符合规定参数。

4）无菌物品按以下要求进行卸载：①从灭菌器卸载取出的物品，待温度降至室温时方可移动，冷却时间应 >30 分钟；②每批次应确认灭菌过程合格，包外、包内化学指示物合格，检查有无湿包现象，防止无菌物品损坏和污染。无菌包掉落地上或误放到不洁处应视为被污染。

（二）快速压力蒸汽灭菌

（1）适用于对裸露物品的灭菌。

（2）注意事项。

1）宜使用卡式盒或专用灭菌容器盛放裸露物品。

2）快速压力蒸汽灭菌方法可不包括干燥程序；运输时避免污染，4 小时内使用，不能储存。

（三）干热灭菌

（1）适用于耐热、不耐湿、蒸汽或气体不能穿透物品的灭菌，如玻璃、油脂、粉剂等物品的灭菌。

（2）注意事项。

1）灭菌物品包体积不应超过 10 cm × 10 cm × 20 cm，油剂、粉剂的厚度不应超过 0.6 cm，凡士林纱布条厚度不应超过 1.3 cm，装载高度不应超过灭菌器内腔高度的 2/3，物品间应留有充分的空间。

2）灭菌时不应与灭菌器内腔底部及四壁接触，灭菌后温度降到 40 ℃ 以下再开灭菌器。

3）有机物品灭菌时，温度应为 160 ~ 170 ℃。

4）灭菌温度达到要求时，应打开进风柜体的排风装置。

（四）环氧乙烷灭菌

（1）适用于不耐高温、湿热如电子仪器、光学仪器等诊疗器械的灭菌。100% 纯环氧乙烷的小型灭菌器，灭菌参数如下：

环氧乙烷作用浓度：450 ~ 1200 mg/L；灭菌温度：37 ~ 63 ℃；相对湿度：40% ~ 80%；灭菌时间：1 ~ 6 小时。

（2）注意事项。

1）金属和玻璃材质的器械，灭菌后可立即使用。

2）残留环氧乙烷排放应遵循生产厂家的使用说明或指导手册，设置专用的排气系统，并保证有足够的时间进行灭菌后的通风换气。

3）环氧乙烷灭菌器及气瓶或气罐应远离火源和静电。气罐不应存放在冰箱中。

（五）过氧化氢等离子体低温灭菌

（1）适用于不耐高温、湿热如电子仪器、光学仪器等诊疗器械的灭菌。灭菌参数如下：过氧化氢作用浓度：>6 mg/L；灭菌腔壁温度：45~65 ℃；灭菌周期：28~75分钟。

（2）注意事项。

1）灭菌前物品应充分干燥。

2）灭菌物品应使用专用包装材料和容器。

3）不适用纤维制品、棉布、木质类、泊类、粉剂类等的灭菌。

4）内镜或其他器材长度只适用于管道>1 mm及长度<2 m的器械；若长度>2 m，需要加上强化剂。

十一、储存

（1）无菌物品储存应分类分架放置于无菌物品存放区。一次性物品应除去外包装后，进入无菌区存放。

（2）无菌物品存放架应离地面20~25 cm，离墙5~10 cm，距天花板50 cm。

（3）无菌物品放置位置固定，设置标识。接触无菌物品前应洗手或手消毒。

（4）消毒后直接使用的物品应干燥，包装后专架存放。

（5）无菌物品存放有效期。

1）环境的温度、湿度达到规定时（温度为20~25 ℃，湿度约为60%），纺织品包装的无菌物品有效期为14天；未达到环境标准的，有效期为7天。

2）一次性纸袋包装的无菌物品，有效期为1个月。

3）一次性医用皱纹包装纸、医用无纺布包装的无菌物品，有效期为6个月。

4）一次性纸塑袋包装的无菌物品，有效期为6个月。

5）带保护装置硬质容器包装的无菌物品，有效期为6个月。

十二、无菌物品的发放

（1）无菌物品发放时，应遵循在有效期内先进先出的原则。

（2）发放时应确认无菌物品的有效性。植入物及植入性手术器械应在生物监测合格后，方可发放。

（3）发放记录应具有可追溯性，应记录一次性使用无菌物品出库日期、名称、规格、数量、生产厂家、生产批号、灭菌日期、失效日期等。

（4）运送无菌物品的器具使用后，应清洁处理，干燥存放。

（5）发出未用的物品尽量不再退回无菌物品存放区。

（6）过期灭菌物品须从存放区取出，重新进行清洗包装和灭菌处理。

（姜　凤）

参考文献

［1］潘瑞红．专科护理技术操作规范［M］．武汉：华中科技大学出版社，2016．

［2］孟共林，李兵，金立军．内科护理学［M］．北京：北京大学医学出版社，2016．

［3］赵艳伟．呼吸内科护理工作指南［M］．北京：人民卫生出版社，2016．

［4］丁淑贞．心内科护理学［M］．北京：中国协和医科大学出版社，2015．

［5］姚景鹏，吴瑛，陈垦．内科护理学［M］．北京：北京大学医学出版社，2015．

［6］游桂英，方进博．心血管内科护理手册［M］．北京：科学出版社，2015．

［7］张铭光，杨小莉，唐承薇，等．消化内科护理手册［M］．2 版．北京：科学出版社，2015．

［8］李娟．临床内科护理学［M］．西安：西安交通大学出版社，2014．

［9］刘玲，何其英，马莉．泌尿外科护理手册［M］．北京：科学出版社，2015．

［10］李艳梅．神经内科护理工作指南［M］．北京：人民卫生出版社，2016．

［11］刁永书，文艳秋，陈林，等．肾脏内科护理手册［M］．2 版，北京：科学出版社，2016．

［12］唐英姿，左右清．外科护理［M］．上海：上海第二军医大学出版社，2016．

［13］郎红娟，侯芳．神经外科专科护士实用手册［M］．北京：化学工业出版社，2016．

［14］刘梦清，余尚昆．外科护理学［M］．北京：科学出版社，2016．

［15］张欣．妇产科护理［M］．北京：中国中医药出版社，2015．

［16］张静芬，周琦．儿科护理学［M］．北京：科学出版社，2016．

［17］池晓玲．手术室护理实践指南［M］．北京：人民卫生出版社，2015．

［18］李艳梅．神经内科护理工作指南［M］．北京：人民卫生出版社，2016．

［19］沈翠珍．内科护理［M］．北京：中国中医药出版社，2016．